肾脏病营养教育理论与实践

王庆华　张惠芳　著

科学出版社

北京

内 容 简 介

本书是国内一部系统介绍与肾脏病营养教育有关的著作，全书共分 2 部分，理论篇和实践篇。理论篇系统阐述了肾脏病基础、营养学基础、营养教育理论、营养评价方法及肾脏病营养教育、肾脏病营养支持和营养评价等方面的知识，详细介绍了急性肾小球肾炎、慢性肾小球肾炎、肾病综合征、糖尿病肾病、急性肾衰竭、慢性肾衰竭、腹膜透析、血液透析和肾移植等各种常见肾脏病的临床表现、营养教育和健康教育的原则和方法，反映了肾脏病营养教育方面的研究进展，理论价值高。实践篇收录了本书著者王庆华老师及营养项目组主要成员管清海副主任医师近年来发表的营养教育相关学术论文 18 篇和临床肾脏病健康教育相关通知，旨在启发读者在阅读本书时，结合营养教育的理论，与实际工作现实结合起来，转变观念，以人为本，树立健康意识，保持健康生活。

本书将为肾脏病患者、肾脏病专业医护人员、学生及所有关心自身健康的人们提供通俗易懂的营养学知识和肾脏病营养教育、营养支持和营养评价法，并就肾脏病患者的营养做原则性的指导和健康教育，特别着重解决临床遇到的实际问题。

本书可作为临床医学、预防医学、营养学、护理学及医学相关专业研究生、本科生、专科生学习肾脏病营养教育理论的主要书籍及各级各类临床医务工作者、医学教育者和营养爱好者业余学习使用的参考书。由于作者能力有限，本书观点引发读者争鸣之处在所难免，恳请读者不惜斧正，深表谢意。

图书在版编目(CIP)数据

肾脏病营养教育理论与实践 / 王庆华，张惠芳著 —北京：科学出版社，2015.12

ISBN 978-7-03-046711-9

Ⅰ．①肾… Ⅱ．①王… ②张… Ⅲ．①肾疾病–临床–营养 Ⅳ．①R692.05

中国版本图书馆 CIP 数据核字(2015)第 321963 号

责任编辑：杨鹏远　胡治国 / 责任校对：韩　杨
责任印制：赵　博 / 封面设计：陈　敬

版权所有，违者必究。未经本社许可，数字图书馆不得使用

科 学 出 版 社出版
北京东黄城根北街 16 号
邮政编码：100717
http://www.sciencep.com

北京凌奇印刷有限责任公司印刷
科学出版社发行　各地新华书店经销

*

2015 年 12 月第 一 版　开本：787×1092　1/16
2025 年 3 月第四次印刷　印张：16
字数：374 000

定价：128.00元
（如有印装质量问题，我社负责调换）

著 者 简 介

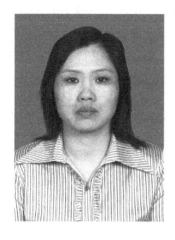

王庆华，女，山东滨州人，滨州医学院副教授，硕士研究生导师，护理学人文教研室主任，护理学院教师党支部书记，《中华现代护理杂志》审稿专家。

1996 年毕业于山东医科大学护理学专业，毕业后在滨州医学院附属医院从事临床护理教学工作，关心学生，爱护患者，受到医护人员和患者的一致好评。

2006 年毕业于泰山医学院老年医学专业，硕士学位，毕业后分配到滨州医学院工作，主要承担护理学专业本科、研究生、专升本、继续教育和专科等不同层次的《护理管理学》《护理教育学》《护理伦理学》《护理研究》《人性照护》和《临床营养学》《老年护理学》《内科护理学》等多门课程的教学、科研和管理工作。

2009 年 1 月和 2010 年 1~3 月分别获得香港护士训练基金会和田家炳教育基金会的邀请和资助，先后 2 次去香港各大医院和香港理工大学、香港中文大学参观、进修学习和做访问学者。

2011 年 7 月获得山东省高校骨干教师国际交流合作项目资助，2011 年 10 月至 2012 年 3 月在美国凯斯西储大学进修学习，接受西方先进的教学理念、教学方法和科研训练，个人素质和综合能力得到全面提高。

目前已经发表 SCI 学术论文 3 篇，发表国内核心期刊及专业期刊学术论文 120 篇，出版学术专著 2 部，主编教材 4 部，副主编和参编书籍 6 部，主持省部级科研项目 2 项，厅局级项目 4 项，校级项目 8 项，荣获国家发明专利 3 项，实用专利 1 项，荣获厅局级教学、科研优秀成果 10 余项，校级教学、科研优秀成果 10 余项，指导大学生科技创新项目 10 余项，指导大学生暑假社会实践项目 4 项，热心从事社会工作和教学、科研工作，受到学生、教师和医护工作者的广泛认可和赞誉。

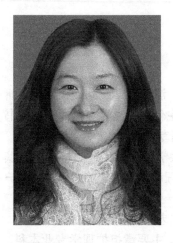

张惠芳，女，山东蓬莱人，烟台市烟台山医院主管护师，本科，学士学位，血液净化室护士长，烟台市血液净化委员会委员，烟台市护理学会血液净化护理学组副主任委员，烟台市血液净化质量控制中心委员，烟台市医院感染委员会委员。

1996年毕业于烟台护士学校，2010年毕业于滨州医学院护理专业。毕业后在烟台山医院从事临床护理工作，爱岗敬业，爱护患者，刻苦钻研业务，推行优质护理服务，得到医院领导、同事和患者的一致好评。

2006年调入血液净化室工作，2008年担任血液净化室护士长，主要承担尿毒症患者的临床护理、健康教育、营养指导及各层级护士培训及考核、科室护理工作质量控制、临床教学、科研和管理工作。

2008年开始先后在山东省省立医院、南京医科大学附属第二医院、上海长征医院、青岛市立医院、济南千佛山医院进修学习，不断接受先进的管理理念、规范化的管理手段、精益求精的业务强化，提高了自身素质、业务水平和管理能力。

2011年参加山东省血液透析专科护士培训，并获得血液透析专科护士证书，专业能力和业务水平得到了进一步提升。

目前已经发表中华系列学术论文1篇，发表国内专业期刊学术论文2篇，荣获国家发明专利2项，多次获得医院先进工作者，优秀护士长等荣誉称号，工作能力和业绩受到领导、同事、患者及家属的一致认可和赞誉。

前　　言

　　《肾脏病营养教育理论与实践》历经数载，经历了孕育、萌芽、成长、发展、成熟的过程，今天终于与读者见面。肾脏是人体的生命器官之一，爱护肾脏，关爱生命，传播肾脏病营养教育的理念和方法，唤醒民众的预防保健意识，改变生活方式，科学饮食、心理平衡、适当运动、健康生活是本书的初衷之一。

　　本书著者之一的王庆华老师曾在某三级甲等医院肾脏病科工作过 12 年，对肾脏病有一定的研究和实践，对曾经工作过的科室和医院有深深的情感和爱恋。硕士期间研究老年人的营养问题，硕士研究生毕业后致力于临床营养支持方面的研究，主持完成厅局级和校级营养相关科研项目 4 项，主编教材 4 部，参编人民卫生出版社的统编教材《临床营养学》，发表营养相关学术论文 30 余篇，其中 2 篇论文被 SCI 期刊收录；荣获厅局级科研成果奖 9 项。每当闲暇，脑海中会浮现曾经接触过的肾脏科情景，曾经的同事、无数的患者，和同事在一起工作的美好回忆以及曾经进行过的营养教育和课题研究，历历在目，记忆犹新，无形的力量鞭策着，唯有总结经验，展望未来，为肾脏病专业奉献绵薄之力。

　　本书著者之二的张惠芳老师是烟台市某三级甲等医院血液净化室的护士长，年轻有为，视野宽广，理念先进，管理经验丰富，对慢性肾脏病、血液透析患者营养教育有深入的研究和实践经历。本书会把肾脏病的营养教育理论与实践结合起来，将营养教育理念落实到实际工作中，让更多的人受益。本书出版得到单位领导、同事、家人、朋友、患者及学生的大力支持和帮助，在此表示诚挚谢意！

　　谨以此书献给钟爱的肾脏病专业以及曾经和现在一同奋战的同事和患者。

王庆华　张惠芳

2015 年 7 月 8 日于烟台

目　　录

第一篇　肾脏病营养教育理论

第二篇　肾脏病营养教育实践

附　　录

第一篇　肾脏病营养教育理论

第一章　肾脏病基础

第一节　肾脏基本结构

泌尿系统包括肾脏、输尿管、膀胱和尿道，其功能是维持人体内环境的稳定和酸碱平衡。感染、药物、化学毒物、外伤和肿瘤等因素都可损伤泌尿系统，影响肾脏的功能，严重时可威胁生命。下面简要介绍肾脏的基本结构。

一、肾脏基本结构

（一）肾脏外形结构

肾脏为成对的扁豆状器官，红褐色，位于腹膜后脊柱两旁浅窝中。长 10～12cm、宽 5～6cm、厚 3～4cm、重 120～150g；左肾较右肾稍大，肾纵轴上端向内、下端向外，因此两肾上极相距较近，下极较远，肾纵轴与脊柱所成角度为 30°左右。肾脏一侧有一凹陷，叫做肾门，它是肾静脉、肾动脉出入肾脏及输尿管与肾脏连接的部位，见图 1-1。这些出入肾门的结构，被结缔组织包裹，合称肾蒂。由肾门凹向肾内，有一个较大的腔，称肾窦。肾窦由肾实质围成，窦内含有肾动脉、肾静脉、淋巴管、肾小盏、肾大盏、肾盂和脂肪组织等。

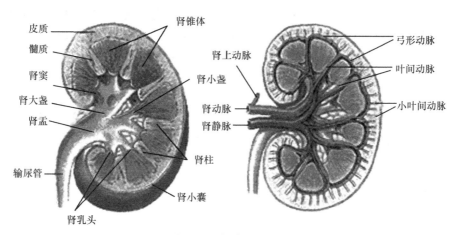

图 1-1　肾脏外形图

(二)肾脏内部结构

肾脏分为肾实质和肾盂两部分,见图1-2。

在肾纵切面可以看到,肾实质分内外两层:外层为皮质,内层为髓质。肾皮质新鲜时呈淡红色,每个肾由100万～200万个肾单位组成。每个肾单位由肾小球、肾小囊和肾小管所构成,部分皮质伸展至髓质锥体间,成为肾柱。

正常情况下,肾单位交替工作,约有1/4的肾单位处于相对静止状态。肾脏的储备能力强大,肾脏受损伤后,只要保留1/4的肾单位就可以维持机体内环境的稳定。发生慢性肾衰竭时,肾组织受到极严重的、不可逆转的损害。

人体有两个红褐色,形如蚕豆的肾脏,每个大约10cm(4英寸)长,5cm(2英寸)宽,2.5cm(1英寸)厚,肾脏可分为三个部分:皮质、髓质和肾盂。

皮质
包含过滤血液的肾小囊

髓质
包含数以百万计产尿的微管

肾盂
呈漏斗形,收集并输导尿液

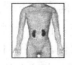

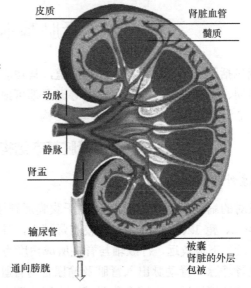

皮质　　　肾脏血管

髓质

动脉

静脉

肾盂

输尿管

被囊
肾脏的外层包被

通向膀胱

图1-2　肾脏解剖图

肾单位由肾小球和肾小管组成,见图1-3。肾小球由特殊的毛细血管网组成,被肾小囊包围。毛细血管壁由多孔的内皮细胞层、基膜层和上皮细胞层组成,尿液在这里形成。这三层结构使肾小球具有超滤功能的滤过屏障,其表面带负电荷,可阻止带负电荷的大分子物质滤出。正常情况,肾小球滤液中无细胞和血浆蛋白。滤液中的水和盐类大部分在肾小管再吸收回血浆。肾小球之间有系膜细胞,它有调节肾小球滤过率、清除异物和蛋白质代谢废物,还有修复肾小球损伤等的作用。

肾小管有近端肾小管和远端肾小管之分,中间由亨勒袢(髓袢)连接。近端肾小管重吸收滤液中的各种成分,远端肾小管调节性重吸收Na^+,分泌H^+和K^+,由此决定着尿液流量和渗透浓度。

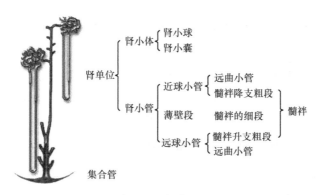

图 1-3　肾单位

二、肾脏病早期征兆

(一)肾性水肿(renal edema)

　　由于肾脏功能障碍造成的机体水肿称为肾性水肿(renal edema)。肾性水肿原因分为两类:一是肾小球滤过率下降,而肾小管对水、钠重吸收正常,导致水钠潴留,此时常伴全身毛细血管通透性增加,因此组织间隙中水分滞留,此种情况多见于肾炎;二是由大量蛋白尿导致血浆蛋白过低所致。肾脏病水肿的特点是晨起眼睑或颜面水肿(图 1-4),午后多消退,劳累后加重,休息后减轻。严重水肿可出现在身体低垂部位,如双脚踝内侧、双下肢、腰骶部等。肾性水肿的性质是软而易移动,临床上呈现凹陷性水肿,即用手指按压局部皮肤可出现凹陷。

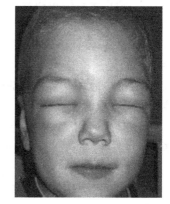

图 1-4　肾性水肿

(二)高血压(hypertension)

　　肾脏病引起的高血压(肾性高血压)会出现头痛、头昏、眼花、耳鸣等症状,肾性高血压可分为:容量依赖型高血压和肾素依赖型高血压两种。①容量依赖型高血压:肾实质损害后,肾脏处理水、钠的能力减弱。当钠的摄入量超过机体的排泄能力时,就会出现水钠潴留。水钠潴留在血管内,会使血容量扩张,即可发生高血压。同时水钠潴留可使血管平滑肌细胞内水钠含量增加,血管壁增厚,弹性下降,血管阻力及对儿茶酚胺的反应增强,可使血压升高。②肾素依赖型高血压:发病机制为肾动脉狭窄,肾内灌注压降低和肾实质疾病,以及分泌肾素的细胞肿瘤,都能使球旁细胞释放大量肾素,引起血管紧张素活性增高,全身小动脉管壁收缩而产生高血压。肾素及血管紧张素能促使醛固酮分泌增多,导致水钠潴留,使血容量进一步增加,从而加重高血压。由于肾实质损害后激肽释放酶及前列腺素的释放减少,这些舒张血管物质的减少也是高血压形成的重要因素。

(三)腰痛(backache)

　　肾区酸痛不适、隐隐作痛或持续性钝痛。肾脏实质没有感觉神经,所以腰痛不是肾炎患者的主要症状。但肾脏被膜、肾盂和输尿管有神经分布,所以肾区疼痛与肾脏被膜受牵拉、张力增加及肾盂、输尿管痉挛或张力增加有关。例如,肾结石、输尿管结石所致的肾绞痛，慢性肾炎、肾盂肾炎、多囊肾所致的肾区慢性钝痛。出现腰痛症状需进行检查，以明确诊断。

(四)尿量变化(change of urine volume)

正常成人每日尿量为 1000～2000ml，平均为 1500ml/d。无论尿量增多还是减少，都可能是肾脏病的表现，夜间多尿往往是肾脏病的信号。

(五)尿化验异常(abnormal of urine test)

尿常规化验检查的指标包括：酸碱度(pH)、尿比重(SG)、尿胆原(URO)、隐血(BLO)、白细胞(WBC)、尿蛋白(PRO)、尿糖(GLU)、胆红素(BIL)、酮体(KET)、尿红细胞(RBC)、尿液颜色(GOL)。如果尿常规检查发现有蛋白、隐血、红细胞、白细胞、管型、酮体、尿糖等，应做进一步检查，以明确诊断。

尿液检查的注意事项如下：

1. 容器必须清洁 一般采用医院提供的容器。通常留清晨第一次尿，早晨小便最浓缩，尿量和成分比较稳定。

2. 防止采集标本时被污染 收集尿标本后，应立即送化验检查，否则放置时间长，尿液内蛋白质变性，红细胞破坏会影响检查结果。夏天留尿在 15min 内送检，冬季不要超过 30min。女患者在留尿标本时，先清洗外阴部，避免阴道分泌物影响化验结果。女性月经期间，暂停尿检查。

3. 取中段尿 首先清洗外阴，保证外阴清洁，在排出部分尿液后，再用清洁容器留取中段尿送检。

4. 采尿时间 一般尿常规检查可在任意时间，最好是刚采集的新鲜尿液。做尿细菌培养、尿糖、尿蛋白、尿胆酸或妊娠检查均以清晨第一次尿为佳。

5. 近日服用药物情况 如服用维生素 C 等药物可能会影响检查结果，应向医护人员说明，以免影响结果的判断性。

三、肾脏病分类

(一)急性肾小球肾炎

急性肾小球肾炎(acute glomerulonephritis)是以急性肾炎综合征为主要临床表现的一组原发性肾小球肾炎。其特点为急性起病，血尿、蛋白尿、水肿和高血压，可伴一过性氮质血症，具有自愈倾向。常见于链球菌感染后，而其他细菌、病毒及寄生虫感染亦可引起。本病为自限性疾病，不宜应用糖皮质激素及细胞毒药物，以休息及对症治疗为主。急性期应予以低盐(每日 3g 以下)饮食。肾功能正常者不需限制蛋白质入量，但氮质血症时应限制蛋白质摄入，并以优质动物蛋白为主。明显少尿的急性肾衰竭者需限制液体入量。

(二)慢性肾小球肾炎

慢性肾小球肾炎(chronic glomerulonephritis)简称慢性肾炎，是由多种不同病因、不同病理类型组成的一组原发性肾小球疾病。以蛋白尿、血尿、高血压、水肿为基本临床表现，起病方式各有不同，病情迁延，病变缓慢进展，具有肾功能恶化倾向和最终将发展为慢性肾功能不全的一组肾小球疾病。

(三)肾病综合征

肾病综合征(nephrotic syndrome, NS)由多种病因引起,以肾小球基膜通透性增加伴肾小球滤过率降低等肾小球病变为主的一组综合征。典型表现是大量蛋白尿、低蛋白血症、(高度)水肿和高脂血症,即所谓的"三高一低",及以其他代谢紊乱为特征的一组临床症候群。

(四)糖尿病肾病

糖尿病肾病(diabetic nephropathy, DN)是临床常见和多发的糖尿病并发症。多发生于糖尿病史 10 年以上的患者,当表现为肾病综合征(三高一低)时称为糖尿病肾病综合征,由于糖尿病是常见病,糖尿病肾病所致肾病综合征占继发性肾病综合征的 10%、全部肾病综合征的 2%,是糖尿病严重的并发症之一,是糖尿病主要的微血管并发症,主要指糖尿病性肾小球硬化症,一种以血管损害为主的肾小球病变。

(五)急性肾衰竭

急性肾衰竭(acute renal failure, ARF)是继发于休克、创伤、严重感染、溶血和中毒等病因的急性肾实质损害的总称,是一个综合征。它的主要病理改变是肾小管坏死,临床上出现少尿或尿闭,并伴有严重的水、电解质和体内代谢紊乱及尿毒症。近年来有另一种尿量正常或尿量较多的急性肾衰竭,其特点是尿量正常或较多,但氮质血症逐日加重乃至尿毒症,称为非少尿型急性肾衰竭。

(六)慢性肾衰竭

慢性肾衰竭(chronic renal failure, CRF)由各种肾脏疾病引起的缓慢进行性肾功能损害,最后导致尿毒症和肾功能完全丧失,临床出现以代谢产物潴留,水、电解质、酸碱平衡失调,全身各系统受累为主要表现的临床综合征。从原发病起病到肾功能不全的开始,间隔时间可为数年到十余年。

第二节 肾脏的功能

肾脏是人体的重要生命器官之一,基本功能是生成尿液,借以清除体内代谢产物及某些废物、毒物,同时经重吸收功能保留水分及其他有用物质,如葡萄糖、蛋白质、氨基酸、Na^+、K^+钾离子、碳酸氢钠等,调节水、电解质平衡及维护酸碱平衡。肾脏同时还有内分泌功能,生成肾素、促红细胞生成素、活性维生素 D_3、前列腺素、激肽等,又为机体部分内分泌激素的降解场所和肾外激素的靶器官。肾脏的功能,保证了机体内环境的稳定,使新陈代谢得以正常进行。

一、尿量的临床意义

尿量(urine volume)主要取决于肾小球的滤过率,肾小管的重吸收、浓缩与稀释功能。此外尿量变化还与外界因素如每日饮水量,食物种类、周围环境(气温、湿度)、排汗量、年龄、精神因素、活动量等相关。一般健康成人尿量为 1～2L/24h。昼夜尿量之比为(2～4):1,小儿的尿量个体差异较大,按体重计算较成人多 3～4 倍。夜尿增多是肾功能不全较早出现的症状。

(一) 多尿(polyuria)

多尿指 24h 尿量超过 2500ml。

1. 生理性多尿 可见于饮水过多或食用含水分高的食物;服用有利尿作用的食品,如咖啡等;使用某些药物,如咖啡因、噻嗪类、脱水剂等;静脉输注液体过多,如输用生理盐水、糖盐水或其他液体等;精神紧张、癔病等,可引起暂时性、精神性多尿。

2. 病理性多尿

(1)代谢性疾病:如糖尿病(DM)引起的多尿,主要机制是由渗透性利尿所致,患者尿比重、尿渗透压均增高。

(2)内分泌疾病:如尿崩症,指抗利尿激素(ADH)严重分泌不足或缺乏(中枢性尿崩症),或肾脏对 ADH 不敏感或灵敏度降低(肾源性尿崩症),患者 24h 尿量可多达 5～15L,尿比重常为 1.005 以下,尿渗透压为 50～200mmol/L。多尿还见于甲状腺功能亢进、原发性醛固酮增多症等。

(3)肾脏性疾病:如慢性肾炎、慢性肾盂肾炎、慢性肾衰竭早期、肾小管酸中毒Ⅰ型、急性肾衰竭多尿期、失钾性肾病等。肾小管破坏致肾浓缩功能逐渐减退均可引起多尿。肾性多尿常具有昼夜尿量的比例失常、夜尿量增多的特点,即昼夜间尿量比<2:1。

(二) 少尿(oliguria)

少尿指 24h 尿量少于 400ml,或每小时尿量持续小于 17ml(儿童<0.8ml/kg)者为少尿。生理性少尿:多见于机体缺水或出汗过多,少尿可能在机体出现脱水的临床症状和体征之前。病理性少尿:如急性肾衰竭、慢性肾脏病等。

1. 肾前性少尿 由各种原因造成肾血流量不足、肾小球滤过率降低所致。①肾缺血:各种原因引起的休克、过敏、失血过多、心力衰竭、肾动脉栓塞、肿瘤压迫等。②血液浓缩:严重腹泻、呕吐、大面积烧伤、高热等。③血容量减少:重症肝病、低蛋白血症引起全身水肿。④应激状态:严重创伤、感染(如败血症)等。

2. 肾后性少尿 多是由各种原因所致的尿路梗阻引起,多见于:①肾或输尿管结石、损伤、肿瘤、凝块或药物结晶(如磺胺类药)、尿路先天性畸形等;②膀胱功能障碍、前列腺肥大症、前列腺癌等。

3. 肾性少尿 因肾实质的病变导致肾小球和肾小管功能损害所致。在排除肾前和肾后性少尿后,可以考虑肾性少尿。①急性肾小球肾炎、急性肾盂肾炎、慢性肾炎急性发作、急性间质性肾炎以及急性肾小管坏死等。此种尿具有高渗量的特性[尿比重>1.018,尿渗量>600mOsm/(kg·H$_2$O)]。尿比重(urinespecific gravity,SG)是指在 4℃时尿液与同体积纯水重量之比。因尿中含有 3%～5%的固体物质,故尿比重大于纯水。尿比重高低随尿中水分、盐类及有机物含量而异,在病理的情况下还受蛋白、尿糖及细胞成分等影响,如无水代谢失调,尿比重测定可粗略反映肾小管的浓缩稀释功能。其在晨尿或通常饮食条件下为 1.015～1.025;随机尿时为 1.003～1.035。②慢性疾病所致肾衰竭时,也可出现少尿,但特征为低尿比重、低尿渗量性少尿[尿比重<1.015,尿渗量 300～500mOsm/(kg·H$_2$O)],如高血压性和糖尿病肾血管硬化、慢性肾小球肾炎、多囊肾等。③血红蛋白尿、肌红蛋白尿等。④肾移植急性排斥反应时:尿量可突然减少。

（三）无尿(anuria)

无尿指尿量<100ml/24h，或<17ml/h。肾受汞等毒性物质损害，常可引起急性肾小管坏死，而突然引起少尿及尿闭。

二、尿液的理化性质

（一）尿液颜色(urine color)

正常尿液为淡黄色至黄褐色，常受饮食、运动、出汗等因素影响。尿崩症、糖尿病等患者多尿时几乎无色；肝细胞性黄疸、阻塞性黄疸时见橘黄色或深黄色，即胆红素尿，但如服用核黄素、复合维生素 B、呋喃类药物亦可呈深黄色，应与上述胆红素尿区别；泌尿系统肿瘤、结石、结核或外伤及急性炎症时(如急性膀胱炎)出现血尿，外观呈红色，显微镜下可见大量红细胞，尿中出现大量白细胞、微生物、上皮细胞或有大量非晶形磷酸盐及尿酸盐时呈乳白色。此外还可见酱油色、红葡萄酒色、黑褐色等颜色尿，除外药物影响后，进行进一步检查以明确诊断。

（二）尿液透明度(urine transparency)

新鲜尿液清澈透明无沉淀，放置一段时间后，可出现絮状沉淀。尤其是女性尿，尿液排出时即混浊，往往是由白细胞、上皮细胞、黏液、微生物等引起，需做显微镜检查予以鉴别，少数患者尿中非晶形磷酸盐等析出也使尿混浊，则无临床意义。

（三）尿比重(urine specific gravity)

正常人 24h 尿比重在 1.015 左右，常在 1.010～1.025 之间波动，因受饮食、运动、出汗等影响。随意尿比重波动范围为 1.005～1.030。

24h 混合尿比重增高时，见于高热脱水、急性肾小球肾炎、心功能不全。蛋白尿及糖尿病患者尿比重亦增高。24h 混合尿比重降低见于尿崩症、慢性肾炎等肾脏浓缩功能减退时。测定任意一次随意尿，尿中无蛋白及糖时，比重≥1.025，表示肾脏浓缩功能正常；比重≤1.005 表示肾脏稀释功能正常；如固定在 1.010 左右，称等张尿，为肾实质受损，肾脏浓缩及稀释功能降低所致。

（四）尿液的酸碱反应(pH value of urine)

正常新鲜尿多为弱酸性，pH 在 6.0 左右，因受食物影响，pH 常波动在 5.0～8.0 之间；在热性病、大量出汗、蛋白质分解旺盛时，特别在酸中毒时，尿液酸性增强呈强酸性，pH 下降，服用氯化铵、氯化钙、稀盐酸等药物时，尿亦呈酸性。碱中毒时，尿中混有大量脓、血时，服用碳酸氢钠等碱性药物时，尿液呈碱性，pH 上升。

三、肾脏的生理功能

（一）排泄体内代谢产物和进入体内的有害物质

人体每时每刻都在进行新陈代谢，在这个过程中必然会产生一些人体不需要甚至是有害的废物，其中小部分由胃肠道、肺、皮肤排泄外，绝大部分由肾脏排出体外，从而维持人体的正常生理活动和内环境稳定。此外，肾脏还能把进入体内的一些有毒物质排出体外。

有些化学药品中毒会给肾脏造成损害，是因为这些化学药品的排除要经过肾脏的缘故。如果肾脏功能出现损害，这些对人体有害物质的排泄受到影响，废物在体内积聚，就会引起各种病症。体内代谢的产物来自蛋白质分解的氨基酸和氮质、多肽类激素的降解物、药物代谢产物，还有有机酸（草酸、尿酸、苯甲酸）、有机碱（肌酐）等。为了维持体内环境的稳定，必须将代谢产物不断地排出体外，使血液中的有害物质达到最低限度。肾小球滤膜具有强大的超滤能力，能将这些溶质滤入肾小管。肾小管分泌不同物质和这些溶质结合，有的物质重吸收利用，有的物质随尿排出体外。通过肾小球滤膜的物质必须分子很小并且带正电荷，如果白蛋白分子质量大，带负电荷，则不能通过肾小球滤膜。正常情况下尿中无蛋白。

（二）通过尿的生成，维持水的平衡

肾脏的主要功能是生成尿液，当血液流过肾小球时，由于压力关系，就滤出一种和血浆一样但不含蛋白质的液体叫原尿。原尿通过肾小管时又将其中绝大部分水、全部的糖和一部分盐重新吸收，送回血液，大部分氮不再回吸收。剩下的含有残余物质的浓缩液体是尿液，约占原尿的 1%。正常人一日尿量为 1000～2000ml，一般呈淡黄色，比重在 1.003～1.030 之间。比重过高、过低或固定不变，尿量过多过少均有肾功能不全的可能。

（三）维持体内电解质和酸碱平衡

肾脏对体内的各种离子（电解质）具有调节作用。像钠离子（Na^+）的调节特点是多吃多排、少吃少排、不吃不排；对钾离子（K^+）的调节特点是多吃多排、少吃少排、不吃照排；对氯离子（Cl^-）是伴随 Na^+ 的吸收排泄，H^+、氨（NH_3）的分泌过程来完成；而且肾脏还调节磷（P^{3-}）、钙（Ca^{2+}）、镁（Mg^{2+}）等离子的平衡。这些电解质的平衡对体液的渗透压稳定很重要。另外，肾脏对体内酸碱平衡起调节作用，肾脏能把代谢过程中产生的酸性物质通过尿液排出体外，并能控制酸性和碱性物质排出的比例，当任何一种物质在血液中增多时，肾脏会把多余的部分排出去。同时肾脏还能制造氨和马尿酸，以保持和调节酸碱平衡。很多肾脏病患者出现酸中毒，是因为肾脏失去了维持体内酸碱平衡的功能。有学者把肾脏调节体内水分，保持内环境（电解质、渗透压、酸碱度）稳定的功能称作"调节器"或"稳压器"。

（四）调节血压

肾脏分泌的肾素可使血压升高，当限制钠摄入或钠缺乏时，血浆容量减少和肾脏血液灌注压力降低时，以及直立体位时，肾素从细胞中分泌出来，即具有活性，可使血浆中的血管紧张素原脱肽而成为血管紧张素Ⅰ，再经转换酶的作用成为血管紧张素Ⅱ，通过血管紧张素Ⅱ和醛固酮的作用，使血压升高。同时肾脏分泌的前列腺素又具有使血压下降的功能，前列腺素主要是通过增加肾皮质血流量，促进利尿排钠，减少外周血管阻力，扩张血管而达到降压作用。

（五）肾脏的内分泌功能

1. 肾素（renin）　由肾小球旁器分泌，参与血压和肾脏血流的调节。肾脏的灌注压下降、限制盐的摄入等都是刺激肾素分泌的因素；此外，当运动、体位改变、寒冷刺激等因素使交感神经兴奋时也会刺激肾素的分泌。

2. 促红细胞生成素（erythropoietin，EPO）　肾内产生，可促进骨髓红细胞集落形成单位分化成熟为红细胞。肝脏和肾脏都可以生成 EPO，但以肾脏生成为主。缺氧和贫血是

EPO 生成的最主要刺激因素。慢性肾衰竭患者并发症之一是贫血，其血、尿中的 EPO 均降低，而用外源性 EPO，可以纠正肾性贫血。肾性贫血 (renal anemia) 是指各种因素造成肾脏促红细胞生成素 (EPO) 产生不足或尿毒症血浆中一些毒素物质干扰红细胞的生成和代谢而导致的贫血，是慢性肾功能不全发展到终末期常见的并发症。贫血的程度常与肾功能减退的程度相关。肾性贫血主要表现是原发肾脏疾病及慢性肾功能不全的表现。一般表现为：①疲乏、困倦、无力是贫血最早症状；②食欲减退，腹胀、恶心较为常见；③中重度贫血可出现头痛、头晕、目眩、耳鸣、注意力不集中、嗜睡；活动后心悸、气短，部分患者可出现心力衰竭。④体格检查，贫血面容，睑结膜及甲床苍白；心尖区收缩期吹风样杂音。

　　肾性贫血患者均使用 EPO 皮下注射，并根据血清铁蛋白补充铁剂，部分老年患者口服铁剂吸收较差，建议静脉补铁 (常用蔗糖铁)；严重贫血患者适时输入新鲜悬浮红细胞。

　　3. l-a 羟化酶　可将 25-(OH)D 进一步羟化为具有活性的 1，25-(OH)$_2$D$_3$，1，25-(OH)$_2$-D$_3$ 的主要作用是参与体内钙盐的代谢。它可以直接促进小肠对 Ca^{2+} 的吸收，还可以促进骨骼的钙化，从而参与体内钙和磷的调节。维生素 D 在体内必须经肾脏转变为 1，25-二羟维生素 D$_3$ 才能发挥其生理作用。肾脏的皮质细胞含有 1 位羟化酶，维生素 D 在肝脏 25 位羟化酶的作用下，转化为 25-羟维生素 D$_3$，最后在肾脏 1 位羟化酶作用下，转化为 1，25-二羟维生素 D$_3$ 即活化的维生素 D$_3$。它能促进胃肠道钙磷吸收；可促使骨钙转移、促进骨骼生长及软骨钙化；促进肾小管对磷的重吸收，使尿磷排出减少；可抑制甲状旁腺激素 (PTH) 的分泌。

　　4. 激肽释放酶 (kallikrein)　促使小动脉扩张，增加肾血流，促进水钠的排泄，从而降低血压。

　　5. 前列腺素 (prostaglandin，PG)　生理作用如下。

　　(1) 对生殖系统作用：作用于下丘脑的黄体生成素释放激素的神经内分泌细胞，增加黄体生成素释放激素的释放，再刺激垂体前叶黄体生成素和卵泡刺激素分泌，从而使睾丸激素分泌增加。前列腺素也能直接刺激睾丸间质细胞分泌。可增加大鼠睾丸重量、核糖核酸含量、透明质酸酶活性和精子数量，增加精子活动。前列腺素维持雄性生殖器官平滑肌收缩，被认为与射精作用有关。精液中前列腺素使子宫颈肌松弛，促进精子在雌性动物生殖道中运行，有利于受精。但大量前列腺素，对雄性生殖功能却有抑制作用。

　　(2) 对血管和支气管平滑肌的作用：不同的前列腺素对血管平滑肌和支气管平滑肌的作用效应不同。前列腺素 E 和前列腺素 F 能使血管平滑肌松弛，从而减少血流的外周阻力，降低血压。前列腺素 E 有松弛支气管平滑肌的作用，而前列腺素 F 则相反，是支气管收缩剂。

　　(3) 对胃肠道和神经系统的作用：可引起平滑肌收缩，抑制胃酸分泌，防止强酸、强碱、无水乙醇等对胃黏膜的侵蚀，具有细胞保护作用。对小肠、结肠、胰腺等也具有保护作用。还可刺激肠液分泌、肝胆汁分泌，以及胆囊肌收缩等。

　　(4) 对神经系统和内分泌系统作用：前列腺素广泛分布于神经系统，对神经递质的释放和活动起调节作用，也有人认为，前列腺素本身即有神经递质作用。通过影响内分泌细胞内环腺苷酸 (CAMP) 高低水平，影响激素的合成与释放，如促使甲状腺素分泌和肾上腺皮质激素的合成；也通过降低靶器官的 CAMP 水平，而使激素作用降低。

　　肾脏的功能是通过尿液排泄代谢产物、调节水盐代谢和酸碱平衡等功能维持人体内环境的稳定。每日有 1800L 血液流经肾脏，生成 1.5～2.0L 尿液，尿液的量和电解质浓度随身体代谢情况而变化。

保持肾脏功能正常和维持体内环境的稳定决定于四个因素：①必须有充足的血液灌注；②肾小球的超滤功能健全；③肾小管重吸收和分泌功能健全；④神经和内分泌因素的调节。

四、肾脏功能检查

肾功能检查是研究肾脏功能的实验方法。常用的测定项目有：尿样、尿比重、尿沉渣镜检、尿素氮、肌酐、非蛋白氮定量及酚红排泄试验等。

(一)尿素氮(blood urea nitrogen，BUN)

正常参考值：1.75～8.05mmol/L。

临床意义：尿素氮产生过多，即肾前性氮质血症。糖尿病性酸中毒、高热、饥饿、某些癌症及脓毒血症等使蛋白质分解代谢加快，或胃肠出血后消化蛋白质的重吸收使血浆尿素浓度增加。尿素排泄障碍，急性肠炎、烧伤、脱水、休克、心功能不全等引起肾供血不足时，肾小球肾炎、肾盂肾炎、肾间质性肾炎、肾病综合征等引起肾实质损伤时，尿路结石、泌尿生殖肿瘤、前列腺增生等造成排尿受阻时均可引起血清尿素浓度升高。重症肝脏疾病，尿素产生量下降时，血浆尿素浓度降低。

注意事项：标本溶血对测定有干扰，血清升高使血清尿素氮测定偏高。

(二)肌酐(creatinine，CR)

正常参考值：44～115μmol/L。

临床意义：血清肌酐浓度升高，如急慢性肾小球肾炎、急性或慢性肾功能不全等。血清肌酐浓度与肌肉量成比例，故肢端肥大症、巨人症时，血清肌酐浓度升高；相反，肌肉萎缩性疾病时血清肌酐浓度可降低。透析治疗前后，血清肌酐测定可用于选择透析指标，判断透析治疗效果。注意事项：黄疸标本对测定肌酐有影响。

(三)尿酸(uricacid，UA)

正常参考值：142～416μmol/L。

临床意义：尿酸增高常见于痛风、子痫、白血病、红细胞增多症、多发性骨髓瘤、急慢性肾小球肾炎、重症肝病、铅及氯仿中毒等。尿酸降低常见于恶性贫血、乳糜泻及肾上腺皮质激素等药物治疗后。

(四)血尿素(blood urea)

正常参考值：3.2～7.0mmol/L。

临床意义：血尿素升高表示急慢性肾炎、重症肾盂肾炎、各种原因所致的急慢性肾功能障碍，心力衰竭、休克、烧伤、失水、大量内出血、肾上腺皮质功能减退症、前列腺肥大、慢性尿路梗阻等。

(五)尿蛋白(urine protein)

正常情况：定性(阴性)。

临床意义：正常人每日自尿中排出 40～80mg 蛋白，上限不超过 150mg，其中主要为白蛋白，其次为糖蛋白和糖肽。这些蛋白的 60%左右来自血浆，其余的来源于肾、泌尿道、前列腺的分泌物和组织分解产物，包括尿酶、激素、抗体及其降解物等。生理性增加：体位性蛋白尿、运动性蛋白尿、发热、情绪激动、过冷过热的气候等。病理性增加：各种引起尿蛋白增加的疾病。

(六) β2-微球蛋白清除试验(beta 2-microglobulin clear test)

正常参考值：23～62μl/min。

临床意义：增高表示肾小管功能受损。本试验是了解肾小管受损程度的可靠指标，特别有助于发现肾小管病变轻型患者。

(七) 酚红(酚磺肽)排泄试验(phenol secretion percentage，PSP)

PSP 主要反映近端肾小管排泄功能，与肾血流量也密切有关。实验前病人要适量饮水，在注射酚红前 30min 排尿一次。注射后 15、30、60、120min，分四段留取尿液，标明时间，送验：15min 0.25～0.51(0.53)；30min 0.13～0.24(0.17)；60min 0.09～0.17(0.12)；120min 0.03～0.10(0.06)；120min 总量 0.63～0.84(0.70)。

临床意义：肾小管功能损害 0.50(50%)时，开始表现有 PSP 排泄率的下降，如：慢性肾小球肾炎，慢性肾盂肾炎，肾血管硬化症，范可尼综合征，心力衰竭，休克，重症水肿，妊娠后期，尿路梗阻，膀胱排尿功能不全等。

第二章　营养学基础

第一节　营养学概述

一、营养学历史

营养学的发展历史源远流长，我国从 3000 年前就有食医，认为食养居于术养、药养等养生之首。黄帝内经及各家医学著作均有对食养和饮食的阐述。

公元前 2000 年在《素问》中"五谷为养、五果为助、五畜为益、五菜为充"与目前我们推行的平衡膳食相一致。《素问》中记载了"脚气病"的材料，在 4 世纪时已有"脚气病"的专著——《脚气病论》。到 7 世纪孙思邈著的《千金方》中记载用米糠治疗脚气病，比西方国家早了 1200 年。现代营养奠基于 18 世纪中叶，特别是整个 19 世纪到 20 世纪中叶是发现和研究各种营养素的鼎盛时期。从 1810 年发现第一个氨基酸——亮氨酸开始，随后发现血糖、肝糖原、维生素 A、B 族维生素、维生素 D 和必需脂肪酸等各种营养素。在 20 世纪中叶以后，开展了微量元素与人体健康关系的研究。到了 20 世纪末，研究热点转入植物中天然的生物活性物质对人体健康的影响。我国营养学研究开始于 20 世纪初。1925～1937 年为现代营养学的发育成长期。1939 年中华医学会参照国联的建议提出我国第一个营养素供给量建议——中国民众最低需要量。1955 年开始制定每日膳食营养素供给量(recommended dietary allowance，RDA)，是指为满足机体营养需要，每日必须由膳食提供的各种营养素量，在需要量的基础上考虑人群的安全率、饮食习惯、食物生产、社会条件等因素而制定的适宜数值。

1963 年中国生理科学会修订了膳食供给量建议，为新中国成立后第一个营养标准。1976 年中国医学科学院卫生研究所根据我国的实际情况又修订了营养供给量标准。1981 年全国营养学会重新修订了我国的膳食营养素供给量(RDA)。1982 年进行第二次全国营养调查，提出"推荐1986～1990 年我国的膳食组成"意见。

1988 年提出我国营养素供给量推荐标准。自此以后营养学家开展了 RDA 的调查和研究，成立专门研究小组，出版《中国居民膳食营养素参考摄入量》。

法国化学家 Lavoisier 提出呼吸是氧化燃烧的理论。Voit 研究人和动物体内的气体交换和代谢，创建氮平衡学说。Rubner 确定了糖类、脂肪和蛋白质的能量系数。Lusk 研究了基础代谢和食物热效应。

1810 年发现第一种氨基酸——亮氨酸。

1844 年发现血糖。1856 年发现肝糖原。1947 年发现维生素 B_{12}。

20 世纪30 年代发现氟牙症与水中氟含量过多有关，以及以后40 年间又陆续发现了铜、硒、锌等为人体所必需的微量元素。

20 世纪末期，植物性食物中的生物活性物质成为新的研究热点，如多酚、植物雌激素，它们对保护机体健康和防治慢性疾病有明显的有益作用。二战后，生化学及分子生物学为营养学的研究奠定理论基础。酶、维生素及微量元素的研究进一步揭示营养与疾病间的关系。同时，营养学家以人群为对象，着眼社会生活实践研究宏观营养，发展公共营养事业。

1941 年美国国家科学院与营养研究审议会提出对各人群的膳食营养供给量（RDA）。战后 50 年间，各国逐渐完善包括营养调查、人体测量、临床检查和用生化技术检测人体营养水平的营养调查方案。近 20 年随着合理膳食结构的倡导、宣传与改善，如心脑血管疾病、肿瘤、肥胖等营养相关疾病发病率明显下降，提倡合理膳食和营养教育的意义十分重要。

二、中国居民膳食指南

中国居民膳食指南的核心是提倡平衡膳食与合理营养，以达到促进健康的目的。中国营养学会于 1989 年制定我国第一个膳食指南，主要内容包括：食物要多样；饥饱要适当；油脂要适量；粗细要搭配；食盐要限量；甜食要少吃；饮酒要节制；三餐要合理。该指南自发布后，在指导、教育人民群众采用平衡膳食、增强体质方面发挥了积极作用。针对我国经济发展和居民膳食结构的不断变化，1997 年 4 月，中国营养学会常务理事会通过并发布新的《中国居民膳食指南》，主要包括 8 条内容。

1. 食物多样，以谷类为主 人类的食物多种多样，各种食物所含的营养成分不完全相同，除母乳外，任何一种天然食物都不能提供人体所需的全部营养素。平衡膳食必须由多种食物组成，才能满足人体各种营养需要，达到合理营养、促进健康的目的。提倡人们广泛食用多种食物，与不同的经济水平和饮食习惯相适应。多种食物应包括五大类。

(1)第一类：谷类及薯类。谷类包括米、面、杂粮，薯类包括马铃薯、甘薯、木薯等，主要提供糖类、蛋白质、膳食纤维、B 族维生素。

(2)第二类：动物性食物。包括肉、禽、鱼、奶、蛋等，主要提供蛋白质、脂肪、矿物质、维生素 A 和 B 族维生素。

(3)第三类：豆类及豆制品。包括大豆及其他干豆类，主要提供蛋白质、脂肪、膳食纤维、矿物质和 B 族维生素。

(4)第四类：蔬菜、水果类。包括鲜豆、根茎、叶菜、茄果等，主要提供膳食纤维、矿物质、维生素 C 和胡萝卜素。

(5)第五类：纯能量食物。包括动植物油、淀粉、食用糖和酒类，主要提供能量。植物油还可提供维生素 E 和必需脂肪酸。

谷类食物是中国传统膳食的主体，是基础食物，也是最经济的能量来源，但随着经济的发展，人民生活水平的提高，人们倾向于吃更多的动物性食物。根据 1992 年全国营养调查的结果，在一些比较富裕的家庭，动物性食物的消费量甚至超过谷类的消费量。这种膳食提供的能量和脂肪过高，膳食纤维过低，不利于预防一些慢性病。提出谷类为主是为了提醒人们保持我国膳食的良好传统。另外，要注意粗细搭配，经常吃一些粗粮、杂粮等。稻米、小麦不要碾磨太精，否则，谷料表层所含的维生素、矿物质等营养素和膳食纤维大部分流失到糠麸中。

2. 多吃蔬菜、水果和薯类 蔬菜和水果含有丰富的维生素、矿物质和膳食纤维。蔬菜的种类繁多，包括植物的叶、茎、花蕾、茄果、鲜豆等。不同品种所含营养成分不尽相同。红、黄、绿等深色蔬菜中维生素含量超过浅色蔬菜和一般水果，它们是胡萝卜素、维生素

B_2和叶酸、矿物质(钙、磷、钾、镁、铁)、膳食纤维和天然抗氧化物的主要或重要来源。近年来，我国开发的野果如猕猴桃、刺梨、沙棘、黑加仑等，也是维生素 C 和胡萝卜素的丰富来源。

有些水果中维生素及一些微量元素的含量不如新鲜蔬菜，但水果含有的葡萄糖、果酸、枸橼酸、苹果酸、果胶等物质比蔬菜丰富。红、黄色水果如鲜枣、柑橘、柿子和杏等，是维生素 C 和胡萝卜素的丰富来源。薯类含有丰富的淀粉、膳食纤维及多种维生素和矿物质。我国居民近 10 年来吃薯类较少，鼓励多吃些薯类。含丰富蔬菜、水果和薯类的膳食，在保持心血管健康、增强抗病能力、减少儿童发生眼干燥症的危险及预防某些癌症等方面起着重要的作用。

3. 每日吃奶类、豆类或其制品 奶类除含有丰富的优质蛋白质和维生素外，含钙量较高，且利用率很高，是天然钙质的极好来源。豆类是我国的传统食品，含大量的优质蛋白质、不饱和脂肪酸、钙及维生素 B_1、维生素 B_1、维生素 B_5 等。应大力提倡食用豆类，特别是大豆及其制品的生产和消费。

4. 经常吃适量鱼、禽、蛋、瘦肉，少吃肥肉和荤油 鱼、禽、蛋、瘦肉等动物性食物是优质蛋白质、脂溶性维生素和矿物质的良好来源。动物来源蛋白质的氨基酸组成更适合人体需要，且赖氨酸含量较高，有利于补充植物来源蛋白质中赖氨酸的不足。肉类中铁的利用较好，鱼类特别是海产鱼所含的不饱和脂肪酸有降低血脂和防止血栓形成的作用。动物肝脏含维生素 A 极为丰富，还富含维生素 B_{12}、叶酸等。但有些器官如脑、肾等所含胆固醇含量高，对预防心血管系统疾病不利。肥肉和荤油为高能量和高脂肪食物，摄入过多会引起肥胖，并成为某些慢性病的危险因素，应当少吃。目前猪肉仍是我国人民的主要肉食，猪肉脂肪含量高，应适当控制猪肉消费量。鸡、鱼、兔、牛肉等动物性食物含蛋白质较高，脂肪较低，产生的能量远低于猪肉，应提倡吃这些食物，适当减少猪肉的消费比例。

5. 进食量与体力活动要平衡，保持适宜体重 保持正常体重是一个人健康的前提。进食量与体力活动是控制体重的两个主要因素。如果进食过多而活动量不足，多余的能量就会在体内以脂肪的形式积存，即增加体重，久之形成肥胖。相反，若食量不足，劳动或运动量过大，由于能量不足引起消瘦，造成劳动能力下降、疲乏、无力、体重下降等。因此，人们需要保持食量与能量消耗之间的平衡。脑力劳动者和活动量较少者应加强锻炼，进行适宜的有氧运动，如快走、慢跑、游泳等。消瘦的儿童则应增加食量和油脂的摄入，以维持正常生长发育和适宜体重。体重过高或过低都是不健康的表现，造成抵抗力下降，易患某些疾病。经常运动会增强心血管系统和呼吸系统的功能，保持良好的生理状态和正常功能。

6. 清淡少盐膳食 有利于健康，饮食不要太油腻，也不要太咸，不要吃过多的动物性食物和油炸、烟熏食物。目前，我国城市居民油脂的摄入量一直呈上升趋势，居民食盐摄入量过多，平均每人每日在 10g 以上。大量研究表明，钠的摄入量与原发性高血压呈正相关，食盐摄入量不宜过多，世界卫生组织建议每人每日食盐量以不超过 6g 为宜。膳食钠的来源除食盐外，还包括酱油、咸菜、味精等高钠食品及含钠的加工食品等。应养成清淡少盐的饮食习惯。

7. 戒烟、饮酒应限量 烟草几乎可以损害人体的所有器官，而戒烟能够有效阻止或延缓吸烟相关疾病的进展。研究发现，戒烟 1 年后冠心病患者死亡的危险大约可减少一半，而且随着戒烟时间的延长会继续降低，戒烟 15 年后，冠心病患者死亡的绝对风险将与从未吸烟者相似；戒烟和防止二手烟暴露是防治慢性肺部疾病（COPD）最重要的手段，戒烟是目前证实的能够有效延缓肺功能进行性下降的唯一办法；戒烟还可以减少脑卒中、外周血管性疾病、肺炎及胃、十二指肠溃疡的发病率和死亡率。因此，戒烟是治疗各种与吸烟相关疾病的重要组成部分。戒烟还可以减少对周围人群尤其是家人和同事二手烟暴露的危害。各年龄段戒烟均有益处，而且"早戒比晚戒好，戒比不戒好"。无论何时戒烟，戒烟后均可赢得更长的预期寿命。一项对英国男医生进行的为期 50 年的前瞻性随访队列研究发现，吸烟者与不吸烟者相比，平均寿命约减少 10 年，60 岁、50 岁、40 岁或 30 岁时戒烟可分别赢得约 3 年、6 年、9 年或 10 年的预期寿命。并且，戒烟后所增加的寿命年数为"健康的生命年数"。与继续吸烟者相比，戒烟者更少伴有疾病和残疾。

　　我国的酒文化源远流长，在节假日、喜庆和交际的场合人们往往喜欢饮一些酒，但要注意适量，特别是白酒。白酒除供给能量外，不含其他营养素。无节制地饮酒，会使食欲下降，食物摄入减少，以致发生多种营养素缺乏，严重时还会造成酒精性肝硬化；过量饮酒也会增加患高血压、脑卒中等疾病的危险；此外，饮酒还可导致事故及暴力的增加。

　　8. 吃清洁卫生、新鲜、不变质的食物　从食物的选择、烹调到就餐等各个过程都要注意卫生，集体用餐提倡分餐制，以减少疾病传染的机会。不吃腐败变质和不新鲜的食物，夏季露天烧烤和烟熏制品尽量不吃或者少吃。冰箱冷藏食物不宜过久，冷冻食品的部分营养素损失，不宜常吃。

三、中国居民膳食宝塔

　　根据《中国居民膳食指南》设计的中国居民膳食宝塔（图 2-1），结构合理，简单明了，可用于一般大众饮食，达到健康、长寿的目的。

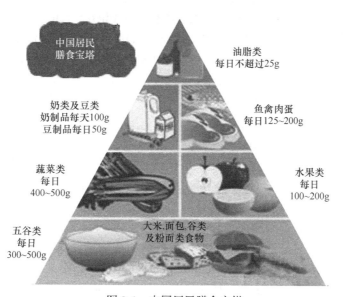

图 2-1　中国居民膳食宝塔

　　1. 各类主食　有米饭、馒头、面包、麦片、其他粉面类食物等谷类，宝塔中粮食所占比例最高，每日为 300～500g。我国人民的主要营养来源与植物性食物息息相关，它提供了部分矿物质、微量元素、维生素和膳食纤维。主食应多选择粗粮。需要注意的是，粮食制成品，如面食、糕点中的油和糖的含量不宜过多。

2. 蔬菜与水果 是食物中矿物质、维生素和膳食纤维的主要来源。每日应摄取新鲜蔬菜 400～500g。新鲜水果每日摄取 100～200g，蔬菜的摄取应多样化，选择深绿色的蔬菜，对豆角类蔬菜也应予关注。果汁、水果罐头等食品中含有过多的糖应适量使用。

3. 鱼、虾、肉、禽、蛋类 畜禽肉类 50～100g；鱼虾类 50g；蛋类 25～50g。进食动物性食物时，应注意控制动物脂肪的摄入量。选择含脂肪低的瘦肉、鸡、鸭等禽类肉；鱼类是优质蛋白源，脂肪含量低、应多食。

4. 奶类及奶制品、豆类及豆制品 奶类包括牛奶、酸奶等，是蛋白质、矿物质和维生素的丰富来源，每日应摄取 100g。脱脂奶、酸奶保留了奶中的营养素，同时降低了脂肪和胆固醇含量，应优先选用。有效补充钙来源。豆类及豆制品 50g，是优质蛋白质的主要来源，应经常适用。

5. 油脂类 每日应摄取 25g，盐 4～6g。油炸、烟熏食物、猪油、奶酪、黄油、肥肉、腊肠、动物内脏等高热量、高脂肪食品要少吃。适宜食用植物油，如玉米油、橄榄油等。

四、营养教育术语

(一)膳食营养素供给量

膳食营养素供给量(recommended dietary allowance，RDA)：指为满足机体营养需要，每日必须由膳食提供的各种营养素量，是在需要量的基础上考虑了人群的安全率、饮食习惯、食物生产、社会条件等因素而制定的适宜数值。RDA 的发展如下：

1939 年，我国提出"中国人民最低营养素需要量"。

1941 年，美国推出 RDA，目的是预防营养素缺乏病，5 年修订 1 次。

1963 年，我国推出 RDA、膳食营养素参考摄入量(dietary reference intakes，DRIs)。

1992 年，美国讨论第 10 版修订时提出观点：RDA 值应有具体说明并指导如何使用；对某些营养素已有新的认识，可对 RDA 更新和扩展；RDA 应把预防慢性病的推荐值包括在内等。

1996 年，美国确定制定 DRIs 计划。

1998 年，我国成立 DRIs 委员会。

2000 年，美国正式出版 DRIs。

2000 年，我国在北京正式发布"中国居民膳食营养素参考摄入量(DRIs)"。

2010 年，中国营养学会修订 2000 年制定的《中国居民 DRIs》。

2013 年，《中国居民 DRIs》2013 修订版的内容分为三篇：概论、能量和营养素、水和其他膳食成分。2013 年修订版增加了与非传染性慢性病(NCD)有关的三个参数：宏量营养素可接受范围、预防非传染性慢性病的建议摄入量和某些膳食成分的特定建议值。

1. 平均需要量(estimated average requirement，EAR) 是指某一特定性别、年龄及生理状况群体中个体对某营养素需要量的平均值。按照 EAR 水平摄入营养素，根据某些指标判断可以满足某一特定性别、年龄及生理状况群体中 50%个体需要量的水平，但不能满足另外 50%个体对该营养素的需要。EAR 是制订推荐摄入量的基础，由于某些营养素的研究尚缺乏足够的人体需要量资料，因此并非所有营养素都能制定出其 EAR。

2. 推荐摄入量(recommended nutrient intake，RNI) 是指可以满足某一特定性别、年龄及生理状况群体中绝大多数个体(97%~98%)需要量的某种营养素摄入水平。长期摄入RNI 水平可以满足机体对该营养素的需要，维持组织中有适当的储备以保障机体健康。RNI相当于传统意义上的 RDA。RNI 的主要用途是作为个体每日摄入该营养素的目标值。RNI是根据某一特定人群中体重在正常范围内的个体需要量而设定的。对个别身高、体重超过此参考范围较多的个体，可能需要按每千克体重的需要量调整其 RNI。

3. 能量需要量(estimated energy requirement，EER) 是指能长期保持良好的健康状态、维持良好的体型、机体构成及理想活动水平的个体或群体，达到能量平衡时所需要的膳食能量摄入量(WHO，1985)。EER 的制定须考虑性别、年龄、体重、身高和体力活动的不同。成人 EER 的定义为：在一定年龄、性别、体重、身高和身体活动水平的健康群体中，维持能量平衡所需要摄入的膳食能量。儿童 EER 的定义为，在一定年龄、体重、身高、性别(3 岁以上儿童)的个体，维持能量平衡和正常生长发育所需的膳食能量摄入量。孕妇的 EER 包括胎儿组织沉积所需要的能量；对于乳母，EER 还需要加上泌乳所需的能量需要量。此次提出 EAR 和 RNI 的营养素有蛋白质、糖类、维生素 A、维生素 D、维生素 B_1、维生素 B_2、维生素 B_5、维生素 B_6、维生素 B_{12}、维生素 C、叶酸、钙、磷、镁、铁、锌、碘、硒、铜、钼、水、膳食纤维。

(二)膳食营养素参考摄入量

膳食营养素参考摄入量(dietary reference intakes，DRIs)，是为保障人体健康，预防疾病，在 RDA 基础上发展起来的一组每日平均膳食营养素摄入量的参考值，包括 4 项内容：平均需要量、推荐摄入量、适宜摄入量和可耐受最高摄入量。

(三)适宜摄入量

当某种营养素的个体需要量研究资料不足而不能计算出 EAR，从而无法推算 RNI 时，可通过设定适宜摄入量(adequate intake，AI)来提出这种营养素的摄入量目标。AI 是通过观察或实验获得的健康群体某种营养素的摄入量。例如，纯母乳喂养的足月产健康婴儿，从出生到 4~6 个月，他们的营养素全部来自母乳，摄入母乳中的营养素数量就是婴儿所需各种营养素的 AI。此次提出 AI 的营养素有：亚油酸、亚麻酸、EPA+DHA、维生素 E、维生素 K、维生素 B_3、胆碱、生物素、钾、钠、氯、氟、锰、铬，还有水和膳食纤维。

(四)可耐受最高摄入量

可耐受最高摄入量(tolerable upper intake level，UL)，是营养素或食物成分每日摄入量的安全上限，是一个健康人群中几乎所有个体都不会产生毒副作用的最高摄入水平。对一般群体来说，摄入量达到 UL 水平对几乎所有个体均不致损害健康，但并不表示达到此摄入水平对健康有益。对大多数营养素而言，健康个体的摄入量超过 RNI 或 AI 水平并不会产生益处。因此，UL 并不是一个建议的摄入水平。没有提出 UL 的营养素是还没有足够的资料来制定，并不意味着过多摄入没有潜在的危险。此次提出 UL 的营养素及膳食成分有：维生素 A、维生素 B_5、烟酰胺、维生素 D、维生素 E、维生素 Be、维生素 C、叶酸、胆碱、钙、磷、铁、碘、锌、硒、铜、氟、锰、钼、叶黄素、大豆异黄酮、番茄红素、原花青素、植物甾醇、姜黄素。

(五)宏量营养素可接受范围

宏量营养素可接受范围(acceptable macronutrient distribution ranges,AMDR),指蛋白质、脂肪和糖类理想的摄入量范围,该范围可以提供必需营养素的需要,并且有利于降低发生非传染性慢性病(NCD)的危险,常用占能量摄入量的百分比表示。蛋白质、脂肪和糖类都属于在体内代谢过程中能够产生能量的营养素,因此被称之为产能营养素(energy source nutrient)。一方面,它们属于人体的必需营养素,而且三者的摄入比例还影响微量营养素的摄入状况;另一方面,当产能营养素摄入过量时又可能导致机体能量储存过多,增加 NCD 的发生风险。因此有必要提出 AMDR,以预防营养素缺乏、同时减少摄入过量而导致 NCD 的风险。传统上 AMDR 常以某种营养素摄入量占摄入总能量的比例来表示,其显著的特点之一是具有上限和下限。如果个体的摄入量高于或低于推荐范围,可能会引起必需营养素缺乏或罹患 NCD 的风险增加。

(六)预防非传染性慢性病的建议摄入量

膳食营养素摄入量过高导致的非传染性慢性病(NCD)一般涉及肥胖、高血压、血脂异常、中风、心肌梗死及某些癌症。预防非传染性慢性病的建议摄入量(proposed intake for preventing non-communicable chronic diseases,PI-NCD,简称建议摄入量,PI)是以 NCD 的一级预防为目标,提出的必需营养素的每日摄入量。当 NCD 易感人群某些营养素的摄入量达到 PI 时,可以降低发生 NCD 的风险。此次提出 PI 值的有维生素 C、钾、钠。

(七)特定建议值(specific proposed level,SPL)

研究证明传统营养素以外的某些膳食成分,具有改善人体生理功能、预防 NCD 的生物学作用,其中多数属于植物化合物,SPL 是指膳食中这些成分的摄入量达到这个建议水平时,有利于维护人体健康。此次提出 SPL 值的有:大豆异黄酮、叶黄素、番茄红素、植物甾醇、氨基葡萄糖、花色苷等。

(八)膳食指南(dietary guidelines,DG)

根据营养学原则,提出的一组以食物为基础的建议性陈述,以指导人民群众合理选择与搭配食物。它是倡导平衡膳食、合理营养,以期减少与膳食有关的疾病,达到合理营养、促进健康的指导性意见。

(九)营养

营养(nutrition)指人体摄入、消化、吸收和利用食物中有效成分维持生长发育、组织更新和良好健康状态的动态过程。

(十)营养素

营养素(nutrient)指食物中含有的、能维持生命、促进机体生长发育和健康的化学物质。

(十一)营养学

营养学(nutriology)是研究人体营养规律及其改善措施的科学。医学营养学(medical nutrition)是营养学的重要领域,是研究将营养学应用到临床理论研究与实践的科学。大学科性质,通过研究正常人的营养与其健康的关系,患者营养疾病防治和康复措施,对各类患者进行营养支持、营养治疗及用营养进行机体的调节、促进康复等,是一个必要的医学过程。

(十二)营养不良

营养不良(malnutrition)指由于一种或一种以上营养素的缺乏或过剩所造成的机体健康异常或疾病状态,包括营养不足、缺乏(nutrition deficiency)或营养过剩(nutrition excess)两种表现。

1. 营养不良发生和发展过程　见图 2-2。

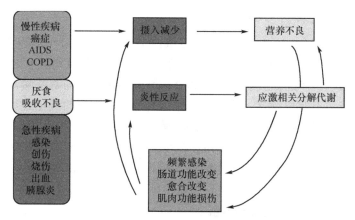

图 2-2　营养不良发生和发展过程

疾病和营养状态相互影响,疾病可能导致营养不良的发生,营养不良也可能加剧基础疾病的发展。从图 2-2 可以看出,尽管引起营养不良的因素是多方面的,但是营养物质摄入减少、能量需求增加、炎症反应导致分解代谢增加,在营养不良的发生和发展过程中起关键的作用。住院患者营养不良发生率 30%～60%,营养不良直接影响肾功能的恢复、并发症的发生和预后。准确评价患者的营养和代谢状况,是调整营养治疗方案的重要依据。

2. 营养不良类型

(1)消瘦型或单纯饥饿型营养不良:该型的主要原因是热量摄入不足,常见于长期饥饿或慢性疾病的患者。临床表现为严重的脂肪和肌肉消耗,营养评定可见皮褶厚度和上臂围减少,躯体和内脏肌肉量减少,血浆白蛋白显著降低。但免疫力、伤口愈合能力和短期应激能力尚完好,精神和食欲尚好。

(2)低蛋白血症型或急性内脏蛋白消耗型:该型常见于长期蛋白质摄入不足或应激状态下。临床表现为明显的生化指标异常,主要为血浆白蛋白值明显下降和淋巴细胞计数下降,患者脂肪储备和肌围可在正常范围,因而一些人体测量指标仍正常。但内脏蛋白含量迅速下降,毛发易脱落,水肿,伤口延迟愈合。若不对此型患者应用有效的营养支持,可因免疫力受损而导致败血症或严重的真菌感染。

(3)混合型或蛋白质热量缺乏性营养不良:该型是临床上最常见的营养不良,是由于蛋白质和热量的摄入均不足所致。常见于晚期肿瘤和消化道瘘等患者,这类患者能量储备少,在应激状态下,机体蛋白急剧消耗,极易发生感染和伤口不愈合等并发症,死亡率高。

(十三)营养支持

营养支持(nutritional support),指为治疗或缓解疾病,增强治疗的临床效果,而根据营养学原理采取的膳食营养措施,又称治疗营养。所采用的膳食称为治疗膳食,其基本形式一般包括治疗膳、鼻饲、管饲膳、要素膳与静脉营养。是维持与改善器官、组织、细胞的功能与代谢,防止多器官功能衰竭发生的重要措施。危重患者营养支持的目的是供给细胞代谢所需要的能量与营养底物,维持组织器官结构与功能;通过营养素的药理作用调理代谢紊乱,调节免疫功能,增强机体抗病能力,从而影响疾病的发展与转归,实现重症患者营养支持的目标。

(十四)生态免疫肠内营养

生态免疫肠内营养(ecological immunity enteral nutrition,EIEN),应用整蛋白型肠内营养制剂添加安凯舒,含有谷氨酰胺(Gin)和微生态制剂(金双歧)均具有对肠黏膜屏障保护作用,尤其是应激状态下肠黏膜快速生长和分化细胞的条件必需氨基酸,对维持和改善肠黏膜的结构与功能具有重要意义。谷氨酰胺作为肠道黏膜主要的氧化底物,能够防止肠黏膜的萎缩,降低肠道黏膜的通透性,防止肠道菌群的移位并促进肠黏膜分泌 IgA,增强肠淋巴组织(GALT)功能,改善肠道免疫功能,减少肠道细菌及内毒素的移位。微生态制剂(金双歧)能改善肠道微生态和肠功能,常需联合应用免疫营养,使两者形成优势互补,故被称作生态免疫营养。生态免疫营养既能利用益生菌的生物拮抗作用,抑制致病菌过度生长,又能通过免疫营养素提高机体免疫功能。

进入 21 世纪后,各国人民对营养问题更加重视,曾有多位科学家预言:21 世纪是生命科学的世纪。在影响生命的诸多因素中,营养最为重要。健康是由遗传、营养和环境(包括生活习惯和医疗卫生设施等)三大因素决定的,在遗传和环境因素相对稳定的情况下,起关键作用的是营养。目前,许多疾病的发生与营养因素关系密切,主要体现在两个方面:一是营养素摄入不足或吸收利用不好所致的营养不足或缺乏;另一方面是营养素摄入过多,发生营养不平衡而引起的多种慢性非传染性疾病。营养在整个生命过程中是不可缺少的,人的生长、发育、成长、成熟的各个年龄阶段,以及参与各种活动(包括体力、脑力及心理活动),适应环境、抵御疾病等各个方面均需要营养物质的供给和支持。要获得足够而全面的营养,必须选择合适的食物,在合理营养平衡的膳食基础上,保持机体的活力,增强对疾病抵抗力,延缓衰老,达到保持健康、提高生活质量和延年益寿的目的。

第二节 常用营养素

三大供能营养素:蛋白质、脂肪、糖类;微量营养素;无机物(无机盐类);常量元素:Ca(钙),P(磷),K(钾),Na(钠),Cl(氯),Mg(镁),S(硫)。必需微量元素:Fe(铁),Zn(锌),Cu(铜),F(氟),Se(硒),I(碘),Co(钴),Mn(锰),Mo(钼),Cr(铬);可能有毒的元素:Pb(铅),Hg(汞),Al(铝),As(砷)。有机物主要包括维生素,分为脂溶性的维生素(A,E,D,K)和水溶性的维生素(维生素 C,B 族维生素——B_1、B_2、B_3、B_5、B_6、B_{12}、叶酸、胆碱、生物素等)。

一、蛋　白　质

蛋白质是机体生长发育和组织更新的物质基础(唯一氮源，每日 3%)；主要作用是调节机体生理过程(消化、免疫、运动、渗透压、某些激素等)和供给能量(4kcal/g)。

(一)蛋白质与氨基酸

1. 缺乏症及其评价指标　蛋白质-能量营养不良(protein energy malnutrition，PEM)，是指膳食中蛋白质和热能摄入不足引起的营养缺乏病，蛋白质摄入量<80%是世界范围内最常见的营养缺乏病之一。临床表现为慢性腹泻、水肿、消瘦、易感染。

身体测量指标、生化指标：血清白蛋白(半减期 20 日，成人正常值 35～50g/L)；血清转铁蛋白(半减期 10 日，成人正常值 2.2～4.0g/L)；甲状腺素结合前白蛋白(半减期 2 日，成人正常值 280～350mg/L)；视黄醇结合蛋白(半减期 0.5 日，成人正常值 26～76mg/L)。

2. 必需氨基酸　人体内不能合成或合成速度不能满足机体的需要，必须由膳食蛋白质供给的氨基酸。

(1)种类(8+1)：异亮氨酸、亮氨酸、赖氨酸、蛋氨酸、苯丙氨酸、苏氨酸、色氨酸、缬氨酸+组氨酸。

(2)半必需氨基酸：蛋氨酸、半胱氨酸、苯丙氨酸、酪氨酸。

(3)氨基酸模式：必需氨基酸之间的比例，氨基酸模式接近人体需要。营养价值高的蛋白质，通常指鸡蛋或母乳的蛋白质。

(4)限制氨基酸：当某蛋白质中一种或几种必需氨基酸缺乏或不足时，可使组织蛋白质的合成受到限制，这一种或几种氨基酸称为限制氨基酸。

(5)蛋白质互补作用：将两种或两种以上食物混合食用，以相互补充必需氨基酸的不足，提高植物性蛋白质的营养价值。

3. 消化与吸收

(1)胃蛋白酶：开始消化；胰蛋白酶：最重要，受膳食蛋白质数量调控。

(2)吸收形式：游离氨基酸(三种载体主动转运)、少量 2 肽、3 肽。

(3)影响因素：膳食纤维、抗胰蛋白酶必要氮损失(obligatory nitrogen losses，ONL)；无氮膳食时人体排出氮(尿液、皮肤、肠道脱落细胞，消化液，汗，毛发指甲等)；男性成人每日需氮(N)3.2g，相当于 20g 蛋白质。

4. 蛋白质的代谢(图 2-3)

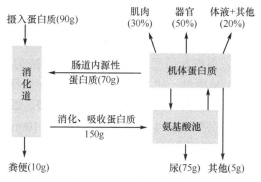

图 2-3　蛋白质的代谢

(二)氨基酸制剂种类

1. 平衡型(营养型)**氨基酸输液制剂**　根据人体生理需要由 8 种必需氨基酸和非必需氨基酸按一定比例配制而成，可供机体有效地利用合成蛋白质，纠正因蛋白质供给不足引起的恶性循环，为了避免输入的氨基酸被当成能源耗用而不能达到合成蛋白质的作用，有的组方中加入一定量的非蛋白能量物质，因为糖与氨基酸在一起灭菌时会使液体变色，故常选用还原性甚微的山梨醇、木糖醇作为非蛋白能源直接参与配方。有的配方中含有一定量的电解质，主要维持渗透和水电解质平衡。

(1)成人平衡型氨基酸制剂：常用的有 11-氨基酸注射液-912(氨复命 113)、11-氨基酸注射液-833(哈明注射液)、14-氨基酸注射液-300(福明 G)、复方氨基酸注射液-11S(氨复命)、复方氨基酸注射液(17)(凡命)、复方氨基酸注射液(18)(沙维雅)、复方氨基酸注射液 18(乐凡命)等，例如"11 氨基酸注射液-833"是由 8 种必需氨酸和精氨酸及甘氨酸等共 11 种氨基酸组成，每 100ml 中含氨基酸总量的 8.33g，有效氮量为 1.313g，其电解质浓度为 Na^+ 约 17.3 毫当量/升，Cl^- 约为 162 毫当量/升。主要用于因消化、吸收功能障碍造成的蛋白质缺乏；改善大型外科手术前、后患者的营养状态；烧伤、严重创伤、感染所致的蛋白质损失；由于各种疾病引起的低蛋白血症等。

(2)小儿平衡型氨基酸制剂：氨基酸在婴幼儿与成人体内有不同的代谢作用，如果使用普通的氨基酸输液，婴幼儿体内苯丙酸羟化酶的活性低，难以有效地代谢成为酪氨酸，易产生高苯丙酸氨酸血症；又因脱硫醚酶的活性低，蛋氨酸代谢不全，易产生高蛋氨酸血症、半胱氨酸和牛磺酸不足；组氨酸合成速度较慢，易产生低组氨酸血症；甘氨酸含量高会出现血氨过高。因此，小儿使用氨基酸输液应降低苯丙、蛋、甘氨酸的用量，增加半胱氨酸、酪氨酸、组氨酸的用量，这样才能使血浆氨基酸谱保持正常，如"小儿复方氨基酸注射液(18AA-Ⅰ)"。牛磺酸有保护细胞膜、促进脑细胞发育、维护视网膜正常功能和防止胆汁淤积及增强心肌细胞功能等作用，但婴幼儿肝酶系统不健全、胱硫醚活性低、蛋氨酸代谢不全，易发生牛磺酸不足。为适应婴幼儿的特点，含有适量的牛磺酸如"小儿复方氨基酸注射液(18AA-Ⅱ)"。适用于小儿患消化系统疾病不能经胃肠摄食者；各种疾病引起低蛋白血症；严重创伤、烧伤及败血症等体内氮平衡失调者及早产儿、低体重儿。

2. 治疗型氨基酸输液制剂

(1)肝病用氨基酸输液制剂：肝脏是机体分解转变各种氨基酸最重要的器官，除支链氨基酸外，几乎所有的其他氨基酸均主要在肝内进行氧化分解。肝功能不良患者的营养支持较特殊，氨基酸制剂选择不当会导致昏迷。因为肝功能不全或肝昏迷患者的血浆中芳香氨酸(苯丙氨酸、酪氨酸、色氨酸)的浓度明显升高，而支链氨基酸(亮氨酸、异亮氨酸、缬氨酸)的浓度普遍降低，导致脑内儿茶酚胺合成障碍和假性神经递质的形成，干扰神经细胞的正常功能引起肝昏迷。根据此原理设计了以支链氨基酸为主的肝病用氨基酸输液，如"支链氨基酸 3H 注射液"是由单一的 3 种支链氨基酸(异亮氨酸、亮氨酸、缬氨酸)组成。"六合氨基酸注射液"由亮氨酸、异亮氨酸、天门冬氨酸、缬氨酸、谷氨酸、精氨酸 6 种氨基酸组成。"14 氨基酸注射液"由 14 种氨基酸组成，每 100ml 中含氨基酸总量 8.00g，总氮量为 1.03g，其中支链氨基酸的含量比例较高，芳香氨基酸的含量比例较少，占 5.2%。而营养型氨基酸输液中芳香氨基酸有含量比例占 15.4%、19.3%以上不同的制剂。肝病用氨基酸输液具有调节肝脏疾病患者氨基酸代谢紊乱的作用，可改变支链氨基酸/芳香氨基酸比例失调引起的假性神经递质出现的肝性脑病的症状及供给肝脏患者的营养。适用于急性、亚急性、慢性重症肝炎及肝硬化、慢性活动性肝炎；各种原因引起的肝性脑病；肝功能不全所致低蛋白血症等。

(2)肾病用氨基酸输液制剂：慢性肾衰竭随着病情发展，出现体内蛋白质氨基酸代谢失调，血浆必需氨基酸总量、组氨酸、酪氨酸水平下降，而氮代谢产物大量蓄积在体内，使残余肾单位进一步遭到破坏。临床设计了由8种必需氨基酸加组氨酸的氨基酸输注制剂，如"复合氨基酸9R注射液(肾必氨注射液)"，每100ml中含氨基酸总量5.53g，总氮量为0.65g。肾病用氨基酸输液可使因必需氨基酸/非必需氨基酸比例不当所致的氮代谢产物增加的症状减轻或停止，而蛋白质合成可增加，营养好转，氮质血症减轻，使慢性肾衰竭进展延缓，保护肾功能。适用于非终末期慢性肾衰竭患者，尤呈负氮平衡而低蛋白饮食不能纠正者及各种透析患者营养不良者。

(3)颅脑损伤适用型氨基酸注射液：如赖氨酸为必需氨基酸，具有促进脑组织新陈代谢作用，适用于颅脑损伤综合征、脑血管病、记忆力减退等的辅助治疗。由于复方氨基酸注射液种类繁多(有20个品种46个规格)，不一一列举。

3. 复方氨基酸和复合氨基酸 "复方"和"复合"都表示这种药物制剂是由两种或两种以上药物组成。

"复方"是指由两种或两种以上不同类别的药物所组成，其后的药名是指处方中的主药。例如，复方碘溶液，是由碘和碘化钾组成，起治疗作用的是碘，碘化钾只是在配制过程中增加碘的溶解度。目前临床常用的氨基酸注射液，有些厂家之所以命名其为"复方氨基酸注射液"，是因为该药中除含有多种不同的氨基酸外，又加入了其他成分，如"复方氨基酸注射液(18AA)"，除含L-脯氨酸等18种氨基酸外，还含有山梨醇和亚硫酸氢钠；"复方氨基酸注射液(14AA)"，除含有L-异亮氨酸等14种氨基酸外，还含有亚硫酸氢钠和甘油。

"复合"是指由两种或两种以上同类别的药物组成，也允许有其他类别的药物，但以同类别的药物为主，如复合维生素B片，由维生素B_1、B_2、B_6复合而成，以此为主，但还含有烟酰胺、泛酸钙等。目前常用的"复合氨基酸口服液"、"复合氨基酸胶囊"是由多种不同氨基酸组成的。其实，无论是"复方氨基酸口服液"还是"复合氨基酸注射液"，其中除含有大量治疗作用的多种氨基酸外，还含有少量起辅助治疗和稳定作用的其他成分，如在多种"复合氨基酸注射液"中，就含有少量的木糖醇、冰醋酸或焦亚硫酸钠。目前国内氨基酸注射液在使用"复方"与"复合"命名上存在一定的混乱现象，各种国产氨基酸注射液中，所含大量治疗成分均为各种氨基酸，因此应统一命名为"复合氨基酸注射液"，并注明含氨基酸种类，如18AA等，不应命名为"复方氨基酸注射液"，以免发生概念混乱。当然，将来如果生产出另外的氨基酸注射液，其中加入了其他种类的重要治疗药物，这类氨基酸注射液理应命名为"复方氨基酸注射液"。"复方氨基酸注射液"，品种较多，针对不同病症所用"复方氨基酸注射液"的品种不同。

4. 食物蛋白质营养价值评价

(1)含量

1)测定方法：微量凯氏定氮法。

2)蛋白质换算系数：6.25。

(2) 消化率

1) 真消化率(TD,%) = $\dfrac{氮吸收量}{氮摄入量} \times 100\% = \dfrac{摄入氮 - (粪氧 - 粪代谢氮)}{摄入氮} \times 100\%$

2) 表现消化率(AD,%) = $\dfrac{氮吸收量}{氮摄入量} \times 100\% = \dfrac{摄入氮 - 粪氧}{摄入氮} \times 100\%$

(3) 利用率

生物学价值(BV) = $\dfrac{氮储留量}{氮吸收量} \times 100\% = \dfrac{摄入氮 - (粪氧 - 粪代谢氮) - (尿氮 - 尿内源氮)}{摄入氮 - (粪氮 - 粪代谢氮)} \times 100\%$

(4) 蛋白质净利用率：NPU% = 消化率 × 生物学价值 = (N 潴留量 / N 摄入量) × 100%

(5) 蛋白质功效比值：PER = 动物体重增加的克数(g) / 蛋白质摄入克数(g)。

(6) AOAC 方法

1) 实验期：28 日，被测蛋白质含量：10%。

2) 参考蛋白：酪蛋白 PER = 2.5。

(7) 适宜供给量及食物来源：蛋白质产生的能量占总能量 10%～14%，或 1.0～1.2g/kg 体重。富含蛋白质的食物有动物蛋白、黄豆及其制品等。

二、脂　肪

脂类(lipid)是油、脂肪(fat)、类脂的总称。食物中的油脂主要是油和脂肪，一般把常温下是液体的称作油，而把常温下是固体的称作脂肪。脂肪由 C、H、O 三种元素组成。脂肪是由甘油和脂肪酸组成的三酰甘油酯，其中甘油的分子比较简单，而脂肪酸的种类和长短却不相同。脂肪酸分三大类：饱和脂肪酸、单不饱和脂肪酸、多不饱和脂肪酸。脂肪溶于多数有机溶剂，但不溶解于水。

人体内的脂类，分成两部分，即脂肪与类脂。脂肪，又称为真脂、中性脂肪及三酯，是由一分子的甘油和三分子的脂肪酸结合而成。脂肪又包括不饱和与饱和两种，动物脂肪以含饱和脂肪酸为多，在室温中呈固态。相反，植物油则以含不饱和脂肪酸较多，在室温下呈液态。类脂则是指胆固醇、脑磷脂、卵磷脂等。脂肪是细胞内良好的储能物质，主要提供热能；保护内脏，维持体温；协助脂溶性维生素的吸收；参与机体各方面的代谢活动等。

(一)分类

1. 脂肪

(1)三酰甘油(甘油三酯)：1 分子甘油+3 分子脂肪酸(饱和、不饱和)。

供给能量：9 kcal/g；提供必需脂肪酸：人体不可缺少而自身又不能合成，必须由食物提供的脂肪酸(n-6 脂肪酸：亚油酸；n-3 脂肪酸：α-亚麻酸、EPA、DHA)。提供和促进脂溶性维生素的吸收。

甘油为丙三醇，每克甘油在体内代谢后产生能量为 4.32kcal，有糖异生作用，可减少氨基酸糖异生和脂肪过氧化致酮体产生。甘油体内代谢不依赖胰岛素，可作为非蛋白质热源，用于葡萄糖耐受性和利用率降低患者。但大量或快速输注甘油可致溶血、肾损害、利尿等不良反应，故限制其广泛应用，现临床有与复方氨基酸配伍制剂。脂肪营养价值主要是提供能量、生物合成碳原子及必需脂肪酸。因脂肪不能直接输入静脉，否则会产生脂肪栓塞，甚至导致死亡，故必须将其制成直径小于 0.6μm、微细颗粒乳剂，才能供静脉输注。

(2)脂肪乳剂

1)脂肪乳剂特点：供能高，1g 脂肪代谢后可供能 9.1~9.3kcal，临床常以 10kcal 计算，可用较小量输液提供较多能量，对限制液体输入量患者尤为适用。渗透压较小：10%、20%及 30%脂肪乳剂的渗透压分别为 300mosm/(kg·H$_2$O)、350mosm/(kg·H$_2$O)、310mosm/(kg·H$_2$O)，故可经外周静脉输注，极少发生血栓性静脉炎，并减少肠外营养患者必须做中心静脉置管的问题。

2)脂肪乳作用：供给必需脂肪酸：供给人体自身不能合成的必需脂肪酸、亚油酸和亚麻酸，用于防治单用糖类提供能量时所指必需脂肪酸缺乏症。无利尿作用：静脉输入后不会从尿和粪便中排出，全部为机体所利用。含有胆碱：有足够胆碱，可供机体日常代谢需要。改善氮平衡：氨基酸联合应用，可提高氨基酸利用率，减少机体蛋白质消耗，改善负氮平衡。疾病时利用率高，在创伤、手术后等应激状况下，脂肪水解增加，利用率增高，而葡萄糖利用率下降。呼吸商低：脂肪代谢后呼吸商为 0.7，低于糖类 1.0 和蛋白质 0.8，故与后两者相比，脂肪乳剂氧化后产生 CO$_2$ 较少，可减少呼吸负担。脂肪乳剂中的磷脂成分还是肺泡表面活性物质合成底物，有利于呼吸衰竭患者肺功能改善。不影响脂肪代谢，脂肪乳剂输入后与外源性脂肪代谢相同，使组织脂类组成能够维持正常，并对含有脂类细胞膜、脑内脂类及血胆固醇形成尤为重要。

3)脂肪乳成分：注射用大豆油经注射用卵磷脂乳化并加注射用甘油制成的灭菌乳状液体(将乳化剂如大豆油、红花油、芝麻油等，加入乳化剂如卵黄磷脂、大豆磷脂等渗剂如甘油、山梨醇等及水经高压匀化器乳化成白色均匀乳状液体，与体内乳糜微粒相似，均匀分布，平均直径约 0.3μm 脂肪微粒，性质稳定，输注后无明显毒性反应)。

4)用法与用量：①成人：静脉滴注，按脂肪量计，最大推荐剂量为按体重一日 3g(三酰甘油)/kg。可占总能量的 70%，每 500ml 输注时间不少于 5h(10%、20%)；30%脂肪乳 250ml 输注时间不少于 4h。②新生儿和婴儿：10%、20%脂肪乳注射液使用剂量为按体重 0.5~4g(三酰甘油)/kg，输注速度按体重不超过 0.17g/(kg·h)。最大用量按体重一日不超过 4g/kg。可单独输注或用于配置含有葡萄糖、脂肪、氨基酸、电解质、维生素和微量元素等的"全合一"营养混合液。

2. 胆固醇 生理功能为构成细胞膜的重要成分(神经组织)；合成维生素 D、肾上腺皮质激素、性激素；形成胆酸。激素是协调多细胞机体中不同细胞代谢作用的化学信使，参与机体内各种物质的代谢，包括糖、蛋白质、脂肪、水、电解质和矿物质等的代谢，对维持人体正常的生理功能十分重要。人体的肾上腺皮质和性腺所释放的各种激素，如皮质醇、醛固酮、睾酮、雌二醇及维生素 D 都属于类固醇激素，其前体物质是胆固醇。

3. 磷脂 生理功能为组成细胞膜的成分；供给能量；有调整生物膜的功能。生物膜对于动物具有重要的生理功能，控制细胞的新陈代谢、细胞间的热量生成与转移、信息传导、对外部侵害的抵御能力及细胞的修复能力。磷脂有促进脂类代谢和转运，保证血管通畅及正常肝脏的功能。

（二）脂肪缺乏症

临床表现：毛细血管脆性增加，通透性增加，生长迟缓、生殖障碍，皮肤损害——皮疹（婴儿、患者），与神经、视觉等疾病有关。

（三）食物来源和每日参考摄入量

1. 食物来源 植物油、动物性食品。植物油、大豆、花生、芝麻、葵花子等所含的油脂中的主要成分是不饱和脂肪酸，食用后不会对人体造成损伤，可以软化血管。

2. 每日参考摄入量 脂肪占总能量<30%（其中饱和脂肪酸占总能量<10%）；胆固醇<300mg/d。动物油脂（鱼油除外）、肥肉（鱼肉除外）、奶油、奶酪、黄油、鱼子、火腿、腊肉、腊肠、香肠、火腿肠、熏肉、烤鸭、烧鸡、午餐肉、肉类罐头（鱼肉罐头除外）、鸡皮、肉皮（鱼皮除外）、动物内脏等食物中脂肪（主要成分为饱和脂肪酸）含量非常高，长期食用可以引发肥胖、脂肪肝、冠心病、高血脂、高血压、动脉硬化等疾病，要限量食用。蛋黄和牛乳的脂肪含量不高，可以食用；但是蛋黄中胆固醇的含量较高，要合理食用。

三、糖　类

糖类，由碳、氢和氧三种元素组成，由于它所含的氢氧元素比例为二比一，和水一样，故又称为碳水化合物，是为人体提供热能的三种主要的营养素之一。食物中的糖类分成两类：人可以吸收利用的有效糖类如单糖、双糖、多糖和人体不能消化的无效糖类，如纤维素，是人体必需的物质。糖类是一切生物体维持生命活动所需能量的主要来源。它不仅是营养物质，而且有些还具有特殊的生理活性。例如，肝脏中的肝素有抗凝血作用；血型中的糖与免疫活性有关。此外，核酸的组成成分中也含有糖类——核糖和脱氧核糖，糖类化合物对医学来说，具有重要的意义。

（一）分类

1. 单糖 葡萄糖、果糖、半乳糖。

葡萄糖（glucose）：糖类中葡萄糖最符合人体生理需求，能被所有器官利用，有些器官组织，如大脑、神经组织、肾髓质、红细胞只能以其为能量物质。大脑每天需要120～140g葡萄糖作为能量来源，如不能从外源获得，则体内300～400g糖原很快被分解、耗尽。此后大脑所必需的葡萄糖都通过糖异生提供，这样会导致氨基酸利用率下降，加重集体负担。葡萄糖输入后在酶和胰岛素的作用下很快被代谢成 CO_2 和 H_2O，并释放能量。人体对葡萄糖的利用率每千克体重约为 6mg/min，每日最大利用量虽可达750g，但实际用量以300～400g/d 为宜，因为超量后易致高血糖和糖尿，长期过量输入会转化成脂肪沉积在肝内等内脏组织。葡萄糖在体内充分利用必须依赖适量胰岛素。正常人分泌胰岛素功能良好，对于糖代谢有自身调节作用，输注不超过10%浓度葡萄糖液时，通常无需补充外源性胰岛素。但在严重创伤、感染等应急状态时，机体出现系列内分泌变化和代谢紊乱，主要以胰岛素分泌受抑制，同时胰岛素在周围肌肉组织出现"阻抗现象"，作用减弱。儿茶酚胺（肾上腺素、去甲肾上腺素及多巴胺）、皮质激素、生长激素、胰高血糖素及甲状腺素分泌或活性均增加，结果机体对输入葡萄糖的耐受性和利用率下降，对处于应激状态和糖尿病患者，输注葡萄糖液时必须加用外源性胰岛素（常用1个单位胰岛素对应4g葡萄糖，具体情况具体加量)。葡萄糖来源方便而丰富、价廉、无配伍禁忌,与氨基酸同时输注有保留氮的效应(糖类的节氮作用)。提供蛋白质在合成所需要能量,并抑制糖异生,有利于输入氨基酸的利用。补充 100g/d 就有显著地节省蛋白质作用。葡萄糖制剂浓度为 5%~50%(常用 5%、10%、50%);70%制剂专供肾衰竭患者使用。

2. 双糖 蔗糖、麦芽糖、乳糖;寡糖(低聚糖):水苏糖、棉子糖。

麦芽糖:由两分子葡萄糖组成,输入体内麦芽糖即可进入细胞内,经水解酶水解成葡萄糖,无需胰岛素。麦芽糖对分子质量大,其等渗浓度为 10%,渗透压为 278mmol/L,输注时血管刺激轻,所供能量是同浓度葡萄糖注射液 1 倍,也不影响肝功能,无不良反应,制剂稳定性好,可长期储存。静脉输入后从尿排出较多,约为 20%。体内利用率个体差异较大,而限制其广泛应用。其浓度有 10%、25%,有与氯化钠、氯化钾等配伍的混合制剂。

3. 多糖 淀粉、糖原、膳食纤维:植物性食物中不能被人体消化吸收的物质。

膳食纤维生理功能:①调整肠胃功能(整肠作用);②防止便秘;③改善肠内菌群和辅助抑制肿瘤作用;④缓和有害物质所导致的中毒和腹泻;⑤调节血糖、血脂和减轻体重等作用。

4. 其他类 纤维素、多数半纤维素、木质素;可溶性:果胶、树胶、部分半纤维素。

(二)生理功能

1. 供给能量 4 kcal/g。

2. 构成细胞和组织 神经组织、红细胞、核糖、糖蛋白、糖脂。

3. 抗生酮作用 乙酰基＋草酰乙酸参与三羧酸循环。

4. 节约蛋白质作用 能量、蛋白质摄入量;提供膳食纤维,肠道蠕动增加缩短有害物质停留时间,阻碍胆固醇的吸收,增加胆酸和胆固醇的排泄,降低血脂和血糖,减少致癌物前体或诱癌物在体内堆积,减少能量摄入和利用,影响 Ca、Fe、Mg、Zn 等矿物质的吸收。

(三)食物来源和每日参考摄入量

占总能量 55%~65%(其中单双糖<10%,膳食纤维 25g/d)。食物来源:①淀粉:谷类;②单双糖:水果、蜂蜜、食糖、乳类;③寡糖:大豆;④膳食纤维:谷类、豆类、蔬菜水果。

四、能 量

(一)能量(energy)单位及能量系数

1. 千卡(kcal) 使 1L 水从 15℃ 提高到 16℃ 所需要的能量。

2. 焦耳(joule) 1N 将 1kg 物体移动 1m 所需要的能量。

1 kcal = 4.184 kJ ; 1 kJ = 0.239 kcal。

3. 能量系数 蛋白质(4 kcal/g);脂肪(9 kcal/g);糖类(4 kcal/g)。

(二)人体能量需要的构成因素

基础代谢(basal metabolism，BM)：指维持生命最基本活动所必需的能量需要，即维持循环、呼吸系统的最低活动，保持全身细胞的功能和完整性，维持体温，保持骨骼肌的紧张度等所需要的能量。

1. 影响因素　年龄、性别、体表面积、发热、甲状腺素水平、环境温度、精神紧张、过多摄食、体力活动强度、持续时间、熟练程度。

2. 食物特殊动力作用　食物热效应(thermic effect of food，TEF)：指人体由于摄食而引起的额外能量消耗。影响因素：食物成分、进食量、进食速度(蛋白质30%；糖类5%~6%；脂肪4%~5%)。成人摄入混合膳食时：食物特殊动力作用约为基础代谢所需能量的10%。

(三)能量摄入量

中国居民膳食能量推荐摄入量(RNI)见表2-1；不同劳动力人群能量需要量见表2-2。

表2-1　中国居民膳食能量推荐摄入量(RNI)(单位：kcal/d)

年龄(岁)	男	女
0~	95kcal/(kg·d)*	
0.5~	95kcal/(kg·d)*	
1~	1100	1050
2~	1200	1150
3~	1350	1300
4~	1450	1400
5~	1600	1500
6~	1700	1600
7~	1800	1700
8~	1900	1800
9~	2000	1900
10~	2100	2000
11~	2400	2200
14~	2900	2400

表2-2　不同劳动力人群能量需要量(单位：kcal/d)

不同劳动力人群		男	女
18岁~	轻体力	2400	2100
	中体力	2700	2300
	重体力	3200	2700
	孕妇(4~6个月)		+200
	孕妇(7~9个月)		+200
	乳母		+500

续表

不同劳动力人群		男	女
50 岁~	轻体力	2300	1900
	中体力	2600	2000
	重体力	3100	2200
60 岁~	轻体力	1900	1800
	中体力	2200	2000
70 岁~	轻体力	1900	1700
	中体力	2100	1900
80~		1900	1700

五、矿 物 质

矿物质(mineral)又称无机盐,是人体内无机物的总称,是地壳中自然存在的化合物或天然元素。矿物质和维生素一样,是人体必需的元素,矿物质无法自身产生、合成,每日矿物质的摄取量基本确定的,但随年龄、性别、身体状况、环境、工作状况等因素有所不同。人体内约有 50 多种矿物质,虽然它们在人体内仅占人体体重 4%,但却是生物体的必需组成部分。根据它们在体内含量的多少,分为常量元素和微量元素两大类。

(一)常量元素

常量元素为含量>体重的 0.01%者,有 Ca、P、K、Na、S、Mg、Cl。

1. 钙(calcium,Ca)

(1)人体中的总量:850~1200g,占体重的 1.5%~2.0%。

(2)体内分布与存在形式:骨骼及牙齿占 99%;以羟磷灰石的形式存在占其余 1%;一部分在软组织、细胞外液和血液,呈游离形式存在(混溶钙池);另一部分与枸橼酸螯合或与蛋白质结合。

(3)生理功能:构成骨骼和牙齿主要成分;促进体内酶的活力;维持神经和肌肉活动;参与血液凝固过程,激素分泌,维持体液酸碱平衡等。

(4)钙的吸收:主要在小肠上段,以主动转运吸收为主。机体有调控钙浓度恒定的机制,主要通过内分泌系统的甲状旁腺激素、降钙素和 1,25-$(OH)_2$-D_3,相互调节体内钙的吸收、排泄和潴留。

(5)有利于钙吸收的因素:①维生素 D。②某些氨基酸:赖氨酸、色氨酸、组氨酸、精氨酸、亮氨酸等可与钙形成可溶性盐类。③乳糖:经肠道菌发酵产酸降低肠内 pH 与钙形成乳酸钙复合物。④某些抗生素:如青霉素、氯霉素、新霉素有利钙的吸收。⑤年龄也是一个重要影响因素:如婴儿钙吸收率>50%;儿童钙吸收率约 40%;成年人钙吸收率为20%;老年人钙吸收率仅为 15%左右。⑥其他:磷摄入高,促使尿钙排泄增加;高蛋白膳,可使尿钙排出增加。

(6)不利于钙吸收的因素:①膳食钙磷不平衡:正常比例为儿童以 2:1 或 1:1,成人以 1:1 或 1:2 为宜。磷含量过高时,可降低钙的吸收量。②维生素 D 缺乏:维生素 D可促进肠黏膜上皮细胞合成钙结合蛋白。③脂肪过多:抑制钙吸收(脂肪与钙可结合形成不溶性钙皂)。④膳食纤维:其中的糖醛酸残基可与钙结合。⑤碱性药物:如苏打、黄连素、四环素等。⑥草酸、植酸、磷酸含量过多时的粮食、蔬菜。

（7）钙的排泄：钙的排泄途径主要有肾脏、消化道、乳汁、汗液四种。肾脏对人体内钙的平衡起主导作用，包括肾小球的过滤，肾小管对钙的重新吸收。在正常情况下，只有离子钙与小分子物质结合，钙才能从肾小球过滤。钙主要通过肠道排泄，占摄入量的70%～80%，其余通过肾脏、乳汁和汗液等途径排泄。

（8）钙缺乏的表现：生长发育迟缓，影响骨骼和牙齿发育，严重时可发生：佝偻病、骨软化、骨质疏松等。成年人缺钙会导致骨质疏松、腿抽筋等，小孩缺钙则会引发佝偻病、"O型腿"等疾病，还会伴随夜间啼哭、抽风等症状。如果长时间缺钙，到了老年期，一些骨质增生并骨质疏松症及牙齿脱落就会接踵而至，骨折也易时常发生。缺钙使人容易疲劳，出现周身乏力、腰酸背痛等系列症状。

2. 磷（phosphorus，P）　成年人体中磷的含量约为700g，80%以不溶性磷酸盐的形式沉积于骨骼和牙齿中，其余主要集中在细胞内液中。它是细胞内液中含量最多的阴离子，是构成骨质、核酸的基本成分，既是机体内代谢过程的储能和释能物质，又是细胞内的主要缓冲剂。缺磷和摄入过量的磷都会影响钙的吸收，而缺钙也会影响磷的吸收。每日摄入的钙、磷比（Ca/P）=1～1.5最好，有利于两者的吸收。

3. 镁（magnesium，Mg）　在人体中含量约为体重的0.05%，它是生物必需的营养元素之一。人体中镁50%沉积于骨骼中，其次在细胞内部，只有2%在血液中，镁和钙一样具有保护神经的作用，是很好的镇静剂，严重缺镁时，会使大脑的思维混乱、丧失方向感、产生幻觉甚至精神错乱。镁是降低血液中胆固醇的主要催化剂，又能防止动脉粥样硬化，因此摄入足量的镁，可以防治心脏病。镁又是人和哺乳类动物体内多种酶的活化剂。人体中每一个细胞都需要镁，它对于蛋白质的合成、脂肪和糖类的利用及数百组酶系统都有重要的作用。因为多数酶中都含有维生素B_6，维生素B_6必须与镁结合，才能被充分的吸收、利用；缺少其中一种都会出现抽搐、颤抖、失眠、肾炎等症状，所以镁和维生素B_6配合可治疗癫痫病。镁和钙的比例得当，可帮助钙的吸收，其适当比例为Mg/Ca=0.4～0.5。若缺少镁，钙会随尿液流失，若缺乏镁和维生素B_6，则钙和磷会形成结石（胆结石、肾结石、膀胱结石），这些结石是不溶性磷酸钙，也是动脉硬化的原因。镁还是利尿剂和导泻剂。若镁过量，则会导致镁、钙、磷从粪便、尿液中大量流失，而导致肌肉无力、眩晕、丧失方向感、反胃、心跳变慢、呕吐甚至失去知觉。因此对钙、镁、磷的摄取都要适量。镁最佳的来源是坚果、大豆和绿色蔬菜。

4. 钠（natrium，Na）、**钾**（potassium，kalium，K）、**氯**（chlorine，Cl）　是人体内的宏量元素，分别占体重的0.15%、0.35%、0.15%，钾主要存在于细胞内液中，钠则存在于细胞外液中。而氯则在细胞内、外体液中都存在。这三种物质能使体液维持接近中性，决定组织中水分多少；钠在体内起钠泵的作用，调节渗透压，给全身输送水分，使营养物质从肠中进入血液，再由血液进入细胞中；钾有助于神经系统传达信息；氯用于形成胃酸。这三种物质每日均会随尿液、汗液排出体外，健康人每日的摄取量与排出量大致相同，保证了这三种物质在体内的含量基本不变。钾主要由蔬菜、水果、粮食、肉类供给，而钠和氯则由食盐供给。人体内的钾和钠必须彼此均衡，过多的钠会使钾随尿液流失，过多的钾也会使钠严重流失。钠会促使血压升高，限制钠盐摄入，有助于保持血压平稳。钾可激活多种酶，对肌肉的收缩非常重要，没有钾，糖将无法转化为能量或储存在体内的肝糖中（为新陈代谢提供能量的物质），使肌肉无法伸缩，导致麻痹或瘫痪。此外细胞内的钾与细胞外的钠，在正常情况下能形成均衡状态，当钾不足时，钠会带着许多水分进入细胞内使细胞胀裂，形成水肿。缺钾还会导致血糖降低。在美国一项调查发现 50 岁以下猝死于心脏病的人大多是心肌细胞内缺钾所致。建议每日钾、钠、镁、钙都应均衡摄入，才能保证健康的身体。

(二) 微量元素

微量元素为含量<体重的 0.01%，如 Fe、Cu、Co、Zn、Mn、I、Mo、Se、F 和 Cr 等。

1. 铁（ferrum，Fe） 成人体内含铁 3～5g。

(1) 体内存在形式：①功能铁：具特有的生理功能，约占总铁量 75%；②储备铁：占总铁量 25%，以铁蛋白及含铁血黄素形式存在于肝、脾、骨髓、骨骼肌；③转运铁：转铁蛋白，约占 0.15%。

(2) 生理功能：①构成血红蛋白、肌红蛋白的成分：参与氧的运输；②构成含铁酶类：参与组织呼吸；③其他：免疫功能、肝脏解毒、抗脂质过氧化等。

(3) 铁的吸收：吸收部位在十二指肠和空肠，呈二价铁后被吸收。

(4) 食物中铁存在形式有两类：①血红素铁：血红蛋白和肌红蛋白中的原卟啉结合的铁，主要存在于动物性食品中；②非血红素铁：$Fe(OH)_3$ 络合物，主要存在于植物性食物中，约占总铁量的 85%。

(5) 影响铁吸收的因素：主要指非血红素铁。

血红素铁：可直接为肠黏膜细胞吸收，不受食物成分的影响，吸收率较高一般可达 20% 左右。

(6) 促进铁吸收的因素有：维生素 C；肉、鱼、禽类中的因子——动物细胞蛋白；某些氨基酸，如胱氨酸、半胱氨酸等。

(7) 抑制铁吸收的因素有：磷酸盐、碳酸盐、植酸、草酸和多酚类物质等，可与非血红素铁形成不溶性铁盐而阻止铁的吸收；膳食纤维：主要为纤维素、半纤维素；当胃酸缺乏或服用抗酸药物时。

(8) 铁缺乏的表现：为缺铁性贫血，血红蛋白水平下降，血细胞比容下降；临床表现为乏力、头晕、心悸、气急、脸色苍白、抵抗力下降等。

(9) 铁的食物来源：动物肝脏、全血、肉、鱼、禽类是铁的良好来源，豆类和绿叶蔬菜；蛋黄铁因卵黄磷蛋白的影响，吸收率仅为 3%，但因含铁高仍可作为婴儿的辅助食品；铁很难从食物中获得足够量，机体对铁具有储存、再利用的代谢特点，人体内能保留代谢铁 90% 以上，并能将其反复利用。

2. 锌（zinc，Zn） 成人体内一般含 2～2.5g，分布在体内所有器官，以肝、肾、肌肉、视网膜、前列腺内含量最高。构成多种酶的成分，又是酶的激活剂。

(1) 生理活动按含锌酶作用分为三种。①催化作用：直接参与一些生化反应，如碳酸酐酶、羧肽酶等。锌是起催化作用的活性中心，除去锌，酶将失去活性。②稳定结构作用：稳定酶蛋白的四级结构，这种稳定作用是维持酶活性所必需的，如超氧化物歧化酶、乙醇脱氢酶等。③调节作用：调节酶的活力，可以使酶激活，也可以抑制，如锌在果糖二磷酸酶中，即起调节抑制活力的作用。④促进生长发育：参与蛋白质合成，细胞的生长、分裂和分化过程；参与细胞内 RNA 和 DNA 的转录、翻译和蛋白质合成过程；参与内分泌、激素的代谢；对胎儿的生长发育关系密切；促进性器官和性功能发育；维护头发、皮肤与骨骼的正常生长。⑤促进机体免疫功能：促进淋巴细胞有丝分裂，增加 T 淋巴细胞数量和活力。⑥维持细胞膜结构：增强膜的稳定性和抗氧自由基的能力，促进创伤组织的愈合。锌由小肠吸收，吸收率在 20%～30%。

(2)影响锌吸收的因素：①有利因素：高蛋白、中等磷酸含量；维生素 D；葡萄糖、乳糖、半乳糖、肉类、前列腺素 E_2、前列腺 F、吡哆酸。②不利因素：膳食纤素、植酸和鞣酸等；铜、镉、钙、亚铁离子；$Fe/Zn \geqslant 2$ 时，则降低锌吸收，但血红素型铁在同样比例下，其吸收不降低。

(3)食物来源：动物性食物是锌的主要来源，植物性食物锌含量普遍较低，粮谷加工越细，锌损失越多。

(4)锌缺乏的表现：食欲减退或异食癖，生长发育停滞，儿童-侏儒症，成人-性功能减退，皮肤粗糙，免疫功能异常，胎儿畸形等。

(三)生理功能

1. 构成人体组织的重要成分 如 Ca、P、Mg 是骨骼和牙齿的主要成分；P、S 是组织蛋白的成分；Fe 组成血红蛋白。

2. 调节细胞膜的通透性，维持细胞渗透压 如 Na、K、Cl 维持体内酸碱平衡；维持神经和肌肉的兴奋性，如钙为正常神经冲动传递的必需元素，Ca、Mg、K 对肌肉的收缩和舒张具有调节作用。

3. 组成激素、维生素、蛋白质和多种酶类的成分。

六、维 生 素

维生素(vitamin)是维持机体正常生理功能及细胞内特异代谢反应所必需的一类微量低分子有机化合物。

(一)分类

维生素分为脂溶性维生素和水溶性维生素两类，见表2-3。

表2-3 维生素的分类

脂溶性	水溶性
维生素 A (视黄醇)	维生素 B_1 (硫胺素)
D (钙化醇)	B_2 (核黄素)
E (生育酚)	B_3 (泛酸)
K (叶绿醌)	B_5 或 PP (烟酸、烟酰胺)
	B_6 (吡哆醇、吡哆醛、吡哆胺)
	B_{12} (钴胺素)
	叶酸
	生物素
	胆碱
	维生素 C (抗坏血酸)

共同特点：它们都是以其本体的形式或可被机体利用的前体形式存在于天然食物中。大多数维生素不能在体内合成，也不能大量储存于组织中，必须经常由食物供给(如维生素 K、维生素 B_6 能由肠道细菌合成一部分)。不构成人体组织，也不提供能量。虽然每日生理需要量(仅以 mg 或 μg 计)很少，然而在调节物质代谢过程中却起着十分重要的作用。维生素常以辅酶或辅基的形式参与酶的功能。维生素具有几种结构相近、生物活性相同的化合物，如维生素 A_1 与维生素 A_2，维生素 D_2 和维生素 D_3，吡哆醇、吡哆醛、吡哆胺等。

1. 维生素缺乏原因 ①膳食中供给不足：食物单调、食欲不振、偏食、宗教限制、加工储存损失、烹调损失。②存在抗维生素物质：抗生物素蛋白。③人体吸收利用降低：腹泻、胆道梗阻、胰脏纤维化，膳食脂肪摄入不足、长期服用拮抗药物。④人体需要量增加：妊娠、哺乳、大量出汗、患某些疾病。

2. 维生素缺乏过程(图 2-4)

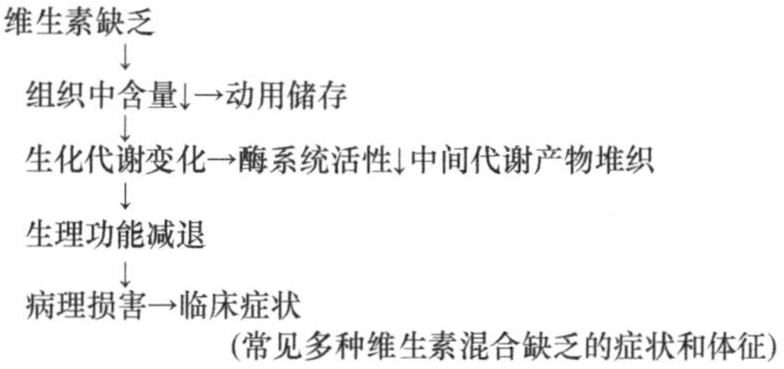

维生素缺乏
↓
组织中含量↓→动用储存
↓
生化代谢变化→酶系统活性↓中间代谢产物堆织
↓
生理功能减退
↓
病理损害→临床症状
(常见多种维生素混合缺乏的症状和体征)

图 2-4　维生素缺乏过程

3. 维生素 A 及其 A 原 维生素 A 原可在小肠和肝细胞内转变成视黄醇和视黄醛的类胡萝卜素，其中主要为 β-胡萝卜素。理化性质：不溶于水，溶于脂肪；对碱、酸、热稳定，对氧化、紫外线不稳定；脂肪酸败时破坏。

视黄醇和视黄醛存在于食物与体内，具有同样的生物活性。9-顺式视黄醛及 11-顺式视黄醛是体内主要的生物活性形式。血循环中维生素 A 的主要形式是全视黄醇结合蛋白，它是全反式视黄醇和视黄醇结合蛋白以 1∶1 的比例结合而成。维生素 A 以酯的形式主要储存于肝脏(图 2-5)。

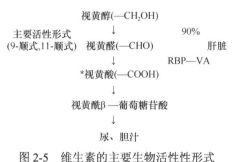

图 2-5　维生素的主要生物活性性形式

(1)生理功能：维持正常视觉；维持上皮的正常生长与分化；促进生长发育；抗肿瘤作用；维持机体正常免疫功能。

(2)**维生素 A 缺乏表现**：夜盲症、眼干燥症、毛囊角化过度症、儿童呼吸道感染。其他：血红蛋白合成代谢障碍，免疫功能低下，儿童生长发育迟缓。孕妇缺乏维生素 A 可引起免疫力降低，胎儿宫内发育迟缓，骨骼发育不良，低出生体重儿发生率增加。维生素 A 过多：长期每日摄入超过 500 000U 时，或每日摄入>27 000U 时即可发生维生素 A 中毒，表现为疲倦、厌食、毛发脱落、指甲变脆、骨或关节疼痛、肝脾重大等。妊娠早期每日摄入 7500～ 45 000μg RE 可能娩出畸形儿。胡萝卜素：大量摄入后可在皮肤脂肪积聚使其呈黄色，但未见其他毒性。

(3)营养评价：①血清维生素 A 含量。②视觉暗适应能力测定。③血浆视黄醇结合蛋白。④眼结膜印迹细胞学法：在维生素 A 缺乏期间，眼结膜杯状细胞消失、上皮细胞变大且角化。⑤眼部症状检查：角膜干燥、溃疡、角化定为诊断维生素 A 缺乏有用的体征，毕脱斑用于少儿。脂溶性维生素 DRIs 见表2-4。

表2-4 脂溶性维生素 DRIs(中国，2000)

	维生素 A*(RNI)，μg		维生素 D	维生素 E
	男	女	(RNI)，μg	(AI)，mg
成人	800	700	5	14
<11 岁,>50 岁			10	
孕妇(>4 个月)	900		10	14
乳母	1200		10	14

总视黄醇当量(μg)＝视黄醇(μg)＋ 0.167 ×β-胡萝卜素(μg)+0.084×其他维生素 A 原(μg)1 U 维生素 A = 0.3 μg 视黄醇

(4)食物来源：动物性食品：维生素 A(视黄醇、视黄醛)；植物性食品：维生素 A 原，能在人体内转化为维生素 A 的类胡萝卜素。

4. 维生素 D

(1)理化性质：白色晶体，溶于脂肪和脂溶剂，在中性和碱性溶液中耐热，不易被氧化，但在酸性溶液中则逐渐分解，通常的烹调加工不会引起维生素 D 的损失，但脂肪酸败可引起维生素 D 的破坏，过量辐射线照射可形成具有毒性的化合物。

维生素 D 原：①植物性食品：麦角固醇 →维生素 D2(麦角钙化醇)。②动物性食品：胆固醇 → 7－脱氢胆固醇 → 维生素 D3(胆钙化醇)。

$$维生素D_3 \xrightarrow{\text{肝}} 25\text{-OH-}维生素D_3 \xrightarrow{\text{肾}} 1,25\text{-(OH)}_2\text{-}维生素D_3$$

储存:脂肪组织、肝 主要排泄途径:胆汁

图 2-6 维生素 D 的转化过程

(2)生理功能：促进钙的吸收和重吸收、调节血钙平衡。

①缺乏症：佝偻病、骨质软化症、骨质疏松症。

②过多症：过量摄入引起维生素 D 过多症。一般认为 2000U 可导致中毒，表现为食欲不振、体重减轻、恶心、呕吐、腹泻、头痛、多尿、烦渴、发热；血清钙磷增高，以至发展成动脉、心肌、肺、肾、气管等软组织转移性钙化和肾结石。

(3)营养评价：25-OH-维生素 D3 测定 或 1，25-(OH)2-维生素 D3 测定。

(4)食物来源：海水鱼、肝、蛋黄、奶类制品等。

5. 维生素 E

(1)理化性质：对酸稳定，对碱不稳定；易氧化；油炸、脂肪酸败时损失大；α-生育酚的生物活性最高。

(2)生理功能:①抗氧化作用;促进蛋白质更新合成;②预防衰老;③维持正常生殖功能;④调节血小板的黏附力和聚集作用。

(3)缺乏和过多:①缺乏症:长期缺乏者血浆中维生素E浓度降低,红细胞膜受损,红细胞寿命缩短,出现溶血性贫血。②过多症:维生素E的毒性相对较小。有证据表明,长期每天摄入600mg以上的维生素E有可能出现中毒症状,如视觉模糊、头痛和极度疲乏等。

(4)维生素E营养评价指标见表2-5。

表2-5　维生素E营养评价指标

	血清维生素E含量 (μmol/L)	红细胞 H_2O_2 溶血试验 (%)
缺乏	<12	>20
不足	12~17	10~20
正常	>17	<10

6. 维生素 C

(1)理化性质:白色结晶;易溶于水;遇碱、热、氧易破坏食物中氧化酶、Ca^{2+}、Fe^{3+}可加速其氧化破坏。

(2)吸收和代谢:还原型维生素C→ 脱氢型维生素C→ 二酮古洛糖酸。

人体血浆中的维生素C:还原型:氧化型=15:1。

摄入量↑→吸收率↓;剂量↑↑→ 腹泻。

代谢产物:草酸。

(3)生理功能:①促进胶原形成;②具有还原(抗氧化)作用;在体内与其他抗氧化剂一起清除自由基,在体内氧化防御系统中起着重要作用,在还原其他物质时自身被氧化。Fe^{3+}→ Fe^{2+} 叶酸 → 四氢叶酸。

③促进胆固醇代谢:胆固醇 → 胆酸。

缺乏:(动物)血胆固醇 ↑→ 动脉粥样硬化病变。

(4)缺乏与过量:维生素C严重摄入不足可患坏血病,早期表现有疲劳、倦怠、皮肤出现瘀点或瘀斑、毛囊过度角化,其中毛囊周围轮状出血具有特异性,常出现在臀部和下肢。继而出现牙龈肿胀出血、球结膜出血、机体抵抗力下降、伤口愈合迟缓、关节疼痛及关节腔积液,同时也可伴有轻度贫血及多疑、抑郁等神经症状。维生素C毒性很低,但是一次口服数克时可能会出现腹泻、腹胀;患有草酸结石的患者,摄入量≥500mg/d 时可能增加尿中草酸盐的排泄,增加尿路结石的危险;患有葡萄糖-6-磷酸脱氢酶缺乏的患者接受大量维生素C静脉注射后或一次口服≥6g 时可能发生溶血。

(5)营养评价:①血浓度:血浆维生素C含量(反映近期摄入、常用方法)。白细胞维生素C含量(反映储存水平)。②负荷试验:口服500mg 维生素C,测定4h尿中维生素C排出总量为正常时>10mg;不足时 3~10mg;缺乏时< 3mg。

③空腹尿中维生素C和肌酐含量测定:维生素C参考摄入量(中国DRIs,2000)为①RNI:成人 100mg/d;孕妇 130mg/d;乳母 130mg/d。②UL:<1000mg/d。

7. B 族维生素

(1)理化性质:

1)维生素 B_1:白色结晶、溶于水、遇碱易破坏。维生素 B_1 的生理功能和缺乏症见表 2-6。

2)维生素 B_2:橙黄色针状结晶、微溶于水,有黄绿色荧光,遇碱易破坏、游离型可被紫外线分解。维生素 B_2 的生理功能和缺乏症见表 2-7。

3)维生素 B_5:白色结晶、溶于水、耐热、光、酸、碱。维生素 B_5 的生理功能和缺乏症见表 2-8。色氨酸 →维生素 B_5。结合型不能被人体利用(碱处理可释放出游离型);玉米:结合型为主,色氨酸含量少 → 蜀黍红斑病。

4)维生素 B_6:易溶于水及乙醇,酸性溶液中稳定,碱性中容易分解破坏,三种形式对光均较敏感,尤其在碱性环境中。维生素 B_6 的生理功能和缺乏症见表 2-9。

5)叶酸:鲜黄色粉末状结晶,微溶于热水;酸性溶液中对热不稳定,中性和碱性环境中稳定。

叶酸的生理功能和缺乏症:①生理功能:携带碳基团 → RNA、DNA、蛋白质合成。

②缺乏症:巨幼红细胞性贫血、舌炎、胃肠功能紊乱、高同型半胱氨酸血症、孕妇早期缺乏引起胎儿神经管畸形。

表2-6　维生素B_1的生理功能和缺乏症

生理功能		缺乏症
参与糖类代谢,维持神经、		脚气病
消化和循环系统的正常功能		干性:周围神经炎、
		肢端麻痹、
		功能障碍
维生素 B_1 → TPP → 羧化酶		湿性:心悸、气喘、
转酮醇酶		右心扩大、
↓→ 糖代谢 ↓→ 丙酮酸 ↑		心力衰竭
乳酸 ↑		
胆碱酯酶 ↑→乙酰胆碱 ↓	胃肠蠕动 ↓	食欲不振、便秘、
	消化腺分泌 ↓	消化不良
	神经传导不良	

表2-7　维生素B_2的生理功能和缺乏症

生理功能			缺乏症
参与体内多种物质代谢和能量代谢			口角炎、唇炎、
		氨基酸氧化酶	舌炎、眼睑炎、
维生素 B_2	FAD	黄嘌呤氧化酶	角膜血管增生、
	FMN	细胞色素脱氢酶	脂溢性皮炎
		谷胱甘肽还原酶	阴囊皮炎(口腔-生殖综合征)
			贫血

注:与铁吸收、储存及动员有关,摄入不足和酗酒是维生素 B_2 缺乏最常见的原因。

表2-8　维生素B₅的生理功能和缺乏症

生理功能	缺乏症
参与体内能量代谢和物质代谢	
维生素 B₅ → NAD(CoⅠ)→ 多种脱氢酶	
NADP(CoⅡ)(生物氧化)	癞皮病(3D)
	皮炎：对称性，红斑
	腹泻、痴呆

表2-9　维生素B₆的生理功能和缺乏症

生理功能	缺乏症
以磷酸吡哆醛(PLP)的形式	口炎、舌炎、
参与酶反应：	易激惹、抑郁、
氨基酸代谢、	免疫功能受损、
糖原异生、	高同型半胱氨酸血症、
不饱和脂肪酸代谢、	黄尿酸尿症、
5-羟色胺、牛磺酸、	偶见小细胞贫血
多巴胺、	
去甲基肾上腺素	
和γ-氨基丁酸的合成	

（2）B 族维生素的营养评价

1）负荷试验：成人口服 5mg，4h 内尿中排出量（μg）。

2）酶活力（准确、可靠）。

$$TPP效应 = \frac{(加TPP后红细胞转酮醇酶活力-不加TPP红细胞转酮醇酶活力)}{基础红细胞转酮醇酶活力}×100\%$$

<16%为正常，>16%为不足，>25%为缺乏。目前评价维生素 B₁ 营养状况广泛应用的可靠方法。

3）代谢产物测定。

8. 电解质和维生素制剂

（1）电解质制剂：电解质是体液和组织的重要组成部分，对维持机体水、电解质和酸碱平衡，保持人体内环境稳定、维护各种酶活性和神经、肌肉的应激性及营养代谢的正常进行均有重要作用。钾、磷与营养素代谢关系最为密切，细胞合成蛋白质需要钾，1g 氮转化成蛋白质需要 3mmol 钾。磷在能量代谢利用时需要增加，通常每给 1000kcal 能量，应供给磷 15mmol，临床常用格利福斯（甘油磷酸钠注射液）为营养药，适用于成人肠外营养的磷补充剂和磷缺乏患者。现有制剂主要是各种浓度氨基酸、氯化钾、碳酸氢钙溶液剂、葡萄糖酸钙、氯化钙、硫酸镁及乳酸钠溶液。必要时也可使用谷氨酸钠和谷氨酸钾制剂。

（3）维生素制剂：维生素是维持人体正常代谢和生理功能所不可或缺的营养素。生热营养素正常代谢及某些生化反应和生理功能均需要维生素的参与，处于应激状态时，如手术、烧伤、败血症等危重患者，对维生素的需要量显著增加。

维生素分为脂溶性和水溶性。长期 PN 如不给予维生素，则 2～3 周后将出现维生素缺乏症，必须予以补充。水溶性维生素随尿液排出，可以供给饮食中许可量的 2～4 倍，不会中毒。脂溶性在体内有储存，代谢时间长，输液补给量不应超过日常饮食许可量，过多可致中毒。

(3)微量元素制剂：在生物体内元素含量占体重 0.01%以下者称为微量元素。虽然人体对微量元素需要量极少，但其具有重要或特殊功能，有些参与酶、激素、核酸及维生素合成或代谢。某种微量元素缺乏或摄入过多对人体均有危害作用。供成人用复方微量元素——安达美，内含 9 种微量元素(铬、铜、锰、钼、硒、锌、氟、铁及碘)，每支含量为成人每日正常需要量。专供儿科用制剂——哌达益儿，内含钙、镁、铁、锌、锰、铜、氟、磷、碘、氯 10 种微量元素。蔬菜与水果含有丰富的维生素、矿物质和膳食纤维，其中红、黄、绿等深色蔬菜与水果是胡萝卜素、维生素 B_2、维生素 C 和叶酸、矿物质(钙、磷、钾、镁、铁)、膳食纤维和天然抗氧化物质的主要来源。水果含有比蔬菜丰富的葡萄糖、果糖、枸橼酸、果酸、果胶等物质，蔬菜与水果不能互相代替。

9. 维生素 B_3 广泛分布在植物性和动物性食品中，酵母、肉类、谷类是其良好来源，乳类、鱼及绿色蔬菜中也有相当含量。泛酸可由胃和肠道迅速吸收，其低浓度时的吸收依赖于 Na^+ 的易化扩散，高浓度时则主要为被动扩散。维生素 B_3 是两种核苷酸活性形式烟酰胺腺嘌呤二核苷酸(NAD)及烟酰胺腺嘌呤二核苷酸磷酸(NADP)的组成部分，在许多生物氧化还原反应中起电子受体或氢供体的作用。食物中摄入不足或色氨酸转化成维生素 B_3 障碍等均可导致维生素 B_3 缺乏。临床表现为暴露部位皮炎、衰弱、失眠、表情淡漠、幻觉、定向障碍和精神障碍等。正常成人饮食维生素 B_3 推荐量为 5mg/d，肠外营养推荐量为 15mg/d。

10. 生物素 广泛分布于天然食物中，含量较高的食品有蛋黄、肝、乳类及某些蔬菜。生物素在小肠和肾中通过简单的扩散和依赖生物素载体转运而吸收，再输送至肝、肾及神经系统等周围组织进行代谢利用。生物素对细胞生长、葡萄糖体内稳定、DNA 合成和唾液酸糖蛋白受体的表达起着重要作用。此外，生物素还是碳链延长羟化反应的辅基，参与脂肪酸和氨基酸的代谢。生物素缺乏常见于长期摄入生的卵蛋白、短肠综合征和其他肠功能衰竭在接受未补充生物素的全肠外营养的患者。临床表现为口腔周围炎、结膜炎、脱发、皮炎及共济失调等。正常成人饮食生物素推荐量为 30μg/d，肠外营养推荐量为 60μg/d。

第三章　营养教育理论

第一节　健 康 教 育

一、健康教育概述

(一)健康教育

健康教育(health education)：是以传播、教育、干预为手段，以帮助个体和群体改变不健康行为和建立健康行为为目标，以促进健康为目的所进行的系列活动及其过程。向群众传播健康信息，对目标人群进行健康观、价值观的认知教育及保健技能的培训，针对特定行为进行干预，通过系列工作可以有效地帮助工作对象掌握健康知识，树立正确的健康价值观，改变不健康行为和采纳健康行为，避免危险因素，预防疾病，主动追求健康，提高健康水平。健康教育是一门研究保健知识传播技术及针对不健康行为的教育和干预方法，通过改变不健康行为和建立健康行为促进健康的一门科学。健康教育是一门交叉学科，健康教育理论是由教育学、传播学、社会学、行为学、心理学、预防医学、社会市场学等学科的理论融合发展起来的，形成健康教育的理论和研究范围，并形成一门独立的学科领域。20世纪80年代后期，人们注意到了行为的改变不是孤立的，它在很大程度上取决于社会和自然环境的制约，人们不但要掌握健康知识，还要有健康的信念，最终目的是达到健康的行为。

(二)健康

健康(health)：指一个人在身体、心理、精神和社会等方面都处于良好的状态。健康包括两个方面的内容：一是主要器官无疾病，身体形态发育良好，体形均匀，人体各系统具有良好的生理功能，有较强的身体活动能力和劳动能力，这是对健康最基本的要求；二是对疾病的抵抗能力较强，能够适应环境变化。传统的健康观是"无病即健康"，现代人的健康观是整体健康，世界卫生组织提出"健康不仅是躯体没有疾病，还要具备心理健康、社会适应良好和有道德"。现代人的健康内容包括：躯体健康、心理健康、精神健康、社会健康、智力健康、道德健康、环境健康等。健康是人的基本权利。健康是人生的第一财富。世界卫生组织提出维护健康的四大基石：平衡饮食、适量运动、戒烟限酒和保持心理健康。

有关专家经过研究后得出：健康=情绪稳定+运动适量+饮食合理+科学休息；疾病=懒惰+嗜烟+嗜酒。

(三)亚健康

亚健康(sub-health)：与健康相对应的为亚健康，是一种健康的透支状态，身体存在种种不适，但不一定有器质性的病变，界于健康和疾病之间的一种状态，是20世纪80年代后半期的医学新思维，是医学的一大进步。

亚健康的表现错综复杂，较常见的为：身体疲劳、易感冒、稍动即累、易出汗、食欲不振、头痛、失眠、焦虑、人际关系不协调、家庭关系不和谐、性功能障碍等。亚健康虽然不是疾病，却是现代人身心不健康的一种表现，人体免疫功能下降，易于患病。所以，预防亚健康，消除亚健康是世界卫生组织的一项预防性健康策略。

自 20 世纪 50 年代以来，健康教育相关行为理论不断被创立和发展，并在吸烟、运动、婴儿喂养方式、体重控制、低脂食物选择、口腔保健等人群预防保健行为研究中得到广泛应用，为改善健康相关行为提供重要依据，使行为改善取得良好效果。目前应用较多也比较成熟的行为理论包括知信行模式、健康信念模式、奥瑞姆自理理论等。理论是指导实践的指南和方向，有理论指导的实践会起到事半功倍的效果。

二、健康教育功能

(一)帮助人们建立健康的生活方式

在卫生保健领域，健康教育是以消除或减少不健康的行为因素达到预防疾病、促进健康为目的。健康教育通过信息传播、认知教育和行为干预，帮助个人和群体掌握卫生保健的知识和技能，树立健康观念，自愿采纳有利于健康的行为和生活方式。行为学的研究表明，知识与行为之间有着重要的联系，但不完全是因果关系。个人的行为与知识有关，也与其价值观和信念有关，更与长期的生活环境、教育水平和社会实践有关。知识是基础，但知识转变成行为需要外界条件，而健康教育是这种促进把知识转变成行为的重要条件。健康教育的作用在于把健康知识转变为健康行为。健康教育是一门知识，也是一门技术，更是一门科学。

(二)预防慢性非传染性疾病

不健康的生活方式直接或间接地与多种慢性非传染性疾病有关，如高血压、冠心病、肥胖、糖尿病、恶性肿瘤、高脂血症、高胆固醇血症等。现代人类所患疾病中有 45%～47% 与生活方式有关，而死亡因素中有 60% 与生活方式有关。在美国，不健康生活方式占总死因中的 49%～60%，在我国占 37.3%。从 20 世纪 80 年代初期我国开始实现以经济建设为中心的战略大转移后，我国的经济出现了持续的发展，人民的生活水平明显提高，城乡人民的生活方式也发生了快速变化。在这些生活方式的变化中出现很多有利于健康的变化，如卫生条件改善和个人卫生意识提高，使更多人讲究个人和家庭卫生；环境保护意识的提高使更多人注意环境的保护；物质的丰富和收入的提高使人群增加了动物蛋白的摄入量；而另一方面，对健康不利的生活方式改变也有许多，如食物过于精细；油脂的摄入量超过人体的需要量；体力活动减少；精神压力增大；烟酒的消耗量增加；而这些不利于健康的生活方式导致了我国慢性疾病患病率的升高。在我国，1979 年高血压的患病率为 7.73%，而 1991 年上升到 11.88%。从 20 世纪 80 年代以来，我国多数地区超重的人数增加 2～6倍。而糖尿病的患病率从 1998 年的 4.76% 上升到 2002 年的 5.90%。可以预见，慢性非传染性疾病将对生活在 21 世纪的人类健康构成巨大威胁。要预防控制慢性非传染性疾病，降低慢性病对人民健康的损害程度，通过广泛地开展健康教育工作，帮助人们懂得健康的知识，树立健康观念，建立健康的生活方式，能有效地预防、减少或推迟慢性非传染性疾病的发生。

(三)预防传染病

当今流行严重的某些传染病不仅是微生物致病的结果，而且与不健康的生活方式密切相关。例如，性病、艾滋病、甲型肝炎、乙型肝炎、痢疾等传染病就直接与不健康的生活方式相关。目前，全世界艾滋病感染者已经有 6000 万，我国已经接近 100 万。如果国家不能有效控制艾滋病的发展趋势，艾滋病将可能摧毁国民经济，威胁国家安全。如何有效预防艾滋病是人类共同面对的世界性难题。只有运用健康教育手段广泛传播预防知识，干预高危行为等是预防艾滋病的有效措施。在性病的预防控制方面也同样如此，在疟疾、肝炎等传染病的预防控制方面也需要人们行为改变的配合，才能获得好的效果。

(四)帮助遏止医疗费用的急剧上涨

西方工业国家自 20 世纪 60 年代以来医疗费用急剧上涨，如美国在 20 世纪 60 年代的医疗卫生事业的花费是国民总收入的 4%～5%，而到 80 年代就上升到 11%。最近 20 年虽有控制但还是在上升，1991 年的报告是 13.75%。我国自 90 年代初以来，人均医疗费用年增长率在 20%以上，甚至超过国内生产总值(GDP)的增长速度，国家和社会将感受医疗负担的重压。

科学技术发展，先进的医疗设备和检查治疗手段不断进步，花费也越来越高；人口的平均寿命延长，老年人的医疗费用上升；慢性病的发病率上升，治疗费用也不断增加；人们的保健要求也越来越高等因素是医疗费用不断上涨的原因。现代的美国，每日要为保健事业支付 10 亿美元的高昂费用，而且经费压力还在继续加大。在美国，做一个人工心脏手术要用去 12 000 人次的普通门诊保健费用。对照西方国家所走过的道路，可以看出我国医疗费用上涨也是必然的发展趋势。CT、磁共振、早期乳腺癌 X 线检查机等高科技产品的使用提高了疾病的早期诊断率，但也使得检查费用不断上升。心脏手术、肾透析、器官移植等医疗技术的发展的确救活了许多患者，但医疗费用一直居高不下。而且，大部分的医疗费用是花在慢性病的治疗方面。近 20 年来，我国医疗费用已经出现急剧上涨的趋势，这是我国卫生保健工作所面临的一个重大挑战。要遏止医疗费用的急剧上涨，最好的办法就是有效减少慢性非传染性疾病的发生。健康教育是预防和减少慢性疾病发生的有效手段，从战略上看，健康教育能有效地降低医疗费用的支出。

(五)适应人民群众越来越高的心理健康服务需求

随着国家经济的发展和人民群众生活水平、教育水平的提高，人们对心理健康的认识和需求也越来越高。同时，随着我国社会的全面改革，市场经济的竞争机制必将全面影响我国人民的生活。而社会的变革必然影响到家庭，我国传统家庭格局将会随着社会变革而打破。家庭问题、婚姻问题、独生子女的教育问题、老人的赡养问题等，将是国家、政府和社会要面对的现实。在今后 20～50 年里，人们将会面临更多的心理问题如焦虑、恐惧、抑郁，人格分裂等。心理问题将是 21 世纪人们面临的最严重的健康问题之一。随着人民健康意识的提高，心理健康将会是许多人追求的目标。培养健康的生活方式和业余爱好，坚持体育锻炼，建立社会支持系统和保持良好心态是预防心理问题的关键。而心理教育和心理干预是健康教育工作的重要组成部分，提供健康教育服务将是适应人民群众心理健康服务需求的重要内容。

三、健康教育特点

健康教育与其他卫生科学和学科相比，具有以下特点。

1. 多学科性和跨学科性 健康教育的理论是从多门学科发展而来。因此，健康教育具有多学科的特点。而从大学科的角度看，健康教育既具有自然科学特征也具有社会科学特征，而且更靠近社会科学，这是健康教育的学科特点。

2. 以行为改变为目标 健康教育的一切内容都是围绕人的行为问题，所以改变人们不健康行为和帮助人们建立健康行为是健康教育的工作目标。它与以减轻症状、治愈疾病为目标的医学和以阻断传播途径、杀灭致病生物、增强人体免疫力为目标的卫生防疫不同，具有明显的特点。虽然促进健康的目的是相同的，但是各自所要实现的中间目标不一样。

3. 以传播、教育、干预为手段 健康教育要达到促进健康的目的，首先要实现行为改变的目标。健康教育是使用传播、教育和干预的手段促使人们的行为发生改变。广义上讲，传播和教育也都可以包括在干预之中，但为了将信息和知识的传播活动、针对态度(观念)和技能的教育活动与针对行为的直接干预(指导、纠正等)活动有所区别，将传播、教育和干预并列起来更为明确和全面。

4. 注重计划设计和效果评价 全面的、完整的健康教育项目应该从科学设计开始。确定健康教育项目的优先领域和主攻方向，找出需要健康教育发挥作用的行为问题，并确定行为改变的目标，设计实现行为改变目标的干预过程计划。对健康教育项目的实施过程和效果评价是健康教育的重要内容。但是，由于知识和态度方面的效果要落实到行为改变上，而健康状况改善的效果往往需要比较长的时间，在评价中还需要排除其他干扰因素，所以在实际的健康教育效果评价中多以行为改变的效果评价为重点。

5. 评价健康教育对改善健康状况的直接效果有难度 人们的健康状况受多种因素的影响，虽然行为是影响健康的重要因素，但是行为改变促进健康的效果评价有难度。一方面，行为改变后出现健康状况改善效果需要较长时间，这就不能很快评价出"即时效应"；另一方面，经济水平、社会环境、卫生服务、文化教育等因素都会同时作用到目标人群，这些因素的改变对健康状况的改善必然会产生作用，要评价健康教育对健康状况改善所起作用就必须排除这些因素影响。

6. 有领域而又无领域 健康教育是一门学科，它有自己的研究内容、研究范围、研究对象、研究方法，从这个角度讲健康教育有自己的领域。但是从工作范围和领域来看，健康教育工作不像其他一些专业如劳动卫生、环境卫生、食品卫生、营养卫生、妇幼保健和传染病、慢性病等专业那样有自己相对"封闭"的工作领域，而健康教育工作则是"敞开大门"的工作，它的工作和研究是建立在与其他卫生工作领域相结合的基础上。健康教育不能搞"关门主义"，健康教育只有在为其他领域提供服务的基础上才能实现其自身的价值，体现其学科性。也就是说，实际的健康教育工作必然是如职业健康教育、营养健康教育、环境卫生健康教育、妇幼保健健康教育、预防某些疾病的健康教育(如预防艾滋病健康教育、预防结核病健康教育、预防高血压健康教育、预防冠心病健康教育)等。离开了与其他领域的结合和为其他领域提供服务，健康教育就不能独立存在。从这个角度讲，健康教育又是没有自己独立"领域"。肾脏病营养教育理论是在多学科交叉基础上发展起来的应用性学科，是专科疾病营养教育和营养支持的依据，重视理论，联系实践，树立健康意识和责任意识，创新与合作，不断学习、发展肾脏病营养教育理论和完善实践。

第二节 营养教育理论

营养教育是健康教育的分支学科，营养教育(nutrition education)是一种有组织、有计划、有系统和有评价的教育活动。营养教育的核心是教育人们树立健康意识，科学饮食，养成良好的行为生活方式。营养教育是以传播、教育、干预为手段，以帮助个体、群体改变不健康行为方式为目标，以促进健康为目的所进行的系列活动，帮助人们形成有益于健康的行为和生活方式，通过饮食、营养和改变行为生活方式等预防疾病、增进健康、提高生活质量。

一、知信行理论

将人们行为的改变分为获取知识、产生信念及形成行为 3 个连续过程。"知"是知识和学习，"信"是正确的信念和积极的态度，"行"指的是行动。知信行理论(knowledge，attitude，belief and practice，KABP)认为，信念是动力，行为改变过程是目标。知识是行为的基础，通过学习改变原有目标，消除过去旧观念、旧习惯的影响，重新学习获取达到新目标的知识和技能。信念或态度，是行为改变的动力，通过对知识进行有根据的独立思考，逐步形成信念与态度，由知识转变为信念和态度就能支配人的行动。将已经掌握并且相信的知识付之行动，促成有利于健康的行为形成。

该理论模式认为行为的改变有两个关键步骤：确立信念和改变态度。以预防艾滋病为例，健康教育工作者通过多种方法和途径帮助人们了解艾滋病在全球蔓延趋势及其严重性、传播途径和预防方法等。人们接受了这些知识，通过思考加强了对保护自己和他人健康的责任感，确信只要杜绝作为艾滋病传播途径的行为，就能预防艾滋病。在这样的信念支配下，对象通过对行为结果的评价等心理活动，形成采纳预防艾滋病行为的态度，最终可能摒弃艾滋病相关危险行为。

影响知识到行为顺利转化的因素很多，任何一个因素都有可能导致行为的顺利转化，也有可能导致行为形成/改变的失败。知、信、行三者之间的联系并不一定导致必然的行为反应。例如，人们接收到信息，了解了知识，但感到这些知识与自身的健康需求无关，或者对信息来源不信任，都不能促使行为发生相应的改变，这也是知信行理论在预测和解释健康相关行为时的不足之处。因此，在健康教育实践中，只有全面掌握知、信、行转变的复杂过程，才能及时、有效地消除或减弱不利影响，促进形成有利环境，进而达到改变行为的目的。

知识、态度、行为(knowledge，attitude，practice，KAP)模式是 70 年代开始在医学领域出现的研究方法，并已应用于营养学和临床医护实践中。营养学是一门行为科学，营养态度的正确与否，影响人们对营养知识的求知欲望，影响人们的饮食实践活动，知识、态度、行为之间是相互联系的。其营养知识、态度和行为不仅直接影响人们自身的健康，而且还会对其周围人群产生广泛的影响。因此，对肾脏病进行针对性的营养教育和营养干预，提高其营养知识水平，使营养教育溶入实际生活中，把健康知识化为实际生活行动，达到饮食行为的改变，增进其身体素质和提高生活质量。

二、健康信念模式

在20世纪50年代产生了健康信念模式(health believe mode),用于解释人们的预防保健行为。该理论强调感知在行为决策中的重要性,是运用社会心理学方法解释健康相关行为的理论模式。在健康信念模式运用和发展过程中,又加入自我效能(self-efficacy)这一因素,自我效能被定义为成功执行某行为并导致所期望结果的信念,属于自信的范畴。基于上述基本观点,该理论认为信念是人们采纳有利于健康行为的基础和动因,强调个体的主观心理过程,即期望、思维、推理、信念等行为的主导作用,认为人们如果具有与疾病、健康相关的信念,他们就会有意愿采纳健康行为,改变危险行为,而对采纳行为并能取得成功的信心则是行为实现的保障。在健康信念模式中,是否采纳有利于健康的行为与下列因素有关。

(一)感知疾病的威胁

对疾病威胁的感知由对疾病易感性的感知和对疾病严重性的感知构成。对疾病易感性和严重性的感知程度高,即对疾病危险的感知程度高,是促使人们产生行为动机的直接原因。

1. 感知疾病的易感性 指个体对自身患某种疾病或出现某种健康问题的可能性的判断。人们越是感到自己患某疾病的可能性大,越有可能采取行动避免疾病的发生。

2. 感知疾病的严重性 疾病的严重性既包括疾病对躯体健康的不良影响,如疾病会导致疼痛、伤残和死亡,还包括疾病引起的心理、社会后果,如意识到疾病会影响到工作、家庭生活、人际关系等,人们有可能采纳健康行为,以防发生严重健康问题。

(二)感知健康行为

感知健康行为的益处和障碍,采取有利于健康的行为。

1. 感知健康行为的益处 指人体对采纳行为后能带来益处的主观判断,包括对保护和改善健康状况的益处和其他边际收益。只有当人们认识到自己的行为有效时,如可减缓病痛,减少疾病产生的社会影响等,才会自觉地采取行动。

2. 感知健康行为的障碍 指人体对采纳健康行为会面临的障碍的主观判断,包括行为复杂、时间花费及经济负担等。如果感觉到障碍多,会阻碍个体对健康行为的采纳。个体对健康行为益处的感知越强,采纳健康行为的障碍越小,个体采纳健康行为的可能性越大。

(三)自我效能

自我效能(self-efficacy),也称为效能期待,指对自己实施和放弃某行为的能力的自信。个体对能力的评价和判断,即是否相信自己有能力控制自己与外在因素而成功采纳健康行为,并取得期望结果。个体对自己能够取得成功的信念,即"我能行"。自我效能由美国斯坦福大学(Stanford University)心理学家阿尔伯特·班杜拉(Albert Bandura)在20世纪70年代首次提出,20世纪末已经成为教育界的一个关键理念,正在被广泛应用于医疗保健、健康管理、运动及如发展中国家的艾滋病(AIDS)等看起来极为棘手的社会问题等领域。自我效能的重要作用在于认识到采取某种行动会面临障碍时,需要有克服障碍的信心和意志,才能完成行动。自我效能高的人,更有可能采纳所建议的有益于健康的行为。

(四)社会人口学因素

社会人口学因素 包括人口特征(年龄、性别、种族)和社会心理因素(人格、社会地位、同事、团体等)。具有卫生保健知识的人更容易采纳健康行为。对不同类型的健康行为而言,不同年龄、性别、个体特征的个体采纳行为的可能性相异。

(五)提示因素

提示因素 指诱发健康行为发生的因素,如传媒活动、他人忠告、医护人员提醒、亲友的疾病经验、某种标志物等。提示因素越多,个体采纳健康行为的可能性越大。多数药物均标注是否有肾毒性或禁忌证等,避免长期服用肾毒性药物。某些抗生素、多种镇痛药(如阿司匹林、吲哚美辛、布洛芬等)、各种血管造影剂及某些中草药(如关木通、雷公藤等)均可引起肾损害,应慎用。

上述因素均可作为预测健康行为发生与否的因素。Peilak 等在"进行和不进行麻疹疫苗免疫的大学生信念、态度、感知益处、感知障碍四方面比较研究"中发现,感知易感性、感知严重性、感知障碍、提示因素、学生年龄等与接受免疫呈显著相关;感知易感性、感知障碍、提示因素及健康动机对行为预测的正确率为 84.7%。另外,关于低收入孕妇补充叶酸的知识与行为的研究也证实,孕妇关于叶酸的基本知识、感知益处、感知障碍及自我效能是叶酸摄入多少的一个很强的预测因素。在以健康信念模式为基础的研究中,不同健康行为其最强的预测变量不同。在健康教育实施过程中应重视个体的主观心理过程;并在行为预测的基础上,制定有针对性的健康相关行为干预措施,改变不利于健康的行为和生活方式。健康信念模式已经得到大量实验结果的验证,对于解释和预测健康相关行为、帮助设计健康教育调查研究和问题分析、指导健康教育都有很高价值。

三、观察学习理论

按照条件作用理论,学习是在个体的行为表现基础上,经由奖励或惩罚等外在控制而产生的,即学习是通过直接经验而获得的。班杜拉(A.Bandura)则认为,这种观点对动物学习来说也许成立,但对人类学习而言则未必成立。因为人的许多知识、技能、社会规范等的学习都来自间接经验。人们可以通过观察他人的行为及行为的后果而间接地产生学习,班杜拉称这种学习为观察学习,观察学习包括四个过程,注意、保持、动作再现和动机。

(一)注意过程

注意过程是观察学习的首要阶段。如果人们对榜样行为的重要特征不加注意,就无法通过观察进行学习。班杜拉认为,注意过程决定着在大量的榜样影响中选择什么作为观察的对象,并决定着从正在进行的榜样活动中抽取哪些信息。影响注意过程的因素主要有:榜样行为的特性、榜样的特征和观察者的特点。观察者本身的信息加工能力、情绪唤醒水平、知觉定势、人格特征和先前经验等也影响到观察学习。

(二)保持过程

如果人们只注意观察他人的示范行为而不能把这种示范以符号编码的形式保存下来,那么对示范行为的观察就不会对他们产生多大影响,因此观察学习的第二个心理过程是保持。观察者如果想要在以后什么时候再现榜样行为,就必须把这种反应模式以符号的形式保存在记忆系统中。这样，以后个体才能根据言语符号来唤醒表象，并指导自己的行动。班杜拉认为，示范信息保持主要依赖于两种符号系统，即表象系统和言语系统。在儿童发展早期，视觉表象在观察学习中起重要作用；在他们的言语技能发展到一定阶段时，言语编码就成为了主要的信息保存形式。同时，动作的演练也可作为一种重要的记忆支柱。有些通过观察而习得的行为，由于社会禁令或缺乏机会，不能用外显的手段轻易地形成，此时如能在头脑中进行抽象演练，也可大大提高熟练程度，增强保持时间。

（三）动作再现过程

观察学习的第三个子过程是把符号性表征转换成适当的行为。一个人即使已经充分意识到了榜样行为，并把它经过编码后良好地保持在记忆中，但是如果没有适当的动作能力，个体仍不能再现这种行为。动作再现过程决定那些已经习得的动作转变为行为表现的范围和程度。

班杜拉认为，个体对榜样行为的再现过程可以划分成：反应的认知组织，反应的发起和监控，以及在信息反馈基础上的精炼。在行为实施的初始阶段，反应在认知水平上得到筛选和组织。学习者能否用行为的方式表现观察学习的内容，部分取决于他们是否已具备再现榜样行为所必需的技能。如果学习者已具备这些技能，则很容易综合起来，产生新的反应模式；相反，则行为的再现就会困难。

（四）动机过程

班杜拉把习得和行为表现相区分，认为行为表现是由动机变量控制的。动机过程包括外部强化、替化强化和自我强化。首先，如果按照榜样行为去行动会导致有价值的结果，而不会导致无奖励或惩罚的后果，人们倾向于表现这一行为。这是一种外部强化。其次，观察到榜样行为的后果，与自己直接体验到的后果是以同样的方式影响观察者行为表现的，即学习者的行为表现是受替代强化影响的。事实上，在通过观察而习得的无数反应中，看到他人获得积极效果的行为，比看到他人得到消极结果的行为，更容易表现出来。最后，人们对自己的行为所产生的评价反应，也会调节他们将表现出哪些习得行为。他们倾向于做出自我满意的行为，拒绝那些个人厌恶的东西，这实际上是一种自我强化。自我强化实质上是指人们能够自发地预测自己行为的结果，并依靠信息反馈进行自我评价和调节。班杜拉特别强调替代强化及自我强化的作用，这无疑是强调学习中的认知性和学习者的主观能动性。由于大量因素影响观察者学习，因此即使提出最引人注目的榜样，也不会使观察者产生相同的行为。如果要使观察者最终表现出与榜样相匹配的反应，要反复示范榜样行为，指导他们如何去再现这种行为，并当他们失败时客观地予以指点，当他们成功时给予奖励。总之，观察学习在人类学习中具有重要的作用。它不但可以使人们超越经由赏罚控制学习直接经验的限制，而且可以使人们超越事先设计的学习情境的限制，随时随地进行学习。在实际的肾脏病营养教育中，树立病患典型，让患者之间口碑相传，介绍饮食营养教育知识和技能，营养干预的方法，会收到事半功倍的效果。

四、Orem 自理理论

自理理论（theory of self-care）是美国著名护理理论家 Dorothea E Orem 在 1971 年《护理——实践的概念》（Nursing：concept of practice）专著的第一版中首次提出的，在实践中经过不断地发展和完善,现已逐渐受到人们的重视,并适应了现代医学模式的转变。Orem自理理论认为:人与生俱来具有照顾自己的能力、权利与义务,并且通过学习达到自理需要。护理是为预防和克服自理缺陷或不能自理的人提供的治疗性帮助,本质是自理。只有当个体学习自理的体力和智能受限或缺失时,才由别人学习后提供给他帮助。而护士则以一种连续的方式提供并协助自我活动来帮助他人维护生命健康,从疾病或损伤中恢复。

(一)自理模式

自理模式是由三个理论结构组成的:自理理论、自理缺陷理论、护理系统理论(全补偿系统,部分补偿系统,辅助教育系统),三个理论紧密衔接,相互联系。自理即自我照顾,是个体为维持生命、健康和完整而需要自己采取的有目的的行动,包括进食、穿衣、洗漱等日常生活,也包括社会交往,适应环境变化等方面的个体活动。每一种具体的自理活动,都会涉及一系列环节,任何一个环节不能有效进行,都会对个体产生影响,而且每个人所采取的实际行动也是不同的。实施 Orem 自理模式时,加强健康教育力度是最重要的方法之一。这就要求护士加强自身的学习,在掌握医学知识的同时学习与护理相关的边缘学科知识,不断拓宽知识面,更新知识结构。采用多元文化,热情、耐心、富有职业魅力地去帮助患者自己去学和做,从而达到健康教育的最终目的。此外良好的卫生宣教能力和沟通交流能力是健康教育成功的关键,应注意沟通技巧的培养,与患者建立良好的关系,适当运用各种交流技巧,提高健康教育质量。

(二)自理模式在慢性肾脏病的应用

慢性肾脏病像许多其他慢性疾病一样,肾脏病的医疗和护理工作应该建立在自上而下、层次清楚、服务周到、联系密切的全社会网络服务系统中,才能使多数患者得到防治,高危人群得到及时干预。这一系统应主要包括三个层次。

1. 一级护理 指以患者家庭为单位家庭式护理,护理人员可以是患者自己、家属和专业护理人员。联系到 Orem 自理理论即为支持教育系统,需要专业的护理人员扮演教育者角色,指导、教会患者自己、家属进行自我护理。

2. 二级护理 主要由社区范围内的医疗护理承担,这种机构应服务于社区内的全部患者,并能做到护理人员和患者之间的随时联系和即时服务。相当于支持教育系统与部分补偿系统。由于我国国情,目前的社区医疗卫生系统还不完善,社会居民在患了糖尿病、肾病等类似慢性病需要系统、专业的治疗时绝大多数选择大医院进行治疗。因而医院的护理人员不仅要提供部分补偿系统护理,并且仍需担当教育角色,带动社区医疗卫生系统的发展。

3. 医院内护理 主要包括住院期间内的有关护理工作。相当于部分补偿系统与全补偿系统。护士的角色至关重要,护理工作的任务是对高危人群做好教育,帮助患者和家属认识疾病,坚持治疗,保护肾功能,正确指导患者自我护理、自我管理,预防并发症,提高生存质量和生活满意度。

五、人性照护理论(theory of human caring)

人性照护概念由美国护理理论家华生(Jean Watson)博士于 20 世纪 70 年代末提出,基于当时物质生活富足,但人际关系冷漠的社会背景以及护理专业人性照护精神缺失的现状，重新提出人性尊严观与人类整体观，把人性照护的理念引入现代护理学中，在原有护理照护思想的基础上，明确提出人性照护是护理学精髓的新理论。她认为用 caring 而不是 care，主要基于语言学上的思考，caring 指从心里发出的信息，表达与传递不同的思想、情感，最终创造和谐的人际环境(in that the communicate and convey different meanings and are located in different systems of thought. The calligraphy is meant to convey" loving is a passage to the heart" in that caring comes from the heart, in that our heart is sending messages to our brain all the time and positive emotions such as caring and love create harmony, coherence in Our emotional field and radiate our emotions to others helping to create a field coherence around us in Our environment.)。

人性照护(human caring)基于一种对人类独特性的普遍理解，出于对人性尊严的重视，对人性弱点的主动关心、体谅与宽恕，进而表达、传递从护士内心发出的关爱情感、责任与人道主义思想的融合，促进生命整体和谐，具有人类理解性(个体尊重性、个性体谅性、文化宽容性、主动交流性)、个体情意性、社会责任性、整体和谐性。

将人性照护(human caring)解释为"护士有意愿、有目的和有责任的专业价值观或态度，通过具体行为得以验证"。这一概念指出人性照护的本质在于护士通过行为表现出来的专业价值观或态度，具有照护意愿性、社会责任性与治疗目的性等特征及护理专业人性照护区别于其他学科人性照护及以往护理的特殊性。

华生(watson)描述"照护(caring)是由一种价值观或态度，演变为一种意志和承诺，体现在具体的照护行为上"。指出照护是一种超越个人关系的关爱和照顾。照护有三层含义：第一为照顾患者，即护理行为；第二为关心和爱护患者；第三为行为小心谨慎，即对自己的行为负责的责任心。"以患者为中心"，尊重患者，在护理工作的具体细节中体现人性照护，与患者产生情感共鸣，满足患者需求，帮助患者恢复健康是护理工作的内涵。

强调照护是护理的本质。人性照护是护理人员结合科学与人文知识在与服务对象的互动关系中，按照人性照护 10 个因素完成。人性照护理论的提出主要为了与医疗系统所强调的治疗(cure)有所区分。华生提出的 10 个人性照护因素如下：

1. 形成人性-利他主义价值体系(formation of a humanistic-altruistic value system) 人性-利他主义价值体系是个体在人生早期和父母教养下发展而成的。随后在个体的生活经历、获得知识和人文关怀过程中不断调整和完善。华生认为，建立在人道主义价值和利他行为基础上的照护，能通过个体自身的观点、信念、与不同文化的服务对象交流及个人生长经历的体验得到完善和发展。经由施予他人及扩展对自己的认识得到满足感和价值感。可以通过检查一个人的观点、理念、信仰和与不同的文化环境下服务对象互动以及个人的成长经历来完成。护士可在护理教育中学到，在一个人生命的早期所受影响较大。

2. 建立信念和希望(instillation of faith and hope) 信念和希望是护理过程中必不可少的因素。护士应超越西方医学的限制，帮助病人理解其他替代方法，比如：沉思、冥想、自我信念、价值观及精神信仰等治疗力量。华生强调精神(spirit)和心灵(soul)是其理论发展的独特方面，当现代医学对病人的疾病治疗无能为力时，护士可应用或加强对病人有价值的信念和希望，提高病人的自助能力和幸福感(a sense of well-being)。

3. 培养对自己、对他人的敏感性(cultivation of sensitivity to self and others) 敏感性有助于护士自我接受、自我发展并促进护患双方的自我目标和价值实现。如果护士具备对自己和对他人的敏感性，就能以真诚、可靠和敏感的态度对待他人。华生认为在最高层次的护理活动中，护士的人性化反应、互动性护理均可超越物质世界、时间及空间界限，与个体的情感世界和主观世界接触，从而触及个体心灵深处的自我。只有当护患之间形成真诚、信任的人际关系，而非机械性的操作性关系时，才能有效促进服务对象恢复健康，助其达到最佳功能状态。护士通过自我接受、自我反思和体验，达到自我实现的目标，这对护士很重要，因为护士可以表达自己的感情，建立信任的人际关系和社会支持系统，更好地帮助病人表达需要和感情。

4. 发展帮助-信任关系（development of a helping- trust relationship） 对护患间形成互动性照护至关重要，信任关系有助于双方表达正性或负性情感感受。帮助-信任关系包括和谐（congruence）、同理心（empathy）、非占有的热情（non-possessive warmth）及有效沟通（effective communication）。和谐指护患双方在人际互动过程中保持真实和诚恳；同理心指护士能体验并理解患者的感受和情感，没有抵触、愤怒或害怕；非占有性热情指护士通过放松的外显性语言和非语言方式表达其积极接纳患者的态度；有效沟通指包含认知、情感及行为反应成分的沟通，沟通双方满意，身心愉悦。

5. 促进并接受正性和负性情感的表达（promotion and acceptance of the expression of positive and negative feeling） 护患双方对情感的分享是一种冒险性经历，护士必须对患者表达的正性或负性情感有事先的准备，认识到在不同情境下，对思维和情感的理解可能有一定差异。华生认为，应鼓励患者表达其正性或负性情感，有助于提高患者的自我认知水平。"情感会影响人的思维和行为方式，在护理过程中应予以关注和理解、同情和支持"。如果一个人能意识到自己的情感，通常能理解由情感产生的继发性行为。

6. 在解决问题时使用系统的科学方法做决策（systematic use of the scientific problem- solving method for decision making） 这对于科研、教学、界定专业和发展护理科学知识是很重要的。将科学性解决问题的原则和理念运用于护理过程中，有利于做出适宜的护理决策。护理管理者使用系统科学的方法做决策：护理管理是在一定的时间和空间中进行的，正确的认识时间、科学支配时间、解决问题，是现代管理的重要内容之一。护理管理者必须具有时间、目标、效率、效益观念，才能在有限的时间内，处理复杂的工作，促进护理事业的良好发展。

7. 促进人际间教与学（promotion of interpersonal teaching- learning） 通过专题讲座增进护士理论知识，提供其自我学习能力，根据其个人需要，以达到自我成长、发展的目的。通过给予护理人员相应的责任而促进护理学知识系统的学习，使护理人员能有自己学习的知识平台，决定个人需要和生长的需要。充分发挥护理人员的主观能动性. 最终使其在更高的层次上完善自己。增进患者知识，提供其自我照顾能力，决定其个人需要，以达到自我成长和自我健康的目标。

8. 提供支持性、保护性及矫正性的生理、心理、社会文化及精神环境（provision for a supportive，protective and/or corrective mental，physical，sociocultural and spiritual environment）护士在促进健康、保持健康和预防疾病中的主要功能是认识内外环境变化对个体健康的影响，创造有助于患者恢复的各种身心环境。评估和增进患者的适应能力，以支持、保护和纠正其身心健康。提供舒适、安静、清洁及有隐私性的环境。提供促进患者心理、社会、文化和精神环境的稳定。给予护理人员充分的尊重、理解、信任和照护。同时创造能使护理人员实现自我价值的工作环境。华生将该功能分为对内外环境的支持，内部环境支持包括支持个体的心理和精神健康及社会文化信念；外部环境支持包括创造舒适、隐私、安全、清洁和优美的环境等。

9. 协助满足人的需要(assistance with gratification of human needs) 护理人员和患者都有身体、心理、社会及个体内在的需要。根据马斯洛的人类需要基本层次理论，先满足低层次需要后才能满足高层次需要。每个人的生活环境、教育经历以及工作经历不同，经济地位和社会阶层不同，思想观念千差万别，于是，每个人在不同的年龄阶段会有不同的需要。人的需要得不到满足，就会出现身体和心理方面的问题。护士也是普通的人，要保持自己的身心健康，才能为他人提供专业帮助和关爱。

10. 允许存在主义、现象学及精神力量的存在(allowance for existential-phenomenological forces) 存在主义心理学指采取现象学方法分析人的存在价值的科学。允许存在主义、现象学及精神力量的存在，意味着既要从整体角度看待个体，又要满足个体不同层次需要，当两者发生冲突时，利用存在主义、现象学及精神力量进行调整。建立此护理观能帮助护士理解个体对生活的认识和帮助个体从艰难生活事件中发现生活的意义和自我价值。生活、疾病和死亡是非理性存在的，采用允许存在主义、现象学及精神力量存在的观点可使个体发现生活的优势，建立面对生活和死亡的勇气。华生建议护士帮助他人应对生活困境前，首先应审视自己的存在主义观念，帮助护士激发潜能和积极思维，更好地理解自我和他人。护士运用现象学方法了解服务对象的生活经历和观点。个人的经历决定感知，护士以此方式可以更容易了解他人，便于开展护理工作。

护理人员按照 10 个照护因素进行护理实践工作，以达到人性照护的目标，达到护理工作的目标，即促进健康、预防疾病、照顾不能自理的人，并协助服务对象恢复健康，这与医疗系统里以治疗疾病为重点的价值观有很大不同。在承认医学传统治愈因素基础上，给予护理独特的训练、科学的专业立场。应用华生人性照护理论的 10 个照护因素，可以使护士在客观评估患者基础上，发展深层次的、个性化的照护人际关系。这种照护关系发生在患者和护士在一起的人际间互动时机(transpersonal moment)。当护士和患者的精神沟通一致时，人际间互动时机的结果是超然存在、和谐和治愈的，是人与人之间美好的情感交流、精神共享和身心愉悦。

华生提倡多元化观念和采用多种方式发展护理理论，她建议进一步开展护理实质和护理特征的质性研究，通过研究深入阐述照护的 10 个因素及其作用，用科学研究的事实证明，人性照护和临床技术对于促进和恢复服务对象健康同样有效。

健康是整体平衡和身体、心理和精神的和谐统一。健康是自我感受和自我经历的整合。传统的健康服务包括疾病的诊断、治疗和药物的应用。真正的健康照护关注人们的生活方式、社会状态和环境。疾病是身体、心理和精神的不和谐、失去平衡状态。护理目标帮助人们获得幸福生活的意义和观点，正确看待自己和他人，和谐、平衡身心、内外的关系，获得乐观、积极的人生观、价值观和世界观。

根据华生的人性照护理论，护理目标是促进个体达到身体，心理，心灵的最高和谐境界，从而实现自我学习(self-knowledge)、自我尊重(self-reverence)、自我康复(self-healing)、自我照护(self-care)，同时允许个体差异的存在。该理论促使护理人员在护理实践中将艺术、人文科学、社会科学、行为科学整合到照护和康复过程中，促进自身和他人的身心健康。

第四章 营养评价法

第一节 传统营养评价法

住院患者营养状态的评价主要包括两个过程：营养筛查和营养评估。营养筛查是第一步，发现营养不良或营养风险的患者，转诊至营养医师或临床医师，然后对患者进行详细的营养评估，以确定营养支持的方法。目前，临床上应用比较成熟的指标主要包括三大类：人体测量指标、实验室指标、营养筛查与评估工具。营养风险是 21 世纪初提出的全新概念，指现存或潜在营养因素导致患者出现不良临床结局的风险，其概念范围要比营养不良宽泛，包括已经存在的营养不良和与手术或疾病有关的可影响患者结局的潜在代谢及营养改变。

一、人体测量指标

（一）身高（height）

测量器材为身高计，使用前应将身高计放在平坦靠墙的地面上，注意严格校对零点，调整立杆使之与地面垂直。嘱被检查者除去鞋袜站在身高计底板上，保持上肢自然下垂，足跟并拢，足尖分开成 60°，躯干挺直，眼睛平视前方，两肩胛区、骶骨、足跟紧贴立柱，检查者调整水平面板至被检查者头部，即可读数，以 cm 为单位，精确到小数点后一位。连续测 2 次，取平均值。

（二）体重（weight）

测量器材为电子体重计，测量前将体重计放置在平坦地面上，调整指针至"0"刻度，嘱被测量者排空大小便，并着短衣短裤，赤脚站于体重计中央，保持身体平衡，指针所指的刻度即为体重值，以 kg 为单位，精确到小数点后一位，连续测量 2 次，误差不超过 0.1kg。

体重指数=体重/身高^2，以 kg/m^2 为单位。

体重与体内能量平衡密切相关，是营养状态评价中最简单、最直接、最可靠的指标，是历史上沿用已久、目前最为主要的营养评定指标。体重是脂肪组织、瘦组织和矿物质之和，体重改变是与机体能量和蛋白质的平衡改变相平衡的，故体重可从总体上反映人体营养状况。测量体重特别要注意考虑时间、衣着、是否已排便等因素。体重测量必须应用经过校准的体重秤，称重时患者应脱鞋，去除大衣、背包、肩包及衣兜中钥匙、硬币等重物件。3 个月内非自愿的体重减轻是评价机体营养状态的有用指标，体重减轻<5%为轻度，5%～10%为中度，>10%为重度。许多研究者将体重减轻百分比作为营养评价的指标，并证明体重下降>10%(1～6 个月)是影响疾病预后的独立危险因素。身高体重计，见图 4-1。

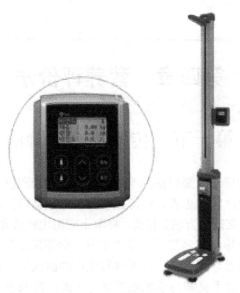

图 4-1　身高体重计

(三)腰围(waistline)

测量仪器是无伸缩性,最小刻度为 1mm 的软尺,被检查者取站立位,上肢自然下垂,两脚分开 30～40cm,头部正直,保持平静呼吸,切勿挺胸或收腹,充分暴露腹部皮肤,用皮尺沿水平方向绕第十二肋骨下缘至髂骨上缘连线中点的位置一周,在呼气末/吸气初时读取腰围值,以 cm 为单位,精确到小数点后一位(测量时保持软尺松紧度适中)。

(四)臀围(hipline)

测量仪器是无弹性材料制成的软尺,其最小刻度为 0.1cm。被测量者自然站立,两臂自然下垂,两腿并拢,双眼正视前方,暴露臀部皮肤,将皮尺紧贴而不压迫绕耻骨联合至背后臀大肌最凸处(臀部最突出处)一周读数即为臀围值,以 cm 为单位,精确到小数点后一位。连续测量 2 次,取平均值,两次误差小于 0.1cm(测量时围绕方向与身体纵轴垂直)。

(五)小腿围(calf girth)

测量仪器是无弹性材料制成的软尺,其最小刻度为 0.1cm。被检查者取轻松站立位,双上肢自然下垂,两腿分开同肩宽,平静呼吸,充分暴露小腿皮肤,将皮尺沿水平方向绕小腿最粗处一周,立即读数,以 cm 为单位,精确到小数点后一位。连续测量 2 次,取平均值,两次误差小于 0.1cm(软尺绕小腿水平面与身体纵轴垂直)。

(六)上臂围(biceps circumference)

测量仪器是无弹性材料制成的软尺,其最小刻度为 0.1cm。被测试者上肢自然轻松下垂,用软尺绕肱二头肌最突出处一周,测量其数值,以 cm 为单位,精确到小数点后一位。连续测量 2 次,取平均值,两次误差小于 0.5cm(测量时应紧贴皮肤,勿压迫皮下组织)。

上臂肌围:上臂肌围=上臂围-3.14×肱三头肌皮褶厚度。

上臂围是评价人体营养状况、身体脂肪储备的指标。有研究表明,上臂围对住院老年人营养不良有良好的诊断能力。

（七）肱三头肌皮褶厚度（triceps skinfold thickness）

测量仪器为皮褶厚度仪，见图 4-2。测量前将皮褶厚度仪的指针调至"0"刻度。嘱患者取站立位，双臂放松下垂，充分暴露其上肢，平静呼吸，测试者站其后面，在右臂后面找到肩峰、尺骨鹰嘴部位，标记两者之间的中点位置，用左手拇指、食指、中指皮肤和皮下组织捏起，切忌提夹其肌肉组织，在其下方 1cm 处，用皮褶厚度计充分夹住皮褶后测量读数，以 mm 为单位，精确到小数点后一位，连续测量 3 次，取平均值。

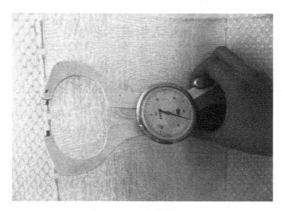

图 4-2　皮褶厚度计

（八）握力（grip）

测量仪器为电子读表型握力器，握力器见图 4-3。患者取坐位，双足自然置于地面，屈膝 90°，肩内收中立位，屈肘 90°，前臂中立位，屈腕 0～30°间，并保持 0～15°尺偏。测量时握力器的指针向外，掌心向内，根据手掌大小调节握距，用最大力握住握柄，并予读数，连续测量 3 次，取最大值，以 kg 为单位，精确到小数点后一位。测量时握力器尽量不要触碰到身体或衣服，禁止摆臂、曲臂、弯腰、下蹲。

握力是能客观反映人体前臂和手部肌肉力量的指标，进而可以反映身体肌肉储备状况和营养状况，也是反映患者一般状况的敏感指标，且不受炎症的影响。握力测量简便易行、无创，容易被患者接受，与许多营养指标呈密切相关。患者一般状况不佳、营养不良时患者握力明显降低。

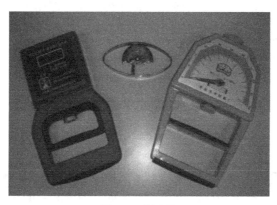

图 4-3　握力器

营养评价即根据某些临床相关资料进行营养状况的评估,其作用是判定人体营养不良的状况,确定营养不良的类型及程度,估计营养不良所致后果的风险,监测营养干预措施的效果。营养不良风险筛查的目的是预测是否因为营养因素而导致个体结局出现好或坏的可能性,预测营养支持是否影响了个体疾病结局。通过筛查识别出的患者,需要参照营养科医生或者营养学专家进行深入的营养评估,包括医学检查、饮食、心理和社会历史、体格检查、人体测量和生化检查等。营养评估后对患者进行营养干预,根据患者病情和营养状况制定个体化营养支持方案并判断患者的预后。

二、人体组成的测定

人的身体主要是由水分、蛋白质、脂肪、无机质等元素按一定比例组成,其中水占55%,蛋白质占20%,体脂肪占20%,无机质占5%。当各项指标的比例趋于标准时,身体为健康良好状态,人体成分的均衡是维持健康状态最基本条件。

(一)水的平衡

人体内的水可分为细胞内液和细胞外液。正常状态下人体细胞内液和细胞外液的比例保持2:1,这一分布比例非常稳定。但是,如果新陈代谢出现问题,就会出现水肿或脱水现象,原来水分分布将失去均衡。一般来讲,出现这种现象时细胞外液的变化更为明显。换言之,出现水肿时虽然细胞内液会有所增加,但细胞外液的增幅会非常大,以致在体液总量中扩大细胞外液的比例。"细胞外液/人体水分总量"为0.30~0.35时,可看作是健康状态。各种疾病会影响水分分布,其值会变为正常范围以上。此外,肌肉衰退的老年性疾病和慢性疾病,从表面上看不出水肿,但人体内的细胞外液会相对增多。同样道理,脱水时细胞外液的减少量比细胞内液大得多,这是由于从维持生命的角度上看,细胞内液更为重要。

(二)蛋白质的平衡

蛋白质是由多种化学物质构成的具有黏着性的人体成分。肌肉中含有大量的蛋白质,骨骼和脂肪也溶入一些蛋白质。蛋白质的匮乏意味着四肢的肌肉及形成器官的肌肉不足。虚胖(低肌肉高脂肪)者虽然体重不轻,但人体成分测定会发现肌肉量非常少。瘦人中有体弱者,也有强壮者。身体强弱与否与人体成分有密切关系。虽然有个体差异,但健康的肌肉是由约73%的水和27%的蛋白质组成。人体肌肉含量比脂肪含量更重要。

(三)脂肪的平衡

体脂肪是将体内多余营养储存在皮下和腹部内脏周围的体成分。人体存有一定量的脂肪是维持生命活动所必需的,如果脂肪量不足,则说明营养状态不佳。但一般不以缺少脂肪来判断营养缺乏,而以肌肉量不足来判断,其原因是缺乏营养的症状首先出现在肌肉量的减少即蛋白质的减少。

(四)无机质的平衡

无机质约占人体重量的5%,是维持身体架构的支柱。含蛋白质与钙质的无机质聚合组成骨骼。但如果钙质从骨骼组织中脱落排出体外,骨骼的密度逐渐降低,会导致骨质疏松症。很多研究证明,无机质的多少和人体的肌肉量有着密切关系,骨质疏松症也和体脂肪过量和肌肉缺乏所引起的人体成分不均衡有关。一般来讲,肌肉发达、体脂肪含量正常者不易患骨质疏松症。无机质含量小于体重的 3% ,则被认为缺乏无机质。

(五)人体成分分析

人体是由水分、蛋白质、脂肪、糖类、无机盐等物质构成,健康的机体体成分数量、各成分间比例相对稳定。任何疾病都会造成体成分的变化,可能表现为局部或全身组织成分分布异常。合理稳定的组织成分对机体健康有重要作用,对患者进行人体成分分析是十分必要的。

人体组成的测定用于了解疾病、创伤、营养不良对人体的影响及营养支持的疗效。临床上,人体组成的测定、评价经过了漫长的发展阶段。近年来,随着人体组成概念及科学技术的发展,人体组成的测定方法也越来越成熟,并广泛地应用于科研和临床实践中,成为营养评价及营养支持中一个重要的监测指标。

生物阻抗分析法(bioelectrical impedance analysis,BIA)是一种安全、简单、便宜、无创的测定方法。此方法是 1985 年由 Lukaski 提出的,它假设人体是由脂肪与非脂肪物质组成,非脂肪组织含有大量的水分,是电的良好导体,而脂肪是无水物质,是电的不良导体,导电性越高,说明非脂肪物质含量越高,即体脂肪含量低。所以通过导入人体一定频率的电流,测量人体的电阻值,可以间接测量人体的体脂含量。国外不少研究证实,该法能客观、准确地测定人体组成成分。Mushnick 等在腹透患者的生物电阻抗分析法参数与营养指标及存活的相关性分析提示在腹透患者中 BIA 参数与前白蛋白、体重、体质指数有良好的相关性。

运用 Inbody720 人体成分分析仪测定人体成分指标,包括细胞内液(intracellular water,ICW)、细胞外液(extracellular water,ECW)、身体总水量(totalbody water,TBW)、蛋白质(protein,Pro)、体脂肪(fat,F)、水肿指数(ECW/TBW)、身体细胞数(body cell mass,BCM)等。

1. 测试原理 Inbody720 人体成分分析仪利用多频生物电阻抗分析(multi-frequency bioelectrical impedance analysis,MFBIA)原理,用 6 个频率分别对机体 5 个节段部分(右上肢、左上肢、躯干、右下肢、左下肢)进行电阻抗测量。MFBIA 技术是根据不同频率电流穿过细胞能力不同的原理进行测定。细胞具有双层膜结构,细胞膜的两边是细胞内液和细胞外液,均可导电;两层膜之间是不可导电物质。这种结构类似于电容器,细胞膜允许高频电流通过,而阻挡低频电流。因此,高频电流可穿过细胞膜前进,而低频电流无法穿过细胞膜,在细胞外液迂回前进。两路电流分别反映出不同的电阻值代表的是不同的含义:高频电流测定的阻抗反映的是细胞内液和细胞外液的总阻值,低频电流测定的阻抗反映的是细胞外液的电阻值。利用多频技术可以分别测定细胞内液和细胞外液,准确地测量出人体水分含量。然后根据公式计算去脂组织质量和脂肪组织质量等体成分。

2. 测试方法 受试者需在接受测试前 2h 禁食、0.5h 禁水,不洗澡、不剧烈运动,排空大小便。测试前需对人体成分分析仪预热,并用乙醇棉球和电解质湿巾依次擦拭足部、掌部电极。接受测试时,患者需在 25℃ 室温室内身着单衣,不佩戴电子物品及金属饰品,赤足站立于机器上,足前掌和足后跟充分与底部电极接触,待机器显示体重后输入受试者基本资料(年龄、性别、身高)。然后,嘱其双手握住手部电极,手掌、五指与电极充分接触,两臂向身体外侧张开 30°,不与身体接触,保持该姿态 1~2min 完成测试。测试过程中保证受试者不受干扰(身体接触、言语干扰)，人体成分分析测试见图 4-4 和人体成分分析报告见图 4-5。

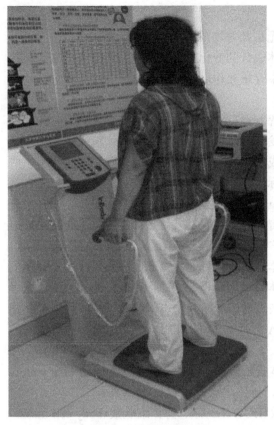

图 4-4 人体成分分析　　　　　图 4-5 人体成分分析报告

(六)代谢车(metabolic vehicle)

通过使用代谢监测系统测定能量的消耗量、二氧化碳的产生量、氧气的消耗量，从而计算三大营养物质在能量消耗中的构成比，并得出三大营养素在人体的代谢情况与平衡状况，通过这些精确的数据为患者提供科学有效、配比适当的营养支持。监测能量代谢的意义在于指导营养支持。代谢车的临床应用十分广泛，能够对各类创伤感染类患者、肿瘤患者、危重患者、血液透析患者等进行代谢检测，为患者的抢救、治疗、康复和保健工作提供科学有效的营养支持。

1. 静息能量消耗(resting energy expenditure，REE)　利用开放循环式间接能量测定系统测定(图 4-6)。该仪器自动分析测得单位时间内机体的氧气消耗量(VO_2)、二氧化碳产生量(VCO_2)及呼吸商(respiratory quotient，RQ)，然后根据 Weir 公式计算机体 REE 值；输入相应的 24h 尿氮测定值即可得出非蛋白呼吸商(non-protein respiratory quotient，NPRQ)，进而得出蛋白质、脂肪和糖类的氧化利用率。

2. 测试方法　所有的测定对象均在进食 2h 后，安静休息 30min 进行测量。测定前向测定对象充分说明测定目的和具体步骤，以消除患者的紧张情绪，避免精神紧张引起的测量误差。开机预热 30min 后开始测定(每个患者测定前预热 5min)。测定时患者仰卧在床上，上肢置于身体两侧，全身自然放松，均匀呼吸。用透明的头罩将受试者的头部完全罩住，头罩周围用塑料薄膜材料覆盖以防止漏气。将塑料薄膜在枕下折叠造成一个相对密闭的空间，保证受试者呼出的全部气都被运送到仪器内进行分析。受试者呼出的气体通过仪器专用管道输送到测定仪。这根管道连接在仪器的风扇上，室内空气在风扇的带动下经另一个开口进入头罩内，这股流经患者面部的气流和患者的呼出气相混合，最终以恒定的流速被传送到混气室中进行测量。仪器每隔 20s 测定一次，可测定患者的 VO_2、VCO_2、RQ 及 24h REE 值，输入患者的 24h 尿氮测定值即可得出 NPRQ 及蛋白质、脂肪和糖类的氧化率。每位患者的测量时间为 15～20min，期间要求受试者达到代谢"稳态"，前 5min 为稳态前期，测量值不计；剩余测量时间内测定结果的平均值被记录、分析。"稳态"的定义为：显示屏上显示的 VO_2 和 VCO_2 的数值连续 5min 变异<10%。图 4-6 是代谢车进行人体代谢率测定。

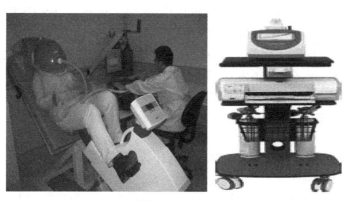

图 4-6　代谢车进行人体代谢率测定

3. 24h 尿氮测定原理与方法　代谢车检测当天留取 24h 尿液，进行总尿氮(total urine nitrogen，TUN)检测。用清洁、干燥容器留取标本，存放于阴凉处。成年女性接受检查时应避开月经期，防止阴道分泌物混入。记录 24h 尿总量，混匀后取 50ml 送检。

三、血清学指标

采用全自动生化分析仪测定血清白蛋白(albumin，ALB)、血红蛋白(hemoglobin，HB)；采用流式细胞分析仪测定总淋巴细胞计数(total lymphocyte count，TLC)；采用 U-2800 型紫外可见光亮度计检测前白蛋白(prealbumin，，PA)、视黄醇结合蛋白(retinol binding protein，RBP)、纤维接蛋白(fibronectin，FN)、转铁蛋白(transferrin，TRF)。

血浆蛋白是反映内脏蛋白状况的指标，这些蛋白多在肝脏合成，血浆白蛋白是反映患者体内蛋白质储存最主要、最常用的生化参数，是临床上常用的评价营养状况的指标。大量文献报道白蛋白与营养状态密切相关，与死亡危险度明显相关。前白蛋白的生物储存量小，半衰期短，为 2～3 日，更新率高，是反映营养不良的一个早期指标，可敏感地反映机体营养状况改变。血清转铁蛋白的半衰期为 8～9 日，由于体内储存量小，相比白蛋白可较敏感地反映机体营养状况改变。但血浆蛋白可受其他非营养因素的影响，急性或慢性炎症、各种合并症影响血清蛋白浓度。

1. 血清白蛋白(albumin，ALB)**测定**　取外周静脉血 2ml 置于 Ds-420 型电热恒温水槽中 30min，经 2000r/min 离心 5min 后取血清，置于–18℃中保存 3 日内检测。采用 Roche

Diagnostics Elecsys 2010 型自动免疫分析仪以溴甲酚绿比色法进行分析检测。正常值范围为 35～50g/L。

2. 血清前白蛋白(prealbumin，PA)**测定** 取外周静脉血 2ml 置于 Ds-420 型电热恒温水槽中 30min，经 2000r/min 离心 5min 后取血清，置于–18℃中保存 3 日内检测。采用 Roche Diagnostics Elecsys 2010 型自动免疫分析仪以溴甲酚绿比色法进行分析检测。正常值范围为 200～400mg/L。

3. 血清转铁蛋白(transferrin，TRF)**测定** 取外周静脉血 2ml 置于 Ds-420 型电热恒温水槽中 30min，经 2000r/min 离心 5min 后取血清，置于–18℃中保存 3 日内检测。采用 Roche Diagnostics Elecsys 2010 型自动免疫分析仪以散射比浊法进行分析检测。正常值范围为 2.00～3.60g/L。

4. 血清超敏 C-反应蛋白(high-sensifivily C-reactive protein，HS-CRP)**测定** 取外周静脉血 2ml 置于 Ds-420 型电热恒温水槽中 30min，经 2000 r/min 离心 5min 后取血清，置于–18℃中保存 3 日内检测。采用 Roche Diagnostics Elecsys 2010 型自动免疫分析仪以散射比浊法进行分析检测。正常值范围为 0～3mg/L。

5. 血清胆固醇、三酰甘油、脂蛋白、载脂蛋白、Lpa 的测定 取外周静脉血 2ml 置于 Ds-420 型电热恒温水槽中 30min，经 2000 r/min 离心 5min 后取血清，置于–18℃中保存 3 日内检测。

6. 血红蛋白(hemoglobin，HB)、**淋巴细胞计数**(lymphocyte count，LY) 采用 CD3700 血液分析仪检测。

7. 瘦素(leptin) 由脂肪细胞分泌的一种细胞因子，多项研究表明，随着肾功能的下降，瘦素的含量增加，并被认为是致使尿毒症患者食欲下降的重要因素。对于透析患者，瘦素与白蛋白呈明显负相关($P<0.001$)，与蛋白质分解率(protein catabolic rate，PCR)亦有负相关性($P<0.05$)，提示其与营养不良联系密切。另有研究发现，对于慢性肾衰竭患者，瘦素可作为评估体脂肪含量的有用指标，两者呈正相关关系。但对于腹膜透析患者，高水平瘦素同时伴存减少的去脂体重(lean body mass，LBM)。YilmazA 等对 184 位非糖尿病肾病透析患者进行研究，发现瘦素与脂肪含量(FM)、体质指数(BMI)、肱三头肌皮褶厚度呈明显正相关($P=0.001$)，但与瘦体重、CRP、白蛋白无相关性。对瘦素的研究由来已久，其与营养指标尤其是脂肪含量等相关性较好。

8. 脂联素(adiponectin) 脂肪细胞分泌的一种特异性蛋白质，含量丰富，大约占到总血浆蛋白的 0.01%，研究显示其与代谢综合征、糖尿病、胰岛素抵抗、心血管疾病，尤其是动脉粥样硬化、炎症状态等关系密切。虽然脂联素由脂肪细胞产生，但其血浆含量却与脂肪含量呈反比。有试验证实，给小鼠注射脂联素后，其能量消耗增加、体重下降。研究显示，慢性肾功能不全及透析患者脂联素水平升高，但也有研究显示其水平较普通人无异常。Tsao 等对非糖尿病腹透患者进行研究，发现患者脂联素较正常人升高约 2.5 倍($P<0.001$)，其与 BMI、WHR(腰臀比)、胰岛素水平、三酰甘油、胰岛素抵抗、CRP 负相关，与 HDL-C、LDL-C 正直接相关，其中，BMI、HDL-C 与脂联素相关性最强。我国有人对 74 位各种病因所致的慢性肾脏病患者研究，发现肾功能较差者脂联素水平偏高，血清脂联素与白蛋白呈负相关。

9. 炎症指标 包括 CRP、IL-1、IL-6、TNF-α、铁蛋白等。研究证实，透析患者的营养状态与炎症密不可分，进而促进动脉粥样硬化的形成，最终导致透析患者死亡率增加，CRP 为最被广泛认同的炎症指标，其与心血管疾病尤其是营养不良-炎症动脉粥样硬化综合征(MIS)的发生率、死亡率等存在密切相关性。Qureshi AR 等研究证实，CRP 为血透患者死亡的独立预测因子。IL-6 为联系营养不良和炎症的重要因子，可降低食欲、促进肌肉蛋白分解，减少白蛋白、前白蛋白和转铁蛋白的合成，但却能大大刺激 CRP 等急相期反应性蛋白的产生。研究发现，IL-6 与血透患者能量消耗增加有关。Honda H 等尚未接受透析的 176 位终末期肾病(ESRD)患者进行研究，发现 IL-6 不仅可作为营养不良的预测因子，而且是心血管疾病(CVD)和死亡发生的最可靠的预测因子。Kiel PL 等对 240 位血透患者进行研究，同样发现 IL-6 可预测生存率。我国研究显示，IL-6 为影响生存质量的独立因素。高水平 TNF-α 被证实与厌食相关，并与营养不良有一定关系。

10. 其他新指标　如 preptin、ghrelin、peptideYY、戊糖素等。其中 ghrelin 又称饥饿激素，是重要的脑肠肽，可增加食欲和体质量，促进生长激素(GH)的释放。研究发现，其在尿毒症患者的水平均明显升高，血液透析患者水平更高，并与体重、BMI、躯干脂肪量呈负相关，与血肌酐正相关。戊糖素为晚期糖基化终末产物，研究发现，ESRD 患者升高的戊糖素与炎症及营养不良均相关。因上述指标现研究相对较少，其与 ESRD 患者营养不良及预后关系尚需研究证实。

11. 综合营养评定法　包括内脏蛋白含量(血清白蛋白、前白蛋白、转铁蛋白、视黄醇结合蛋白、纤维连接蛋白)、血肌酐水平、血淋巴细胞计数、氮平衡等。营养不良的综合评定标准见表 4-1。

表4-1　综合营养评定法

参数	轻度	中度	重度
体重	下降 10%~20%	下降 20%~40%	下降 >40%
上臂肌围	>80%	60%~80%	<60%
三头肌皮褶厚度	>80%	60%~80%	<60%
白蛋白(g/L)	30~35	25~30	<25
转铁蛋白(g/L)	1.50~1.75	1.00~1.50	<1.0
肌酐/身高指数	较正常值减少 5%~15%	较正常值减少 15%~30%	较正常值减少 >30%
淋巴细胞计数	–	90~1200 个/mm³	<900 个/mm³
迟发型超敏反应	硬结 <5mm	无反应	无反应

第二节　新型营养评价法

新型营养评价法主要是各种营养筛查方法，具有简单快速、敏感和可操作性强的特点，同时能够检测患者是否存在营养缺乏的危险。在检测营养状况的同时应该考虑患者所患疾病的严重程度。目前常用的筛查工具有欧洲营养风险筛查-2002(NRS-2002)、主观全面评估法(SGA)、营养不良-炎症评分法(MST)、微型营养评价(MNA)、营养不良筛查工具(MSTC)、简短营养评估问卷(SNAQ)和以数学公式形式表现的营养评分法等。

(一)营养风险筛查-2002(nutritional risk screen-2002，NRS-2002)

由欧洲肠外与肠内营养学会(european society of parenteral and enteral nutrition，ESPEN)推荐使用，主要从饮食情况、人体测量指标变化、近期体重变化、疾病严重程度等方面对患者营养状况进行评估，可以在医院、社区和老年人群中进行营养状况筛查。包括初筛和最终筛查两个部分。初筛能简单反映患者的目前营养状况，并能够预测患者营养不良的风险。

1. 主要内容　包括：①体质指数(BMI)>20.5kg/m^2；②在近3个月有体重减轻；③在最近1周有摄食减少；④病情严重程度。只要该患者符合以上任何一项指标，则要进行最终筛查，具体内容见表4-2。总分=营养状况得分+疾病状况得分。如果年龄≥70岁，总分+1。若总分≥3，则患者存在营养风险，需给予营养干预；若总分≤3，则患者每周进行1次上述筛查，如患者将要实施大手术，应预防性给予营养干预。营养支持治疗主要针对中、重度疾病及中、重度营养不良患者。

2. NRS-2002 的特点　结合人体测量(使用 BMI)、疾病临床预后与营养支持的关系、近期体重变化情况和近期营养摄入变化四方面的内容。其突出优点在于可以预测患者可能存在的营养风险，而且简便易行，护理人员经过短期培训，即可在 3min 之内通过问诊和一些简单测量迅速完成对患者营养状况的评估，不仅可以节约大量的时间，而且本评定方法对患者不造成创伤，耗时较短，无医疗费用支出，患者配合度较高。国内陈伟、蒋朱明等在 2005 年进行过欧洲 NRS-2002 在中国住院患者的临床可行性研究。他们认为结合中国BMI 正常值应用 NRS-2002 评定营养状态和判定是否需要营养支持是可行的。2010 年，NRS-2002 被中华肠外与肠内营养分会(CSPEN)列为肠内、肠外营养支持适用症的有用工具(A 级证据)。

表4-2　NRS-2002正式筛查表

评分	营养状况	疾病状况
正常(0 分)	营养状况正常	营养素需要量和正常人一样
轻度(1 分)	3 个月内体重减轻>5%	髋部骨折[①]
	或上周膳食摄入量为正常摄入量的 25%～ 50%+	合并急性并发症的慢性疾病，如肝硬化[①]
		慢性阻塞性肺病[①]
		血液透析、糖尿病、肿瘤
中度(2 分)	2 个月内体重减轻>5%	腹部大手术[①]
	或 BMI 在 18.5～20.5 kg/m^2	卒中[①]
	或上周膳食摄入量为正常摄入量的 25%～ 50%+	严重肺炎
	一般情况受损	恶性贫血
严重(3 分)	1 个月内体重减轻>5%(3 个月内体重减轻>15%)	头部损伤[①]
	或 BMI 在<18.5kg/m^2	骨髓移植[①]
	或上周膳食摄入量为正常摄入量的 0～25%	重症患者(APACHE>10 分)

注：①确诊患者可直接归入此类。②疾病严重程度标准如下：1 分：患者有慢性疾病因并发症入院，患者身体虚弱但可以定时下床活动。蛋白质需要量增加，但大多数患者通过正常膳食或口服营养素补充剂来满足需要。2 分：患者卧床休息，如腹部大手术。蛋白质需要量大大增加，一些患者通过人工喂养可以满足需要。3 分：重症监护患者，如使用呼吸机的患者。患者对蛋白质的需要量大大增加，人工喂养很难满足需要。

（二）主观全面评估法（subjective global assessment，SGA）

美国肠外与肠内营养学会推荐的主观全面营养评估法（subjective global assessment，SGA），SGA 是 Detsky（德国人）在 1987 年首先提出，是根据病史和体格检查的一种主观评估方法，其主要特点是简单可靠、重复性强，不需要复杂的实验室方法，医生和护士评价吻合率达 90%以上。缺点是重点在营养物质摄入及身体组成的评估，没有考虑到内脏蛋白质水平。

1. SGA 评估内容

（1）体重下降程度：A，<5%；B，5%～10%；C，>10%，并参考体重下降曲线。

（2）饮食变化：A，无变化；B，减少不明显；C，明显减少>2 周。

（3）消化道症状：主要包括厌食、恶心、呕吐、腹泻等。A，无；B，偶有；C，持续>2周频繁出现。

（4）生理功能状态：A，无明显乏力；B，明显乏力，活动减少；C，活动不便，多卧床。

（5）皮脂、肌肉消耗程度，主要根据体检及体表测量结果进行判断。结果判断为：A=营养良好，B=轻、中度营养不良，C=重度营养不良。后由 Churchill 等发展为 7 个评分点，总评分为 1～7，通常 6～7 分为正常营养或轻度营养不良，3～5 分为中度营养不良，1～2分为重度营养不良（表 4-3、表 4-4）。

表4-3　SGA评分表

1. 病史	体重变化	过去 6 个月：减少___kg，占通常体重的___%
		近 2 周来：增加___无变化___减少___
	饮食变化	无变化___有变化___，持续___周
		类型：半流质___流质___低热量饮食___禁食___
	消化道症状(持续 2 周以上)	无___恶心___呕吐___腹泻___厌食___
	活动能力改变	无变化___有变化___，持续___周
		类型：轻工作___下床走动___卧床休息___
2. 体检	皮下脂肪丢失	正常___轻度___中度___重度___
	肌肉萎缩程度	正常___轻度___中度___重度___
	水肿	
		踝部水肿　正常___轻度___中度___重度___
		骶部水肿　正常___轻度___中度___重度___
		腹部水肿　正常___轻度___中度___重度___
3.SGA 评分	A 级：营养良好；B 级：轻度到中度营养不良；C 级：为重度营养不良	

2. SGA 特点　简单方便而广泛应用，但主观性强，患者个体差异较大，对营养不良的评估较粗糙、以定性为主，无定量结果。Qureshi AR 等通过对 128 名血液透析患者进行研究证实，SGA 为血液透析患者死亡的独立预测因子，国内也有类似研究结果。研究发现，SGA 与透析患者体重指数、体脂百分比、中臂围、中臂肌围、前白蛋白有良好的相关性，与胰岛素样生长因子、白蛋白亦有一定相关性。SGA 是一种基于病史和体格检查的主观营养检测方法，其经济、检测迅速，着重于营养物质的摄入和身体组成的评估，未考虑白蛋

白的水平，是 K / DOQI 推荐的综合营养评估法。

表4-4 SGA具体评分标准

内容	A 级	B 级	C 级
1. 体重下降（近 6 个月内）	<5%	5%～10%	>10%
2. 膳食摄入[①]	达到正常标准量	70%～90%正常标准量	<70%正常标准量
3. 胃肠道症状（厌食、恶心、呕吐、腹泻）	无	间歇性	每日有，持续>2 周
4. 体力活动	正常工作和学习	下降	卧床
5. 病变情况	不活动	介于不活动和活动之间	急性活动期
6. 皮下脂肪	正常	下降	明显下降
7. 肌肉	正常	下降	明显下降
8. 重力性水肿	无	轻	明显
9. 腹水	无	轻	明显

注：①重点评估项目。

3. 改良定量 SGA 法（MQSGA） 又称为透析营养不良评分（dialysis malnutrition score, DMS），1999 年由 Kalantar-zadeh 等在 SGA 的基础上研发，包括 7 个变量：体重变化、饮食状况、胃肠道症状、身体功能、合并症、皮下脂肪、肌肉消耗情况，每个变量分数为 1（正常）～5 分（严重），因此总得分在 7～35 之间（表 4-5）。Kalantar-Zadeh 等研究发现，MQSGA 与上臂肌围（AMC）、BMI、总铁结合力（TIBC）、白蛋白等具有较好的相关性，比 SGA 更加主观、精确。国内余学清等使用 SGA、改良 SGA、营养不良-炎症评分法（MIS）三种方法对血透患者进行评估，发现三者与血生化和人体学指标显著相关，而 MQSGA 与常用客观营养学指标的复合相关系数最大，具有较好的准确性和可靠性。对于血液透析患者，MQSGA 能较好地评估营养不良并预示生存质量。另有研究证实，MQSGA 为影响腹膜透析患者生存质量的独立因素。

表4-5 MQSGA评分表

	1分	2分	3分	4分	5分
病史：					
体重改变	体重不变	体重轻微减少	体重减少 5%～10%	体重减少 10%～15%	体重减少>15%
饮食改变	正常	半流质	流质	低热量流质	禁食
胃肠功能症状	正常	恶心	呕吐	腹泻	厌食
生理功能改变	正常	轻微下床活动困难	下床活动困难	不能独自下床	卧床
合并症	健康或透析<1 年	轻度合并症或透析 1～2 年	中度合并症或透析 2～4 年或年龄>75 岁	严重合并症或透析>4 年	严重、多发的合并症
体格测量：					
皮下脂肪消耗	无变化	轻度	中度	中度～重度	重度
肌肉消耗	无变化	轻度	中度	中度～重度	重度

(三) 营养不良-炎症评分法 (malnutrition-inflammation score, MIS)

MIS 包含 SGA 的 7 个原有成分及另外 3 个指标：BMI、白蛋白、TIBC，由 Kalantar-Zadeh 等开发。研究发现，MIS 与 SGA 对于腹透患者的营养评估具有合理的相关性，透析时间长的患者对于 MIS 评分更加敏感。另有研究证实，MIS 对于血液透析患者有良好的营养评价作用，是一种有效的早期营养不良筛选方法。近期香港对腹透患者进行 12 个月的连续性营养监测，发现 MIS 与 SGA 评分具有中度的一致性，但透析时间长、具有高水平铁蛋白、TIBC、Kt/V、nPNA 的患者两者存在差异。Kalantar-Zadeh 等对 378 名维持性血液透析患者进行 12 个月的随访，发现与透析患者住院及死亡相关性最大的风险因子为 MIS、CRP、IL-6，并认为 MIS 可作为评估 MHD 患者预后的一种有用的、短期的工具。Akgul A 等对 124 名血透患者随访 2 年，发现 MIS 评分较高与心血管疾病 (CVD) 及死亡相关，Kaplan-Meier 存活分析曲线显示最高 MIS 评分患者组有显著降低的生存率。

(四) 微型营养评价法 (mini nutritional assessment, MNA)

Guigoz 等提出的一种专门评价老年人营养状况方法，MNA 量表共由 4 个部分 18 个问题组成。Rubenstein 等为更进一步简化 MNA，推出了微型营养评估简表 (short-form mini-nutritional assessment，MNA-SF)，将 MNA 量表中 18 条项目与 MNA 结果进行相关分析，得到 6 条相关性很强的条目：BMI<23 kg/m², 最近体质量下降>1kg、急性疾病或应激、卧床、痴呆或抑郁、食欲下降或进食困难。MNA-SF 总分≤11 分表示有营养不良的风险 (表 4-6)。MNA 量表因耗时较长在我国应用较少，而 MNA-SF 应用相对广泛。

MNA 评分分级标准：①MNA≥24：营养状况良好；②17≤MNA≤23.5：存在发生营养不良的危险；③MNA<17：有确定的营养不良。

表4-6 MNA营养评价法

人体测量指标

A 最近 1 个月内是否有体重减轻？
0=体重减轻超过 3kg   1=不清楚   2=体重减轻 1~3kg   3=没有体重减轻

B BMI (kg/m²) 是多少？
0=BMI < 19kg/m²   1=BMI 19~21 kg/m²   2=BMI 21~23 kg/m²   3=BMI>23kg/m²

C 中臂围 (middle arm circumference, MAC) 是多少？
0: ≤21cm   0.5: 21~22cm   1.0: ≥22cm

D 小腿围 (calf circumference, CC) 是多少？
0: <31cm   1.0: >31cm

整体评估

E 活动情况如何？
0=卧床或坐在椅子上   1=能下床、椅，但不能出门   2=能出门

F 在过去 3 个月内是否受过心理创伤或罹患急性病？
0=是   1=否

G 是否存在神经心理问题？
0=严重的痴呆或抑郁   1=轻度痴呆   2=无心理问题

H 是否独立生活 (不住在养老院或医院内)？
0=否   1=是

I 每日服用至少 3 种处方药吗？
0=否   1=是

J 有压力性疼痛或皮肤溃疡吗？
0=否   1=是

膳食评估

K　每日能吃完的餐有几次？

　　0=1 餐　　　　　1=2 餐　　　　　2=3 餐

L　蛋白质摄入量有多少？

　　每日至少 1 份乳制品（牛奶、奶酪、酸奶）　　是□　否□

　　每周 2～3 份豆制品或鸡蛋　　　　　　　　是□　否□

　　每日吃肉、鱼或禽类　　　　　　　　　　　是□　否□

　　0=0～1 个"是"　　　　0.5=2 个"是"　　　　1=3 个"是"

M　每日能吃 2～3 份的水果或蔬菜吗？

　　0=否　　　　　1=是

　N　在最近 3 个月内，是否因食欲减退、咀嚼或吞咽等消化问题导致食物摄入减少？

　　0=严重的食欲减退　　1=中等程度的食欲减退　　2=没有食欲减退

O　每日喝多少液体（水、果汁、咖啡、差、牛奶⋯⋯）？

　　0=少于 3 杯　　　0.5=3～5 杯　　　1.0=多于 5 杯

P　进食情况？

　　0=需要帮助才能进食　　1=自己进食有点困难　　2=自己进食没有困难

主观评定

Q　自己对营养状况的评价如何？

　　0=认为自己营养不良　　1=不清楚　　认为自己无营养不良

R　与同龄人相比，对自己的营养状况评价如何？

　　0=没有其他人好　　0.5=不清楚　　1.0=一样好　　2.0=比其他人好

注：总分共计 30 分。若筛查分值>24 分，表示营养状况良好。若是 17～23.5 分，则存在营养不良风险。若<17 分，则表示存在营养不良。

（五）营养不良筛查工具（malnutrition screening tools for cancer，MSTC）

2011 年韩国学者为住院肿瘤患者开发的营养筛查工具，该工具简便易行，5min 内即可完成，敏感性为 94%，特异性为 84.2%，如表 4-7。患者营养不良的发生率（P）是通过逻辑回归方程来预测的，P 是介于 0～1 之间的一个连续函数。

表4-7　MSTC营养评价

计算方式：$A=-0.116+(1.777×摄入量的变化)+(1.568×体重丢失量)+(1.304×EOCG)-(0.187×BMI)$

摄入量变化[①]	0=不变或增加	1=中度减少	2=重度减少
体重减轻	0=无体重减轻	1=体重减轻	
EOCG 体能状态[②]	0=活动不受限	1=活动可能受限　2=卧床时间<12h/24h　3=卧床时间>12h/24h	
	4=全天卧床		
BMI	体重(kg)/身高^2(m^2)		
P（营养不良发生率）[③]	$=A/(1+A)$		

注：①依据 MNA 膳食调查问卷。②东方肿瘤合作组（Eastern Oncology Cooperative Group，EOCG）体能状态。

（六）简短营养评估问卷（short nutrition assessment questionnaire，SNAQ）

2005 年由荷兰学者 Kruizenga 等经过统计学分析与营养相关的 26 个问题，最终筛选出强相关的 3 个问题：①是否有非故意的体重减轻；②过去 1 个月内是否有食欲下降；③过去 1 个月内是否使用了营养补充制剂。该筛选方法具有敏感性强、特异性高、重复操作性的特性。应用 SNAQ 量表能在入院时即筛查出 50%～80%的营养不良患者，评分

>2 分需要增加蛋白饮食，评分>3 分需要营养师进一步评估和干预。该量表简单，仅有 3 个问题，且不需要测量任何指标，在 2～3min 即可完成筛查，但由于该量表依赖与患者的交流，故不能使用于存在交流障碍的患者(如痴呆、谵妄、听力障碍)。

(七)以数学公式形式表现的营养评分法

1. 预后营养指数(prognosis nutrition index，PNI)　Buzby 等将血清中白蛋白与连接蛋白浓度、三头肌皮褶厚度及延迟型过敏反应结合成预后营养指数，如果本指数>40，则用以预测败血症，其敏感度可达 89%；用以预测死亡其敏感度高达 93%。

PNI(%)=158–16.6×白蛋白浓度(g/L)–0.78×三头肌皮褶厚度(mm)–0.2×连接蛋白浓度(g/L)–5.8×最大的延迟性免疫反应。

在三种抗原中(风疹，葡萄球菌和链球菌)所能引发最强的延迟性免疫反应。如果无反应则为 0 分，反应硬块直径<5mm 者为 1 分，反应硬块直径>5mm 者为 2 分。

2. 营养风险指数(nutrition risk index，NRI)　NRI >100 代表营养状况正常；NRI 为 97.5～100 表示轻度营养不良；NRI 为 83.5～97.5 表示中度营养不良；NRI<83.5 表示重度营养不良。

NRI=1.519×血清中白蛋白浓度(g/L)+41.7×(目前体重÷平常体重)

3. 预后炎症营养指数(prognosis infection nutrition index，PINI)　本营养评估法是由 Ingelbeck 和 Carpentier 两位学者提出。本指数是由营养性蛋白质(白蛋白和前白蛋白)与炎症性蛋白质(C-反应蛋白与 a1 酸性糖蛋白浓度)之浓度所得到的函数。此数值如果<1，表示预后良好；如果>10，则表示发生并发症的概率大。

PINI=C-反应蛋白×a1 酸性糖蛋白浓度(mg/L)÷前白蛋白浓度(g/L)÷白蛋白(g/L)

营养评价方法众多，各有优缺点，针对具体患者，选择性使用。进行营养评估的目标之一是将患者的营养不良从罹患的疾病中分辨出来，及早进行个体化营养教育和营养干预。

第五章 肾脏病营养教育

肾脏作为人体最重要的排泄器官，具有调节体内酸碱、水电解质平衡，促进营养素吸收及代谢产物排出等多种生理功能。慢性肾衰竭导致代谢产物、毒素在体内蓄积，水、电解质失衡和酸碱平衡紊乱，同时因缩胆囊素、神经肽等激素代谢异常，患者常因食欲减退，导致蛋白质、热量、维生素及微量元素的摄入减少，产生营养不良和免疫力低下等合并症。本章主要阐述急性肾小球肾炎（acute glomerulonephritis）、慢性肾小球肾炎、肾病综合征、糖尿病肾病、急性肾衰竭、慢性肾衰竭，透析疗法、肾移植等常见肾病的营养教育知识和技能。

一、急性肾小球肾炎

肾小球肾炎分为原发性和继发性两种。原发性肾小球肾炎由感染后的抗原抗体反应所引起的双侧肾脏弥漫性以肾小球损害为主的疾病，免疫复合物在肾小球沉积，使肾小球的屏障受到破坏。继发性肾小球肾炎可由红斑狼疮、过敏性紫癜、高血压、糖尿病等引起。其发病机制是体内抗原（肾小球本身的组织成分、免疫球蛋白、肿瘤抗原等）和外源性抗原（细菌、病毒及毒素、药物、异种血清）引起体内抗体反应，产生抗原抗体复合物。这些复合物带阳电荷，肾小球表面带阴电荷，复合物极易在肾小球沉积下来，这种复合物不能被酶、吞噬细胞和药物清除。由此肾小球发生炎性反应，使肾小球的超滤屏障和电荷屏障受到破坏。病理改变：以肾小球毛细血管的免疫性炎症使毛细血管腔变窄、甚至闭塞，并损害肾小球滤过膜，出现血尿、蛋白尿及管型尿等；并使肾小球滤过率下降，因而对水和各种溶质（包括含氮代谢产物、无机盐）的排泄减少，发生水钠潴留，继而引起细胞外液容量增加。

急性感染后肾小球肾炎（急性肾炎）是一种常见的肾脏病，急性起病，以血尿、蛋白尿、高血压、水肿、少尿及氮质血症为常见的一组临床综合征，又称为急性肾炎综合征。多见于链球菌感染后，偶可见于其他细菌和病原微生物感染后。急性肾小球肾炎发病急，症状重，可发生急性肾衰竭。如发现早、早治疗，肾功能基本可恢复正常。

（一）临床表现

1. 蛋白尿（albuminuria） 是肾小球发生弥漫性损伤的结果，肾小球表面阴电荷丢失或结构损伤，蛋白质漏出。

2. 血尿（hematuria） 离心尿沉渣中高倍镜下红细胞＞3 个称血尿。这是肾小球毛细血管因炎症水肿而破裂的结果。尿中可有红细胞管型。

3. 高血压（hypertension） 因毛细血管水肿、闭塞、水钠潴留、血容量增加、肾素分泌增加、小动脉痉挛、外周血管阻力增加等原因引起。血压升高一般呈轻度和中度，严重时可发生高血压危象。

4. 水肿（edema） 水钠潴留使组织间隙积水引起。当体内潴留水超过 5kg 时，可出现皮下可凹性水肿，少尿或无尿（<400ml/24h）。这是肾小球滤过率严重下降、肾小管回收钠

增加及肾缺血时，肾素、醛固酮分泌增加，水钠潴留的结果。

5. 肾功能（renal function） 肾功能不全呈一过性，严重者可迅速发展成急进性肾小球肾炎或急性肾衰竭，危及患者生命。本病是自限性疾病，基本上是对症治疗和休息，主要环节为预防和治疗水、钠潴留，控制循环血容量，从而达到减轻症状（水肿、高血压），预防致死性合并症（心力衰竭、脑病、急性肾衰竭），以及防止各种加重肾脏病变的因素，促进肾组织学及功能的修复。

（二）营养教育

目的是减轻肾脏负担，辅助肾小球组织修复，改善肾功能。

1. 休息 必须卧床休息，一般多为 3~6 个月，直至肉眼血尿、水肿消失、血压恢复正常后可逐步增加活动，但应避免剧烈体力活动，1 年后可正常活动。

2. 饮食 富含维生素、热量的低钠饮食（1~3g/d），肾功能正常者蛋白质摄入量应保持正常，约 1g/(kg·d)。有肾功能不全者应限制蛋白质摄入，并给予优质蛋白（富含必需氨基酸的动物蛋白）。水肿重且尿少者，应控制入水量。明显少尿者，记录 24h 出入量，量出为入，即补液量为前一日尿量加不显性失水 500ml。

3. 对症治疗

（1）利尿：通常使用噻嗪类利尿剂，如氢氯噻嗪 25mg，每日 3 次，或丁尿胺 1~2mg，2~3 次/d，必要时用髓袢利尿剂如呋塞米 20~60mg/d。

（2）降压：利尿后血压控制仍不理想者，可选用降压药。硝苯地平 10mg，2~4 次/d，和(或)卡托普利 12.5~25mg，2~3 次/d。

（3）纠正心力衰竭：在利尿、降压治疗效果欠佳时可考虑：硝酸甘油 5mg 加入 5% 葡萄糖液 100~150ml，缓慢静脉滴注。酚妥拉明 5mg~10mg 加入 5% 葡萄糖液 100~150ml，缓慢静脉滴注，以减轻心脏前后负荷，控制心力衰竭。上述药物均需依据患者的血压调整滴速。必要时可用洋地黄制剂。

4. 感染灶治疗 当病灶细菌培养阳性时，应使用青霉素 80~120 万单位肌内注射，2 次/d，连用 10~14 日（过敏者用大环内酯类抗生素）。必要时换用其他抗生素。对扁桃体病灶明显者考虑扁桃体切除。手术时机为肾炎病情稳定，（尿蛋白少于+，尿沉渣红细胞<10 个/HP），且扁桃体无急性炎症为宜。

5. 透析 伴发急性肾衰竭患者有透析指征时，应及时给予透析。

6. 健康教育 多数患者在 1~2 周内消肿，血压恢复正常，尿常规随之好转。血清 C3 在 4~8 周内恢复正常。镜下血尿和微量蛋白尿有时可迁延半年至一年。6%~18% 的病例遗留尿异常和(或)高血压而转成慢性肾炎。老年患者、有持续高血压、大量蛋白尿或肾功能损害者预后较差。保持皮肤清洁，预防脓疱疮，作好呼吸道隔离，防止猩红热、化脓性扁桃体炎传播。一旦发生链球菌感染后及早给予治疗。对链球菌感染患者，应于 2~3 周内密切观察尿常规变化，以便早期发现急性肾炎，及时处理。急性肾炎预后良好。儿童 85%~90%，成人 50%~75% 可完全治愈，极少部分患者可演变为慢性肾炎、肾功能不全。

二、慢性肾小球肾炎

慢性肾小球肾炎（chronic glomerulonephritis）简称慢性肾炎，是由多种病因引起的双侧肾小球弥漫性损害，大多数起病隐匿，病程长，发展缓慢，临床表现为水肿、蛋白尿、血尿和高血压等表现为主的一组肾小球疾病，病情相对稳定。可反复急性发作，严重者可发展为肾衰竭和尿毒症。多见于成年人，男性多于女性。

(一)临床表现

1. 水肿(edema) 在整个疾病的过程中，大多数患者会出现不同程度的水肿。水肿程度可轻可重，轻者仅早晨起床后发现眼眶周围、面部肿胀或午后双下肢踝部出现水肿。严重的患者，可出现全身水肿。也有极少数患者，在整个病程中始终不出现水肿，往往容易被忽视。

2. 高血压(hypertension) 慢性肾炎患者高血压的发生是一个迟早的过程，其血压升高可以是持续性的，也可以间歇出现，并以舒张压升高(高于 12.7kPa)为特点，高血压的程度有很大的个体差异，轻者仅 18.7～21.3/12.7～13.3kPa，严重者甚至可以超过 26.7/14.7kPa。

3. 尿异常改变(abnormal urine) 尿异常几乎是慢性肾炎患者必有的现象，包括尿量变化和镜检的异常。有水肿的患者会出现尿量减少，且水肿程度越重，尿量减少越明显，无水肿患者尿量多数正常。当患者肾脏受到严重损害，尿的浓缩稀释功能发生障碍后，会出现夜尿量增多和尿比重下降等现象。把慢性肾炎患者的尿液放到显微镜下观察，可以发现几乎所有的患者都有蛋白尿，尿蛋白的含量不等，可以从(±)到(++++)。在尿沉渣中可以见到程度不等红细胞、白细胞、颗粒管型、透明管型。当急性发作时，可有明显的血尿，甚至出现肉眼血尿。除此之外，慢性肾炎患者还会出现头晕失眠、神疲纳差，不耐疲劳、程度不等的贫血等临床症状。

4. 氮质血症(azotemia) 表现是血肌酐、血尿素氮升高，内生肌酐清除率降低，是慢性肾小球肾炎发展过程中，肾小球进一步损害的表现，是可能发展为慢性肾衰竭的征兆。如治疗及时、准确，可改善肾功能，延缓病情恶化。因肌酐和血尿素氮升高可无自觉症状，极易被忽视而失去治疗机会。应动态监测血肌酐、血尿素氮和内生肌酐清除率，即时发现和消除损害肾功能的因素。

(二)营养教育

目的：减轻肾脏负担，设法减轻或消除症状。通过合理的膳食调配，增强机体抵抗力，减少诱因，防止病情恶化。慢性肾炎分型多，临床表现错综复杂，应根据患者的肾功能水平确定营养素的供给。

1. 病情稳定期的营养教育 稳定期患者无水肿或有轻度眼睑水肿，血压正常，尿蛋白(±)～(+)，肾功能基本正常，营养教育应做到以下几点。

(1)食盐摄入量<3g/d，包括酱油、咸菜和腌制品，20ml 酱油含盐 2～3g。

(2)蛋白质按 0.8～1.0g/(kg·d)，其中优质蛋白质应占 60%，蛋白质应合理分配在各餐中，忌集中一次大量食用。

(3)进水量可不加限制。

(4)能量供给按 35kcal/(kg·d)[46kJ/(kg·d)]脂肪供给应占全天总能量≤30%。

(5)餐次：如患者食欲较好，可以每日 3 餐，与家人共进餐，可提高患者康复的信心。食欲差、体质虚弱者每日可 4～5 餐，少食多餐。

2. 氮质血症的营养教育 氮质血症程度常以血肌酐(Scr)在 2.5mg/dl 以下、内生肌酐清除率(Ccr)在 40ml/min 以上为轻度；Scr>2.5mg/dl、Ccr<40ml/min 为中度；Scr≥3.5mg/dl

为重度。如水肿未加重，血压尚正常，Scr 轻度升高，Ccr 尚正常者，除减少活动、卧床休息外，应注意监测尿量、Scr、血尿素氮和 Ccr。食盐摄入量可与平时一样，每日 6g；进水量可稍增加，增加尿量，以利尿素排泄；蛋白质按 0.8g/(kg·d) 供给，大豆蛋白可选用。如 Scr、血尿素氮继续升高，Ccr 下降，即为肾衰竭，应按慢性肾衰竭处理。

3. 营养教育原则 低蛋白、优质蛋白、低磷、高热量饮食。

(1)低蛋白、低磷、麦淀粉饮食：慢性肾衰竭的临床表现是因尿毒症毒素(包括尿素、肌酐、胍类、多胺等)在血液积聚引起的氮质血症，含氮物质主要来自蛋白质的分解物减轻氮质血症首先要减少蛋白质的摄入量。高蛋白饮食可促进肾小球和肾小管的硬化及损害，使残存的肾单位因过度疲劳而衰竭。低蛋白饮食可降低肾小球的高滤过，缓解肾小球硬化的进程。

慢性肾炎活动期或症状明显者应卧床休息，避免感冒、受湿、过劳，防止呼吸道及泌尿道感染，禁用肾毒性药物。蛋白质的摄入量不宜过多，每日控制在 1~1.2g 左右，有水肿、高血压者应限制水、钠盐摄入，肾功能不全者宜采用低蛋白饮食。

(2)给予充足的维生素：尤其要补充维生素 C，因为长期慢性肾炎的患者可有贫血，补充维生素 C 能增加铁的吸收，应食用西红柿、绿叶蔬菜、新鲜大枣、西瓜、萝卜、黄瓜、柑橘、猕猴桃和天然果汁等食品。食欲差者可补充维生素 C 制剂；同时应多补充 B 族维生素和叶酸丰富的食物，如动物的内脏、绿叶蔬菜等食品，有助于纠正贫血。高血钾时要忌食含钾高的食物，要慎重选用蔬菜和水果。慢性肾炎的患者要忌食糖类饮料和刺激性食品。

(3)食物的选择：在蛋白质允许量范围内，各种食物均可选用。宜选用淀粉类、藕粉、糊精、山药、蜂蜜、食用糖等。因为高糖类食物在体内代谢后完全燃烧，产生二氧化碳和水，不增加肾脏负担。同时，应多食新鲜蔬菜和水果。忌用或少用食物：限制富含钾、钠、磷的食物，限制食盐用量及腌制品。戒烟、禁酒及含酒精性饮料、禁辛辣刺激性的食品和调味品。限用油煎、油炸和过于油腻的食品。

膳食治疗原则应根据病情的变化而有所不同。急性发作时，可按急性肾炎营养治疗原则处理，大量蛋白尿时，则应遵循肾病综合征的膳食治疗原则。对于慢性肾炎患者，应密切关注患者的病情，结合病情变化修订膳食配方，以利于病情的稳定与恢复。

(三)对症处理

对症处理包括利尿、消肿、控制血压、抗凝治疗，并应积极治疗感染，尤其是潜在感染，包括无症状性菌尿等。根据不同病理类型，选择治疗的药物。

1. 轻度系膜增生性肾炎(包括 IgA 肾病) 蛋白尿轻者可用雷公藤制剂；以大量蛋白尿、肾病综合征为主要表现者，可应用糖皮质激素及细胞毒类药物。较重的系膜增生或膜增生性肾炎，激素及细胞毒药物必须根据血压及肾功能情况，分阶段的应用，应重视抗凝及降压治疗。

2. 膜性肾病 激素及细胞毒类药物对膜性肾病的疗效欠佳，但对早期膜性肾病(Ⅰ、Ⅱ期)患者，目前仍多主张给予激素等药物强化治疗，以延缓肾功能恶化的进程。可联合使用雷公藤及血管紧张素转换酶抑制剂与抗凝治疗等，使部分患者的蛋白尿减轻。但激素的疗程不宜过长。

3. 局灶节段性肾小球硬化 对激素及细胞毒类药物的反应差异较大，呈肾病综合征且肾功能正常者，仍可酌情使用，可能有助于改善病情，减轻蛋白尿，但切忌用药过长或滥用激素。本型肾炎治疗目的在于保护肾功能。鼓励患者树立战胜疾病信心、防止感染，加强休息，避免强体力活动，但要做适当有益活动。因慢性肾炎引起水肿的患者，慢性肾炎高血压或肾功能不全者，要限制钠的摄入量，适当控制饮水量，对有大量蛋白尿，患者应提高蛋白质摄入量。肾功能不全者，则应给予优质蛋白质，每日 40g 左右。总热量应在146.44kJ/kg（35kJ/kg 体重）左右。除高脂血症者外，脂肪不限，应给足够维生素。轻度水肿不必给利尿剂，中度以上水肿者可按病情选用噻嗪类药物，保钾利尿剂（安体舒通、氨苯蝶啶）或呋塞米，可单独或联合应用，剂量宜由小到大，逐渐消肿以防止电解质紊乱。

（四）健康教育

树立信心、积极配合治疗：慢性肾炎病程较长，易反复发作，应鼓励患者增强与疾病做斗争的信心，密切配合治疗，战胜疾病，保护好肾脏。这里介绍保护肾脏的六大措施。

1. 增强体质 预防慢性肾炎的主要措施，是加强身体锻炼，增强机体抗病的能力。锻炼身体的方式有多种，散步、长跑、跳舞、登山、划船、武术、气功、太极拳等，皆有助于增强体质，提高机体抵抗力，并可防止感染病毒细菌后免疫反应性损害的发生。

2. 预防感染 肾炎的发生常与上呼吸道感染等有关，常以外受风寒、风热、风湿、湿热、热毒之邪为始因，因此，预防肾炎的发病，注意天气寒暖的变化，应避免阴雨天外出、涉水冒雨、穿潮湿衣服等。

3. 起居有常 养成良好的生活习惯，对身体健康非常重要。因为生活不规律，睡眠不充足，暴饮暴食，劳逸无度，均可降低人体的抵抗力，增加患病的机会，所以，在日常生活中，应劳逸结合，定时作息，维持人体阴阳平衡、气血通畅。

4. 有病早治 皮肤的疮疖痒疹，上呼吸道感染，扁桃体炎反复发作，均有可能诱发肾炎的可能，因此有病早治非常必要。保持会阴部的清洁，勤换衣裤，防止泌尿系感染；保持大便通畅，定时排便，有利于代谢废物的排除。

5. 精神乐观 有肾炎先天素质的人，应警惕肾炎发生，但也不能悲观，而应该消除对疾病的恐惧心理，从父母亲的病情发展中吸取教训，积极面对、预防疾病发生。平时应加强体育锻炼、情绪平和，精神乐观。

6. 慎用肾毒性药物 氨基苷类抗生素如庆大霉素、卡那霉素、链霉素及丁胺卡那霉素、多黏菌素、四环素、万古霉素、新霉素、先锋 2 号等抗生素，均有一定肾毒性，很容易引起肾损害，应尽量不用。非甾体类抗炎药物如阿司匹林、布洛芬、保泰松、消炎痛、炎痛喜康等，也容易引起肾损害，对慢性肾炎患者更不适宜。其他如磺胺药、利福平及造影剂、抗肿瘤药也常产生肾毒性、具体应用时应适当注意，避开不用或减小剂量应用。

三、肾病综合征

肾病综合征（nephrotic syndrome，NS）是多种病因或疾病引起的肾小球滤过膜严重损伤，分为：①原发性 NS：指原因不明，以肾小球毛细血管壁通透性增高为突出表现的一组疾病；②继发性 NS：为多病因，较为复杂，常见病因：糖尿病肾病、系统性红斑狼疮、过敏性紫癜等。最严重的并发症为急性肾衰竭。最基本的特征是以大量蛋白尿、低蛋白血症、（高度）水肿和高脂血症，即所谓的"三高一低"，及其他代谢紊乱为特征的一组临床症候群。

（一）临床表现

1. 大量蛋白尿　每日尿蛋白排出量>3.5g，这是诊断 NS 的必需条件。大量蛋白尿是 NS 患者最主要的临床表现，也是 NS 最基本的病理生理机制。大量蛋白尿是指成人尿蛋白排出量>3.5g/d。在正常生理情况下，肾小球滤过膜具有分子屏障及电荷屏障，致使原尿中蛋白含量增多，当远超过近曲小管回吸收量时，形成大量蛋白尿。在此基础上，凡增加肾小球内压力及导致高灌注、高滤过的因素（如高血压、高蛋白饮食或大量输注血浆蛋白）均可加重尿蛋白的排出。

2. 高度水肿　水肿程度与低蛋白血症呈正相关，但不平行，临床观察应注意。NS 患者低白蛋白血症、血浆胶体渗透压下降，使水分从血管腔内进入组织间隙，是造成 NS 水肿的基本原因。近年研究表明，约 50%患者血容量正常或增加，血浆肾素水平正常或下降，提示某些原发于肾内钠、水潴留因素在 NS 水肿发生机制中起一定作用。

3. 高脂血症　与低蛋白血症共存，常表现总胆固醇、三酰甘油和低密度脂蛋白均升高，高密度脂蛋白降低。长期高脂蛋白血症增加了患心血管疾病和急性心肌梗死的危险性。

4. 低蛋白血症　血清白蛋白<30g/L，这是因为肾小球滤液中丢失大量白蛋白，在近曲小管又分解一部分蛋白质（每日 10g）。虽然肝脏合成蛋白质增加，仍不能补偿丢失的蛋白质，患者常因食欲差，蛋白质摄入不足，造成低蛋白血症。同时还出现血清球蛋白下降、血清铁、锌、铜减少和内分泌紊乱。

此外，NS 患者因胃肠道黏膜水肿导致饮食减退、蛋白质摄入不足、吸收不良或丢失，也是加重低白蛋白血症的原因。除血浆白蛋白减少外，血浆的某些免疫球蛋白（如 IgG）和补体成分、抗凝及纤溶因子、金属结合蛋白及内分泌素结合蛋白也可减少，尤其是大量蛋白尿，肾小球病理损伤严重和非选择性蛋白尿时更为显著。患者易产生感染、高凝、微量元素缺乏、内分泌紊乱和免疫功能低下等并发症。

（二）营养教育

1. 营养评价　包括膳食调查（平日饮食习惯与嗜好、每日三餐饮食种类及量）、人体测量（身高、体重）和实验室检查（肾功能、血清白蛋白、血红蛋白、三酰甘油、总胆固醇等），做出营养诊断，并提出合理化营养治疗方案。在其住院期间，按照设计好的食谱，由营养食堂专人负责制作和配送。出院前，给家长详细的饮食食谱并耐心指导家长如何自行制作。出院后，每周电话随访 2 次监督其执行治疗膳食情况。膳食干预前后分别测定营养相关生化指标并进行比较，干预时间为 4 周。营养治疗主要针对临床特点，如低蛋白血症、高脂血症、水肿等，设法纠正低蛋白血症，改善营养不良状况、降低血脂，以纠正电解质紊乱及微量营养素缺乏为目的。目前对儿童 NS 的临床治疗中较少应用降脂药物，主要是由于现有的降脂药物尚无明确的儿童用量标准，剂量较难掌握，存在用药安全性问题。

2. 营养教育　总原则为低盐、低脂、优质蛋白、麦淀粉膳食，包括食盐控制、总能量、糖类、蛋白质总量、脂类、维生素、矿物质等各种营养素摄入量。蛋白质总摄入量为 1.2～1.5g/(kg·d)；脂类供能占总能量的 20%～30%，以植物油为主；由于脂类和蛋白质的摄入总量受到限制，为保证患儿总能量供给充足，糖类供能所占比例适当高于其年龄组中国居民膳食营养素推荐摄入量（DRIs）；适量增加深色蔬菜和水果以保证维生素和矿物质的供给，增加富含钙质的食物摄入量；并口服维生素 D 400U/d。食盐摄入量一般控制在 2～3g/d（包括酱油中食盐)；原则上不限制水的摄入量。

(1)能量：充足的能量可提高蛋白质的利用率，氮热比=1：200 适宜，能量供给按 35kcal7/(kg·d)。

(2)蛋白质：因蛋白质大量丢失，传统的营养治疗主张高蛋白膳食[1.5~2.0g/(kg·d)]。但临床实践证明，当能量供给 35kcal/(kg·d)，蛋白质供给 0.8~1.0g/(kg·d)时，白蛋白的合成率接近正常，蛋白质的分解下降，低蛋白血症得到改善，血脂降低，可达正氮平衡。如能量供给不变，蛋白质供给>1.2g/(kg·d)，蛋白质合成率下降，白蛋白分解更增加，低蛋白血症未得到纠正，尿蛋白反而增加。这是因为高蛋白饮食可引起肾小球高滤过，促进肾小球硬化。高蛋白饮食可激活肾组织内肾素-血管紧张素系统，使血压升高，血脂升高，肾功能进一步恶化。所以，NS 患者蛋白质适宜的供给量在能量供给充足的条件下，应是 0.8~1.0g/(kg·d)。如用极低蛋白膳食应同时加用 10~20g/d 必需氨基酸。也有建议如采用正常蛋白膳食[1.0g/(kg·d)]，加用血管紧张素转换酶抑制剂(ACEI)，可以减少尿蛋白，提高血清白蛋白。

(3)糖类：应占总能量的 60%。

(4)脂肪：高血脂和低蛋白血症并存，应首先纠正低蛋白血症；脂肪应占总能量≤30%，限制胆固醇和饱和脂肪酸摄入量，增加不饱和脂肪酸和单不饱和脂肪酸摄入量。

(5)水和电解质：明显水肿者，应限制进水量。进水量=前一日尿量+500ml。

钠控制在 3~5g/d，水肿明显者应根据血总蛋白量和血钠水平进行调整。根据血钾水平及时补充钾制剂和富钾食物。适量选择富含维生素 C、B 类的食物。增加膳食纤维，能辅助降低血氨，减轻酸中毒。

(6)主要检测营养相关指标：血清总蛋白(TB)、血清白蛋白(ALB)、血红蛋白(Hb)、血清钙(Ca)；血脂指标：血清总胆固醇(TC)、三酰甘油(TG)、低密度脂蛋白胆固醇(LDL-C)、高密度脂蛋白胆固醇(HDL-C)。

(7)大豆制品应用：传统观念认为，肾脏病患者不宜摄入大豆蛋白(soy protein)，主要是考虑大豆蛋白属于植物蛋白，含有较多的非必需氨基酸，会增加肾脏的代谢负担。而事实并非如此，大豆是蛋白质含量高的豆类食品(35%~40%)。大豆蛋白的氨基酸模式与人体所需的氨基酸模式十分接近，属生物价高的优质蛋白，是植物蛋白中唯一的优质蛋白，可替代动物蛋白。大量食用大豆制品的亚洲人群高胆固醇血症、心血管疾病发病率远低于以动物蛋白为主的西方人群。

1999 年美国食品药品监督管理局(FDA)认可了大豆蛋白的健康效应。大豆蛋白降脂作用主要归功于其中所含的活性成分——异黄酮(isoflavones)。

大豆异黄酮(soy isoflavones，SIF)几乎全部存在于大豆和大豆制品中。迄今为止，国内外关于 SIF 的研究很多。大量研究表明，SIF 有广泛的生物学功能，主要包括调节脂代谢、抗氧化、抗肿瘤、保护心血管、抗突变、防止骨质疏松、抗辐射等多种作用，是一类具有广泛营养学价值、保健作用和治疗学意义的非固醇类物质。早在 20 世纪初(1909 年)，Ignatowski 发现大豆蛋白可降低 TC 水平。20 世纪 70 年代，Sirtori 和 Descovich 又做了大豆蛋白降脂作用的人群研究；其后大量的流行病学调查和营养干预(动物实验和人群试验)研究显示，大豆蛋白可以降低 TC、TG 和 LDL-C，提高 HDL-C 水平。1999 年美国食品药品监督管理局(FDA)认可了其健康效应。虽然大豆中脂肪含量较高(15%~20%)，但以对人体健康有益的不饱和脂肪酸居多，约占总脂量的 85%。大豆中还含有 2%~3%的磷脂和抗氧化能力较强的维生素 E。此外，大豆中含有丰富的矿物质和维生素，其中钙、铁、维生素 B_1 和维生素 B_2 含量较高。NS 患儿常出现低钙血症，其机制与活性维生素 D 生成减少相关，加之确诊后需要皮质激素治疗，将加重钙流失。故除补充钙剂及维生素 D 外，膳食中摄入足够钙也很重要。通过适量食用富含 SIF 的大豆蛋白，患儿脂代谢紊乱状况得以改善。由此证明，慢性肾脏病患者的传统饮食模式即不宜摄入大豆类食物是不科学的。

动物蛋白质量好，利用率高，但同时富含饱和脂肪酸和胆固醇，将加重 NS 患儿的脂代谢紊乱，对疾病康复不利，因此必须限制其摄入量；而低动物蛋白饮食虽然可以减少蛋白尿和高脂血症，同时又延缓了患儿的生长发育。大豆不仅可提供丰富的优质蛋白，还富含钙、铁、磷脂、不饱和脂肪酸、维生素 E 等对人体有益的成分，其保健作用越来越被世界卫生组织所认可。中国是大豆的故乡，已有五千年的食用历史，其资源丰富，因此对于慢性肾脏病患者无疑是一个很好的优质蛋白食物源选择，可以起到营养、预防与治疗等多重作用。

(三) 对症治疗

1. 利尿消肿

(1) 噻嗪类利尿剂：主要作用于髓袢升支厚壁段和远曲小管前段，通过抑制钠和氯的重吸收，增加钾的排泄而利尿。长期服用应防止低钾、低钠血症。

(2) 潴钾利尿剂：主要作用于远曲小管后段，排钠、排氯，但潴钾，适用于低钾血症的患者。单独使用时利尿作用不显著，可与噻嗪类利尿剂合用。常用氨苯蝶啶或醛固酮拮抗剂螺内酯。长期服用需防止高钾血症，肾功能不全患者应慎用。

(3) 袢利尿剂：主要作用于髓袢升支，对钠、氯和钾的重吸收具有强力的抑制作用。常用呋塞米(速尿)或布美他尼(丁尿胺，同等剂量时作用较呋塞米强 40 倍)，分次口服或静脉注射。在渗透性利尿药物应用后随即给药，效果更好。应用袢利尿剂时需谨防低钠血症及低钾、低氯血症性碱中毒发生。

(4) 渗透性利尿剂：通过一过性提高血浆胶体渗透压，可使组织中水分回吸收入血。此外，它们又经过肾小球滤过，造成肾小管内液的高渗状态，减少水、钠的重吸收而利尿。常用不含钠的右旋糖酐 40(低分子右旋糖酐)或淀粉代血浆(706 代血浆)(分子质量均为 2.5 万～4.5 万)静脉点滴。随后加用袢利尿剂可增强利尿效果。但对少尿(尿量<400ml/d)患者应慎用此类药物，因其易与肾小管分泌的 Tamm-Horsfall 蛋白和肾小球滤过的白蛋白一起形成管型，阻塞肾小管，并由于其高渗作用导致肾小管上皮细胞变性、坏死，诱发"渗透性肾病"，导致急性肾衰竭。

(5) 提高血浆胶体渗透压血浆或血浆白蛋白等静脉输注：均可提高血浆胶体渗透压，促进组织中水分回吸收并利尿，如再用呋塞米加于葡萄糖溶液中缓慢静脉滴注，有时能获得良好的利尿效果。但由于输入的蛋白均将于 24～48h 内由尿中排出，可引起肾小球高滤过及肾小管高代谢，造成肾小球脏层及肾小管上皮细胞损伤、促进肾间质纤维化，轻者影响糖皮质激素疗效，延迟疾病缓解，重者可损害肾功能。故应严格掌握适应证，对严重低蛋白血症、高度水肿而又少尿(尿量<400ml/d)的 NS 患者，在必须利尿的情况下方可考虑使用，但也要避免过频过多。心力衰竭患者应慎用。

对 NS 患者利尿治疗的原则是不宜过快过猛，以免造成血容量不足、加重血液高凝倾向，诱发血栓、栓塞并发症。

2. 减少尿蛋白　持续性大量蛋白尿本身可导致肾小球高滤过、加重肾小管-间质损伤、促进肾小球硬化，是影响肾小球病预后的重要因素。已证实减少尿蛋白可以有效延缓肾功能的恶化。

血管紧张素转换酶抑制剂（ACEI）或血管紧张素受体拮抗剂（ARB），除可有效控制高血压外，均可通过降低肾小球内压和直接影响肾小球基膜对大分子的通透性，有不依赖于降低全身血压的减少尿蛋白作用。用 ACEI 或 ARB 降尿蛋白时，所用剂量一般应比常规降压剂量大，才能获得良好疗效。

（四）主要治疗（抑制免疫与炎症反应）

1. 糖皮质激素治疗　简称激素，用于肾脏疾病，主要是其抗炎作用。它能减轻急性炎症时的渗出，稳定溶酶体膜，减少纤维蛋白的沉着，降低毛细血管通透性而减少尿蛋白漏出；此外，尚可抑制慢性炎症中的增生反应，降低成纤维细胞活性，减轻组织修复所致的纤维化。糖皮质激素对疾病的疗效反应在很大程度上取决于其病理类型，微小病变的疗效最为迅速和肯定。使用原则和方案一般是：①起始足量：常用药物为泼尼松，口服 8 周，必要时可延长至 12 周；②缓慢减药：足量治疗后每 2～3 周减原用量的 10%，当减至 20mg/d 左右时症状易反复，应更加缓慢减量；③长期维持：最后以最小有效剂量再维持数月至半年。激素可采取全日量顿服或在维持用药期间两日量隔日一次顿服，以减轻激素的不良反应。水肿严重、有肝功能损害或泼尼松疗效不佳时，可更换为泼尼松龙口服或静脉滴注。根据患者对糖皮质激素的治疗反应，可将其分为"激素敏感型"（用药 8～12 周内 NS 缓解）、"激素依赖型"（激素减药到一定程度即复发）和"激素抵抗型"（激素治疗无效）三类，其各自的进一步治疗有所区别。

长期应用激素的患者可出现感染、药物性糖尿病、骨质疏松等不良反应，少数病例还可能发生股骨头无菌性缺血性坏死，需加强监测，及时处理。

2. 细胞毒性药物　激素治疗无效，或激素依赖型或反复发作型，可以细胞毒药物协助治疗。由于此类药物多有性腺毒性、肝脏损伤及大剂量可诱发肿瘤的危险，因此，在用药指征及疗程上应慎重掌握。目前此类药物中，环磷酰胺（CTX）和苯丁酸氮介（CB1348）临床应用较多。

3. 免疫抑制剂　临床上常用的免疫抑制剂有环孢霉素 A、他克莫司（FK506）、麦考酚吗乙酯和来氟米特等。

既往免疫抑制剂常与糖皮质激素联合应用治疗多种不同病理类型的 NS，近年来也推荐部分患者因对糖皮质激素相对禁忌或不能耐受（如未控制糖尿病、精神因素、严重的骨质疏松）及部分患者不愿接受糖皮质激素治疗方案或存在禁忌证的患者，可单独应用免疫抑制剂治疗（包括作为初始方案）某些病理类型的 NS，如局灶节段性肾小球硬化、膜性肾病、微小病变型肾病等。

应用糖皮质激素及免疫抑制剂（包括细胞毒药物）治疗 NS 可有多种方案，原则上应以增强疗效的同时最大限度地减少不良反应为宜。对于是否应用激素治疗、疗程长短，以及应否使用和选择何种免疫抑制剂（细胞毒药物）等应结合患者肾小球病的病理类型、年龄、肾功能和有否相对禁忌证等情况不同而区别对待，依据免疫抑制剂的作用靶目标，制定个体化治疗方案。近年来根据循证医学的研究结果，针对不同的病理类型，提出相应治疗方案。

肾病综合征（NS）营养代谢以蛋白质、脂质代谢紊乱最为显著，对机体危害也最严重。

儿童 NS 不同于成人，此阶段正是儿童生长发育的关键时期，蛋白质营养不良不仅严重影响其生长发育、生活质量及预后，也是增加并发症的重要因素。高脂血症对 NS 患者危害极大，会加速肾小球动脉硬化，增加缺血性心脏病及脑血管意外的危险性。因此，除药物治疗外，营养治疗非常重要，其为综合治疗的重要组成部分。合理的营养干预能保护肾功能，预防肾功能进一步损害。

四、肾小管疾病

肾小管的功能是重吸收肾小球滤液中的水、电解质、葡萄糖、氨基酸和蛋白质。同时排泌氢、钾、尿酸和其他代谢产物，维持体内酸碱和电解质平衡。肾小管的某一项或几项功能有缺陷或障碍，均可引起机体内环境的变化。肾小管疾病病因复杂，表现多样，营养治疗主要是对症治疗，终生治疗。其治疗目的是补充丢失的水分、电解质和营养素。

(1)肾小管疾病的临床表现

1)肾浓缩功能受损：表现为多尿、尿崩、烦渴、失水及低渗尿等。

2)肾酸化功能障碍：表现为高血氯性代谢性酸中毒、头晕、乏力纳差、恶心、尿呈碱性。

3)肾小管重吸收功能缺陷：表现为低钾、低钠、低钙和低镁。治疗原则是治疗沟通原发病和维持水、电解质平衡。

(2)肾小管疾病的治疗

治疗原发病和维持水、电解质平衡。

此处主要介绍肾小管酸中毒。

因远端肾小管管腔与管周液间氢离子(H^+)梯度建立障碍，和(或)近端肾小管对碳酸氢盐离子(HCO_3^-)重吸收障碍导致的酸中毒，即为肾小管酸中毒(renal tubular acidosis，RTA)。部分患者虽已有肾小管酸化功能障碍，但临床尚无酸中毒表现，此时则称为不完全性 RTA。

依据病变部位及发病机制，将 RTA 区分为近端 RTA、低血钾型远端 RTA 及高血钾型远端 RTA。现分别做一简介。

(一)低血钾型远端 RTA

此型 RTA 最常见，又称为经典型远端 RTA 或 I 型 RTA。

1. 病因及发病机制　此型 RTA 系由远端肾小管酸化功能障碍引起，主要表现为管腔与管周液间无法形成高 H^+ 梯度。致此障碍的主要机制有：① 肾小管上皮细胞 H^+ 泵衰竭，主动泌 H^+ 入管腔减少(分泌缺陷型)；②肾小球上皮细胞通透性异常，泌入腔内的 H^+ 又被动扩散至管周液(梯度缺陷型)。

此型 RTA 儿童患者常由先天遗传性肾小管功能缺陷引起，而成人却常为后天获得性肾小管-间质疾病导致，常见于慢性间质性肾炎。

2. 临床表现

(1)高血氯性代谢性酸中毒：由于肾小管上皮细胞泌 H^+ 入管腔障碍或管腔中 H^+ 扩散返回管周，故患者尿中可滴定酸及铵离子(NH_4^+)减少，尿液不能酸化至 pH<5.5，pH 下降，血清氯离子(Cl^-)增高。但是，阴离子间隙(AG)正常，此与其他代谢性酸中毒不同。

(2)低钾血症：管腔内 H^+ 减少，从而钾离子(K^+)替代 H^+ 与钠离子(Na^+)交换，使 K^+ 从尿中大量排出，导致低钾血症。重症可引起低钾性麻痹、心律失常及低钾性肾病(呈现多尿及尿浓缩功能障碍)。

(3)钙磷代谢障碍:酸中毒能抑制肾小管对钙的重吸收,并使 $1,25(OH)_2D_3$ 生成减少,因此患者出现高尿钙、低血钙,进而继发甲状旁腺功能亢进,导致高尿磷、低血磷。严重的钙磷代谢紊乱常引起骨病(骨痛、骨质疏松及骨畸形)、肾结石及肾钙化。

3. 诊断 出现 AG 正常的高血氯性代谢性酸中毒、低钾血症,化验尿中可滴定酸和(或) NH_4^+ 才减少,尿 pH>5.5,远端 RTA 诊断即成立。如出现低血钙、低血磷、骨病、肾结石或肾钙化,则更支持诊断。

对不完全性远端 RTA 患者,可进行氯化铵负荷试验(有肝病者可用氯化钙代替),若获阳性结果(尿 pH 不能降至 5.5 以下)则本病成立。另外,尿与血二氧化碳分压比值(尿 $PaCO_2$/血 $PaCO_2$)测定、中性磷酸盐试验、硫酸钠试验及呋塞米试验等,对确诊远端 RTA 均有帮助。

4. 治疗 病因明确的继发性远端 RTA 应设法去除病因。针对 RTA 应予下列对症治疗:①纠正酸中毒:应补充碱剂,常用枸橼酸合剂(枸橼酸 100g,枸橼酸钠 100g,加水至 1000ml),此合剂除补碱外,尚能减少肾结石及钙化形成。亦可服用碳酸氢钠。②补充钾盐:常口服枸橼酸钾。③防治肾结石、肾钙化及骨病:服枸橼酸合剂后,尿钙将主要以枸橼酸钙形式排出,其溶解度高,可预防肾结石及钙化。对已发生严重骨病而无肾钙化的患者,可应用钙剂及骨化三醇[$1,25(OH)_2D_3$]治疗。

(二)近端肾小管酸中毒

此型 RTA 也较常见,又称 II 型 RTA。

(1)病因及发病机制:此型 RTA 系由近端肾小管酸化功能障碍引起,主要表现为 HCO_3^- 重吸收障碍。致此障碍的主要机制有:①肾小管上皮细胞管腔侧 Na^+-H^+ 交换障碍(近端肾小管对 HCO_3^- 重吸收要依靠此 Na^+-H^+ 交换);②肾小管上皮细胞基底侧 Na^+-HCO_3^- 协同转运(从胞内转运入血)障碍。

此型 RTA 也可由先天遗传性肾小管功能缺陷及各种后天获得性肾小管-间质疾病引起,儿童以前者为主,成人以后者为主。近端 RTA 虽可单独存在,但是更常为复合性近端肾小管功能缺陷(Fanconi 综合征)的一个组成。

(2)临床表现:与远端 RTA 比较,它有如下特点:①虽均为 AG 正常的高血氯性代谢性酸中毒,但是化验尿液可滴定酸及 NH_4^+ 正常,HCO_3^- 增多。而且,由于尿液仍能在远端肾小管酸化,故尿 pH 常在 5.5 以下。②低钾血症常较明显,但是,低钙血症及低磷血症远比远端 RTA 轻,极少出现肾结石及肾钙化。

(3)诊断:出现 AG 正常的高血氯性代谢性酸中毒、低钾血症,化验尿中 HCO_3^- 增多,近端 RTA 诊断即成立。对疑诊病例可做碳酸氢盐重吸收试验,患者口服或静脉滴注碳酸氢钠后,HCO_3^- 排泄分数>15%即可诊断。

(4)治疗:能进行病因治疗者应予治疗。纠正酸中毒及补充钾盐与治疗远端 RTA 相似,但是碳酸氢钠用量要大(6~12g/d)。重症病例尚可配合服用小剂量氢氯噻嗪,以增强近端肾小管 HCO_3^- 重吸收。

(三)高血钾型远端肾小管酸中毒

此型 RTA 较少见,又称III型 RTA。

(1)病因及发病机制:本病发病机制尚未完全清楚。醛固酮分泌减少(部分患者可能与肾实质病变致肾素合成障碍有关)或远端肾小管对醛固酮反应减弱,可能起重要致病作用,为此肾小管 Na^+ 重吸收及 H^+、K^+ 排泌受损,而导致酸中毒及高钾血症。本型 RTA 虽可见于先天遗传性肾小管功能缺陷,但是主要由后天获得性疾病导致,包括肾上腺皮质疾病和(或)肾小管-间质疾病。

(2)临床表现:本型 RTA 多见于某些轻、中度肾功能不全的肾脏患者(以糖尿病肾病、梗阻性肾病及慢性间质性肾炎最常见)。临床上本病以 AG 正常的高血氯性代谢性酸中毒及高钾血症为主要特征,其酸中毒及高血钾严重度与肾功能不全严重度不成比例。由于远端肾小管泌 H^+ 障碍,故尿 NH_4^+ 减少,尿 pH>5.5。

(3)诊断:轻、中度肾功能不全患者出现 AG 正常的高血氯性代谢性酸中毒及高钾血症,化验尿 NH_4^+ 产生减少,诊断即可成立。血清醛固酮水平降低或正常,后者见于远端肾小管对醛固酮反应减弱时。

(4)治疗:除病因治疗外,针对此型 RTA 应予如下措施。①纠正酸中毒:服用碳酸氢钠。纠正酸中毒亦将有助于降低高血钾。②降低高血钾:应进低钾饮食,口服离子交换树脂,并口服利尿剂呋塞米(furosemide)。出现严重高血钾(>6.5mmol/L)时应及时进行透析治疗。③肾上腺盐皮质激素治疗:可口服氟氢可的松(fludrocortisone),低醛固酮血症患者每日服 0.1mg,而肾小管抗醛固酮患者应每日服 0.3~0.5mg。

五、糖尿病肾病

糖尿病肾病(diabetic nephropathy,DN)是糖尿病(diabetes mellitus,DM)最严重和最常见的微血管并发症之一,在 DM 患者中的发病率为 20%~40%,病变主要累及肾脏小血管和肾小球,引起蛋白尿排泄和滤过异常,同时它可加速其他并发症的发生、发展,是危害患者生存质量的主要因素,导致患者死亡的主要原因之一,是导致终末期肾病(end-stage renal disease,ESRD)的主要原因。在美国,DN 是导致 ESRD 的首要原因,在欧洲则是引起 ESRD 的第二位原因,在中国由 DN 造成的肾衰竭患者比非糖尿病者高 17 倍,DN 已成为导致 ESRD 的第三位元凶,是重大的公共卫生问题。国内的资料显示:DN 营养不良发生率约 50%,DN 尿毒症患者营养不良发生率约 60%,DN 患者的营养问题是值得关注的问题(图 5-1)。

(一)营养不良发生原因

1. 蛋白生成减少 糖尿病患者由于体内胰岛素缺乏或存在胰岛素抵抗,导致肌细胞内蛋白合成障碍;由尿毒症毒素、胃肠自主神经功能紊乱等引起的食欲不佳可导致蛋白摄入不足。另外,低蛋白饮食也减少蛋白摄入。营养不良本身又可引起胃肠道水肿,进一步影响胃肠道对营养物质的吸收。

2. 蛋白丢失增加 DN 患者多存在大量蛋白尿,长期大量丢失蛋白。进行。肾脏替代治疗的尿毒症患者透析时也会导致体内氨

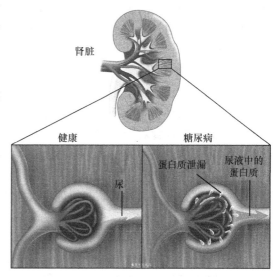

图 5-1 糖尿病会影响肾脏

基酸的丢失。据研究每次血液透析丢失氨基酸 10～12g，蛋白质 1～3g（包括血液丢失）。

3. 生长激素/胰岛素样生长因子-1（insulin-like growth factor，IGF-1）**系统紊乱** 透析导致营养素丢失并影响消化功能，再加上透析不充分、出现生物不相容反应和透析并发症等将加重营养不良。血清胰岛素样生长因子-1（IGF-1）是具有类似生长激素（GH）和胰岛素作用的血清因子。研究显示，DN 患者普遍存在 IGF-1 水平的下降及 GH 的代偿性增高，其作用机制尚不明确。而 IGF-1 有减少蛋白质的分解代谢、增强肝脏、肌肉摄取外源性氨基酸和葡萄糖，促进蛋白质合成的作用，因此低 IGF-1 的水平与氮平衡呈负相关。研究显示，2 型 DN 组患者的血清 IGF-1、血清白蛋白水平明显低于肾小球肾炎肾衰竭组，并且随访 3 个月后 2 型 DN 组患者上下肢肌肉的消耗量普遍大于肾小球肾炎肾衰竭组，证实了 IGF-1 的下降在蛋白质-能量营养不良中的重要作用。

（二）营养治疗

2009 年美国肠外与肠内营养学会提出营养治疗的概念，营养治疗可以使机体细胞获得所需的营养底物，保持或改善组织、器官的功能和结构，纠正氮平衡，免疫调控，降低炎症反应，从而改善患者生存率。免疫营养的应用：在标准营养配方中补充一些特殊营养素，如谷氨酰胺、鱼油等，不仅能防治营养不良，而且还可刺激机体免疫细胞增强应答功能，维持免疫平衡，调控细胞因子和炎症介质的产生和释放，减轻炎症反应，保护肠黏膜屏障功能等，这一概念称之为免疫营养。

糖尿病肾病（DN）的综合治疗措施遵循"五驾马车"方案，即饮食疗法、运动疗法、药物疗法、糖尿病教育、自我监测。其中饮食治疗是基础，对 DN 患者实行个体化营养治疗，指导患者掌握合理的营养治疗方法是实现 DN 患者自身有效控制的关键。

1. DN 营养的治疗目的和原则 纠正氨基酸比例失调，达到正氮平衡，防止营养不良。降低心血管疾病的危险因素，严格控制血压，延缓 DN 的进展。改善整体健康状况，提高患者的生活质量。保证维生素和膳食纤维的摄入，三餐营养素合理分配。实行个体化营养治疗。早在 1869 年即开始采用限制饮食蛋白疗法来治疗肾脏疾病。近年来蛋白动力学研究发现，CRF 患者若不限制蛋白质摄入，其蛋白质分解率将上升，支链氨基酸水平降低，易产生负氮平衡。2007 年的一项荟萃分析对包括了 1400 例患者的 7 个对照研究进行比对后发现，每日蛋白入量（daily protein intake，DPI）每减少 0.2g/(kg·d)，肾脏疾病患者死亡率便下降约 49%。

2. 营养教育

（1）低蛋白饮食（low protein diet，LPD）：是 DN 治疗的重要手段之一，低蛋白饮食减缓肾功能下降的进程和(或)降低蛋白尿，并且相较于非糖尿病患者，DN 的患者此作用更加明显。高蛋白饮食对于肾脏的主要影响为增加肾小球内压、造成肾脏的高灌注状态，因此造成肾脏血流动力学改变，从而导致肾功能逐渐下降，合理的 LPD 可以有效延缓 DN 的进展，减轻尿毒症症状，改善 DN 的预后。同时 LPD 还可以减轻高磷血症、代谢性酸中毒、高钾血症和其他电解质紊乱。在保证患者营养的同时限制含氮废物的产生，避免了尿毒症症状和其他并发症的发生。有证据表明 LPD 可延缓肾衰竭的进展并推迟进入透析治疗的时间。低蛋白饮食还可以减少高磷血症、代谢性酸中毒、高钾血症和其他电解质紊乱的产生。此外，在摄入的蛋白中，至少 50% 应是高生物价蛋白，其主要来源为肉类、豆类及蔬菜。进行肾脏替代治疗患者摄入的总能量与蛋白质的比例要提高，可给予鸡蛋、牛奶等动物蛋白，并适当多补充含铁高、维生素丰富的食物。少食富含非必需氨基酸的植物性食品（如谷物类、坚果等）；某些植物蛋白，如大豆蛋白不仅必需氨基酸含量较高，而且能减轻蛋白尿，降低肾小球硬化率和死亡率。由于肾脏替代治疗患者中营养不良的发生率很高，且为导致预后不良、死亡率增高的重要因素，在此阶段应特别重视患者的营养状况，必要时给予肠内或肠外营养治疗。

（2）能量摄入：DN 患者应摄入足够能量。由于 DN 患者蛋白摄入受限，必须摄入足够的糖类及脂肪保证足够的热量。有证据显示，给予 146.44kJ/(kg·d) 的能量摄入，对于维持正氮平衡、提高血清白蛋白浓度及人体测量参数、增加蛋白质的利用度是必需的。60 岁以上老年患者由于活动力降低，其每日能量摄入减少至 125.5～146.4kJ/(kg·d)。但肥胖患者的热量摄入应适当减少。在 DN 患者每日摄入的总热量中各营养素的比例应为脂肪 30%，蛋白质 10%，其余热量由糖类供给。DN 患者本身存在糖代谢紊乱，尽量选择升血糖作用较低的糖类并注射胰岛素以控制高血糖。既要满足营养需求，防止营养不良的发生，又要控制相应的能量摄入。一般按照 3035 kcal/kg 计算基本能量摄入，再根据身高、体质量、性别、年龄、活动度和应激情况调整为个体化能量标准。极低能量饮食（<800 kcal/d）可迅速控制体质量，但易出现反弹，不适宜长期治疗。推荐选用热量高而蛋白质含量相对低的根茎类食物，如土豆、山芋、藕粉、山药、粉丝、南瓜等；使用高淀粉类食物，如麦淀粉。参考血糖生成指数（glycemic index，GI），减轻血糖波动。GI 是表示某种食物升高血糖效应与标准食品（通常为葡萄糖）升高血糖效应之比。研究表明，GI 在 DN 患者的个体营养治疗中发挥作用，降低心血管疾病的患病风险，食物交换份法与 GI 联合应用可使糖尿病控制达标率明显提升。

（3）脂肪和嘌呤：选用植物油（如葵花油、橄榄油等），每日摄入量控制在 60～70g 以内。膳食胆固醇摄入应<300mg，血脂异常者应<200mg。足量的多不饱和脂肪酸（多不饱和脂肪酸/单不饱和脂肪酸>1，摄入量限制在总能量 10%以内）。限制高嘌呤食物，如芹菜、菠菜、花生、各种肉汤及动物内脏。

三大营养素的比例：脂肪供能占 30%，以多不饱和脂肪酸为宜，推荐每周食用 3 次冷水鱼，如鲑鱼，并以鸡肉代替红肉（如牛肉），推荐用橄榄油、茶籽油等。蛋白质提供的能量不超过 10%，选择高生物价蛋白，如肉类、豆类和蔬菜；食用膳食纤维丰富的食物有利于改善高糖及高脂状态。糖类供能 60%，约相当于 4～6 两的生粮食。淀粉是面粉、绿豆和红薯等抽出其蛋白质后的产物，麦淀粉中植物蛋白含量低，选用升血糖作用较低的糖类类型。

（4）盐和钾的摄入：低盐饮食不仅有利于血压的控制，更有利于早期肾脏病的控制及减轻水肿症状，最好 2～3g/d，应少食含钠盐丰富的食物，如味精、各种腌制咸菜、酱油、火腿、腊肉、熏肠、虾皮、腐乳、豆制品。

（5）丰富的膳食纤维、维生素和矿物质：膳食纤维不产生热量，具有降糖、降脂、保持大便通畅、毒素排泄，维持人体代谢平衡，并减少饥饿感。每日增加膳食纤维的摄入（30～40g/d），适当多吃粗粮（如玉米面、荞麦面）、芋头、海带丝、某些水果、蔬菜等。维生素：需要量与正常人相同，包括 B 族维生素、维生素 C、β-胡萝卜素。矿物质：供给丰富的钙、磷、铜、碘、镁、锌、铬，其中铬参与葡萄糖耐量因子的组成，能促进胰岛素发挥作用，锌与胰岛素活性有关，常见于粗粮、豆制品、红肉、海产品和肝脏。硒降低脂质过氧化。

（6）合理饮水：一般每日入液量为前一日的尿量加上 500ml，量出为入。

(7)药膳食疗应用：是指在中医辨证配膳理论指导下，由药物、食物和调料三者精制而成的一种既有药物功效，又有食品美味，用以防病治病，强身益寿的特殊食品。研究显示：中医食疗药膳可明显降低 DN 的临床症状，改善机体的不良代谢状态，能有效控制餐后血糖。在终末期肾衰竭维持性血液透析患者中，每日安全的蛋白摄入水平是 $1.2g/(kg\cdot d)$。而由于维持性腹膜透析患者的营养素丢失较之血液透析患者更为严重，因此其蛋白摄入量可适量增加至 $1.2\sim1.3g/(kg\cdot d)$。由于在肾脏替代治疗患者中营养不良的发生率高，且为导致预后不良、死亡率增高的重要因素，因此在此阶段应特别重视患者的营养状况。必要时给予肠内或肠外营养支持治疗。肠内营养支持治疗适用于无法达到每日推荐蛋白及热量摄入量的患者。营养液必须包含蛋白质、氨基酸、糖类、脂肪、矿物质、维生素及微量元素。对于透析患者，提供热量比重应为 $6.3\sim8.4kJ/ml$。同时为预防高血钾及高磷，营养液应适量减少所含钾、磷成分。当肠内营养无法维持患者营养状况时，给予肠外营养。

在 DN 肾功能不全的患者给予低蛋白饮食治疗的同时，可添加酮酸/必需氨基酸治疗。例如，α-酮酸、α-羟酸及氨基酸的混合制剂开同(ketosterilò)能提供肾功能不全患者常缺乏的 10 种氨基酸(8 种必需氨基酸及组氨酸、酪氨酸)，同时配方中的 α-酮酸、α-羟酸以钙盐的形式存在，可同时补充钙质，有利于改善高磷血症及继发性甲状腺功能亢进症。近期研究显示，α-酮酸配伍低蛋白饮食可明显减少早期 DN 患者尿白蛋白排泄量，减轻肾小管损害。

六、急性肾功能衰竭

急性肾功能衰竭(acute renal failure，ARF)是指肾小球滤过率(GFR)突然或持续下降，引起氮质代谢物体内潴留，水、电解质和酸碱平衡紊乱，导致全身各系统并发症的临床综合征。肾功能下降可发生在原来无肾脏病的患者，也可发生在病情稳定的慢性肾脏病患者，突然肾功能急剧恶化。预后严重，是威胁生命的主要病症之一。

(一)常见病因

(1)严重感染、创伤、大手术后、急性心肌梗死、急性左心衰竭等，在休克基础上肾血流量减少，导致急性肾衰竭。

(2)输血或血管内溶血反应。

(3)由外源性肾毒素引起，包括生物毒素(青鱼胆、蛇毒、毒蕈碱等)、化学毒素(砷、铅、镉、甲醇、四氯化碳等)、X 线造影剂、不适当应用抗生素(磺胺类、先锋霉素和卡那霉素等)。

(4)由其他病所引起，如肝病末期、流行性出血热、妊娠中毒等。

急性肾功能衰竭代谢特点：高分解，负氮平衡，代谢紊乱。

(二)临床表现

急性肾小管坏死(acute tubular necrosis，ATN)是肾性 ARF 最常见的类型，根据临床过程可分为起始期、持续期和恢复期。

1. 起始期 此期患者尚未发生明显的肾实质损伤，可能处于 ARF 高危阶段或损伤阶段。起始期的长短依病因和程度的不同而不同，通常为数小时到数天，此时肾病常为可逆性，但随着肾小管上皮发生明显损伤，GFR 突然下降，可出现容量过多，并出现电解质和酸碱平衡紊乱的症状和体征，则进入持续期。

2. 持续期 此期已处于损伤阶段或衰竭阶段，一般为 1～2 周，也可更长时间。GFR 保持在低水平。许多患者出现少尿(<400ml/d)，部分甚至无尿(<100ml/d)。但也有些患者没有少尿，尿量在 400ml/d 以上，称为非少尿型急性肾损伤，随着肾功能减退，临床上均可出现一系列尿毒症的临床表现。

(1)消化系统：食欲减退、恶心、呕吐、腹胀、腹泻等，严重者可发生消化道出血。

(2)呼吸系统：除感染的并发症外，因容量负荷过多，可出现呼吸困难、咳嗽、憋气、胸痛等症状。

(3)心血管系统：包括高血压、心律失常、低血压、心肌病变、充血性心力衰竭的表现等。急性左心衰竭是持续期 ATN 患者常见的死亡原因。

(4)神经系统：可出现意识障碍、躁动、谵妄、抽搐、昏迷等尿毒症脑病症状。

(5)血液系统：可表现为轻中度贫血，并可有出血倾向。

(6)水、电解质和酸碱平衡紊乱：可表现为①代谢性酸中毒：主要是因为非挥发性酸代谢产物排泄减少，肾小管泌酸产氨和保存碳酸氢钠的能力下降所致。②高钾血症：除肾排泄钾减少外，酸中毒、组织分解过快也是主要原因；另外，输入陈旧血等医源性因素均可加重高钾血症。高钾血症可出现恶心、呕吐、四肢麻木等感觉异常及心率减慢，严重者可出现神经系统表现，如血钾浓度在 6mmol/L 以上时，心电图可现实高尖 T 波，随血钾进一步升高可出现严重的心律失常，直至心室颤动。③水钠平衡紊乱：持续期 ATN 患者由于 GFR 下降及易出现体内水钠潴留，如水过多、大量应用利尿剂则可引起低钠血症。此外还可有低钙、高磷血症。

(7)感染：是 ARF 常见的并发症，常见的感染部位包括肺部、尿路、腹腔及手术部位。

3. 恢复期 肾小管细胞再生、修复，肾小管完整性恢复。GFR 逐渐回复正常或接近正常，此期尿量呈进行性增加，少尿或无尿患者尿量进入 500ml/d 即进入恢复期。部分患者出现多尿，每日尿量超过 2500ml/d，通常持续 1～3 周，继而再恢复正常。多尿期有时由于排钾过多或使用排钾利尿剂、摄入减少等造成低血钾，如血清钾<3mmol/L 时患者可出现疲乏、恶心、呕吐、腹胀、肠蠕动减弱或消失、严重者可出现呼吸肌麻痹、定向力障碍及嗜睡、昏迷。心电图可见 T 波宽而低、QT 间期延长、出现 U 波，甚至出现心室颤动、心搏骤停，肾小管重吸收功能较肾小球滤过功能恢复迟缓且滞后，多数肾小管功能完全恢复需 3 个月以上，少数患者遗留不同程度的肾结构和功能损伤。

(三)营养教育

营养教育是急性肾衰治疗的重要措施，目的是通过合理的膳食调配，提供患者适宜的能量和各种营养素，以维持氮平衡，降低分解代谢，增强机体抵抗力，从而减轻氮质血症、酸中毒和高钾血症。ARF 时，体内蛋白质处于高分解代谢状态，加之能量摄入不足，更加速了蛋白质的分解，每日可丢失蛋白质 150～200g，甚至更多。而病情需要又应限制蛋白质的摄入，导致机体呈现负氮平衡，易发生营养不良、机体抵抗力下降。同时，蛋白质的大量分解，也加剧了氮质代谢产物在体内的潴留。

1. 供给优质蛋白质 ARF 少尿期的患者食欲较差，很难满足高热量的要求。如病情较轻时，热量供给应以易消化的糖类为主，可采用水果、麦淀粉面条、麦片或其他麦淀粉点心，加少量米汤或稀粥，要减少蛋白质和非必需氨基酸的摄入，减轻肾脏负担，防止氮质滞留加重。蛋白质要尽量给予优质蛋白，以高生物价低蛋白为原则，根据尿素氮的情况确定每日供给蛋白质的量。可适量采用瘦肉类，鱼、鸡、虾等动物蛋白质交替使用，以调节患者的口味。

2. 根据血生化变化供给矿物质　少尿期和多尿期由于排尿量异常、机体所处的高分解状态和摄入量不足均可导致严重的矿物质代谢紊乱，其表现：①少尿、高分解代谢状态和酸中毒导致高钾血症，进入多尿期随着尿量增加又可能发生低血钾；②低血钙和高血磷；③少尿期可出现稀释性低钠和低氯血症；重症患者可出现高镁血症，导致肌力下降及轻度昏迷，根绝具体血生化指标变化限制或者补充各种电解质。

3. 能量　由于能量摄入严重不足和机体在应激状态下的高分解代谢，使患者的能量代谢处于负氮平衡状态，若不及时补给，将会影响机体的抵抗力。如患者胃肠道反应剧烈，短期内可从静脉补给，以葡萄糖为主，并根据尿量决定饮食中的摄入量。

4. 限制水的摄入　少尿期时，要严格限制各种水分的摄入，以防止体液过多而引起急性肺水肿或稀释性低钠血症。食物的含水量要加以计算，如 1g 蛋白质生水 0.43ml，1g 脂肪生水 1.07ml，1g 糖类生水 0.55ml。要记录饮水量和尿量，根据体液排出量决定每日的摄入量。多尿期时，尿量增多，血尿素氮下降，食欲日渐好转，适当增加营养可以加速机体修复。多尿期时应注意补充水和电解质，每日饮水 1000ml 左右，静脉补液时，再加上前一日的尿量计算。要注意给予维生素制剂。

5. 恢复期时，血肌酐和血尿素氮逐渐下降，而膳食中的蛋白质可以逐步提高，必要时可给予氨基酸注射液。氨基酸注射液中含有异亮氨酸、亮氨酸、赖氨酸、蛋氨酸、缬氨酸、精氨酸、组氨酸等，支链氨基酸应占必需氨基酸的 40%～50%，才有利于肌肉蛋白的合成。

七、慢性肾功能衰竭

慢性肾功能衰竭(chronic renal failure，CRF)又称慢性肾功能不全，是指各种原因造成的慢性进行性肾实质损害，致使肾脏明显萎缩，不能维持其基本功能，临床出现以代谢产物潴留，水、电解质、酸碱平衡失调，全身各系统受累为主要表现的临床综合征。从原发病起病到肾功能不全的开始，间隔时间可为数年到十余年。慢性肾衰竭是肾功能不全的严重阶段。其发病原因可因肾小球疾病、肾间质疾病、免疫性疾病；也可因高血压、糖尿病、药物中毒等引起。在此过程中，肾功能持续性地出现不可逆的损害，最终导致肾脏不能维持正常功能，出现氮质代谢产物潴留，水、电解质紊乱和酸碱平衡失调，危及生命。

(一)临床表现

轻重与肾小球的滤过率(GFR)和血肌酐(Scr)水平有关，从 GFR、肌酐、血尿素氮(BUN)和水、电解质的变化可知疾病的预后。慢性肾脏疾病包括原发性和继发性肾脏疾病，如各种肾小球疾病、间质性肾炎、糖尿病肾病、高血压肾病等各种原因的肾脏疾病呈慢性进行性进展的趋势，病程长，治疗过程复杂。近年来，随着人口老龄化进程加快，各种肾脏疾病的发病率增加，肾脏病患者总数在快速增长，患者需要的药物治疗、肾脏替代治疗，如血液透析、腹膜透析、肾移植等费用大大增加，带来严重的经济和社会问题，需要引起高度重视。除了正确的临床治疗外，合理的饮食配合能延缓疾病进展，提高生活质量，延长寿命。

1992 年全国肾脏疾病会议将 CRF 分为四期。

1. 一期　为肾功能不全代偿期，GFR 下降，但>50ml/min，Scr 尚正常，<178μmol/L（2mg/dl），（BUN）<9mmol/L（25mg/dl）。临床可无症状或很轻。这是肾功能储备功能减退期。

2. 二期　为肾功能早期失偿期（氮质血症期），GFR 进一步下降，25～50ml/min，Scr178～445μmol/L（2～5mg/dl），BUN9mmol/L（25mg/dl）。临床出现消化道症状和贫血，此为尿毒症前期。

3. 三期　为肾衰竭期（尿毒症早期），GFR<25ml/min，Scr>445μmol/L（5mg/dl），BUN>20mmol/L（55mg/dl）。此为尿毒症期。临床表现氮质血症、水电解质紊乱和各系统症状。

4. 四期　为肾衰竭终末期（尿毒症），GFR<10ml/min，Scr>700μmol/L（8mg/dl），BUN>40mmol/L（100mg/dl）。

CRF 的临床表现是 GFR 下降代谢废物不能排除，在体内积聚的结果。食欲差，营养物质摄入不足，水、电解质和酸碱平衡失调，各系统功能紊乱，蛋白合成减少，分解加速，更加重营养不良和氮质血症。

（二）营养教育

对慢性肾脏病（chronic kidney disease，CKD）患者进行合理的饮食和营养干预可减缓肾病进展，改善患者营养不良的发生率并最终改善患者预后，已成为 CKD 治疗的重要课题。CKD 是指肾损害持续 3 个月以上。肾损害是指肾脏形态或功能异常，无论有无 GFR 低下。肾损害的诊断：①通过肾组织病理学进行诊断；②通过肾损害的标志物进行诊断（包括血液、尿液检查，影像学的特征）；③GFR<60ml 持续 3 个月以上，无论有无肾损害（满足 1、2 项中任意 1 项）。

1. 营养教育目的　延缓疾病进展、维持良好的营养状态、维持水电解质和酸碱平衡、维持钙磷平衡、减少并发症，促进康复、保持良好的治疗和生存质量。

我国 CKD 的患病率为 8%～10%。国内每年需要肾移植或透析的终末期肾病（ESRD）患者约 10 万例，且患病率还在继续增长，患病年龄日趋年轻化。目前受肾源限制能进行肾移植的 ESRD 患者极少，透析是其主要手段。而透析给患者本人及其家庭、社会保障部门乃至整个社会带来了沉重的经济负担和巨大的精神负担。无论是透析还是透析前的 CKD 患者，营养不良及代谢紊乱均相当常见。在 GFR<35ml/min 时，45%～64%的 CKD 患者发生营养不良，而 ESRD 患者中有 9.6%死于严重营养不良。因而，重视营养治疗是改善 CKD 患者生存质量及预后的不可忽视的重要方面。

2005 年发布的《慢性肾脏病蛋白营养治疗专家共识》就对低蛋白饮食在 CKD 的应用及提供合理的 CKD 饮食治疗方案进行了阐述。非透析期的 CKD 患者营养治疗的目的是减少体内含氮代谢产物、缓解临床症状、改善营养状况，从而延缓 CKD 的进展，推迟进入透析期。透析期的 CKD 患者营养治疗的主要目的是补充由透析丢失的营养、改善营养状况。世界卫生组织（WHO）统计，在影响健康的众多因素中，膳食营养因素占 13%。主要环境因素在肿瘤发生中的权重：营养饮食因素占 35%。治疗膳食营养相关的慢性疾病的花费占我国 GDP 的 2.4%。营养不良通常指蛋白质-能量营养不良（protein energy malnutrition，PEM），即能量和（或）蛋白质摄入不足或吸收障碍，造成特异性的营养缺乏症状。营养不良是世界范围内住院患者普遍存在的问题。

2. 营养教育原则　①充足的能量：30～35kcal/（kg·d）。②严格限制蛋白质：根据内生肌酐清除率和血尿素氮含量来考虑膳食中蛋白质的供应量。最低供给量为 0.3～

0.5g/(kg·d)，其中 50%以上应为优质蛋白质。③适宜的脂肪：总热能的 30%，胆固醇<300mg/d。④适宜的糖类：增加复合糖类，减少单糖，注意液体入量。低盐、低磷、充足维生素。肾衰竭时，常合并低钙高磷血症，促使磷酸钙在肾组织和软组织沉积，引起肾硬化。高磷血症可刺激甲状旁腺功能亢进，应给予低磷饮食，每日<600mg。

(1) 少尿期或无尿期的膳食治疗原则：①充足的能量：30～35kcal/(kg·d)；②高生物价低蛋白饮食：15～20g/d；③充足的维生素和适宜的矿物质；限制钠盐摄入；④严格控制入液量：前一日尿量+ 500ml；⑤肠内营养为主，必要时静脉营养。

(2) 多尿期的膳食治疗原则：①充足的热能：30～35kcal/(kg·d)。②限制蛋白质：0.5～0.8g/(kg·d)，其中优质蛋白质应占 50%以上；③补水要慎重：液体的摄入量=前一日的尿量–500ml；④因钾随尿液排出较多，应注意血钾变化并适当增加含钾丰富的蔬菜和水果。

(3) 恢复期的膳食治疗原则：①充足的能量：30～35kcal/(kg·d)。②逐渐增加蛋白质：可随血尿素氮下降而提高；开始按 0.5～1.0g/(kg·d)供给，随着病情好转，可逐步增至≥1.0g/(kg·d)，以保证组织修复的需要；其中高生物价蛋白质应占总蛋白的 1/3～1/2。正常供给钠、钾、水。

3. 营养教育措施

(1) 供给充足糖类：CKD 患者的能量绝大部分由糖类和脂肪提供。摄入充足的糖类可避免能量营养不良的发生，同时可将脂肪摄入量限制在合适的范围内。但 CKD 患者大多存在糖代谢异常，导致糖耐量受损、胰岛素抵抗及胰岛素分泌障碍。由于肾脏功能受损，胰岛素的清除也存在异常。当 GFR<40ml / (min·1.73m^2) 时，胰岛素的肾脏清除率即开始下降，此时患者的空腹血糖可能正常，但容易出现自发性低血糖。由于胰岛素半衰期长，对于极低糖类的饮食方案往往难以耐受。建议 CKD 患者糖类供能量应占全天总能量的 55%～65%，在保证主食或主食替代物摄入量的同时，尽量多选用高膳食纤维、低血糖指数的食物。

(2) 供给适量脂肪：CKD 患者脂肪代谢异常常见，尤其多见于肾病综合征及透析患者。高三酰甘油血症能增加胰岛素抵抗，从而影响糖类及蛋白质代谢。目前关于血脂异常与CKD 进展的研究不多。研究发现，1 型糖尿病肾病患者的胆固醇水平是 CKD 进展的独立危险因素。因此，控制饮食中脂肪摄入也很重要。一般情况下脂肪供能量应占全日总能量的 25%～30%。由于低蛋白质饮食的应用，非透析期 CKD 患者脂肪的供能比例可适当增加，但应以不超过 35%为宜。同时应注意使不饱和脂肪酸/饱和脂肪酸≥1。

(3) 补充足量维生素：CKD 患者维生素 B$_2$、叶酸及维生素 D 的肠道吸收减少，代谢及活性发生改变。目前仍没有明确的证据证明 CKD 患者如何应用维生素。对于非透析 CKD 患者，每日补充以下维生素可能能够预防或纠正维生素缺乏，包括 5mg 维生素 B$_6$、1mg 叶酸、60mg 维生素 C 及其他一些建议正常人补充的水溶性维生素。血浆内维生素 D 应该>30mg/L。不推荐常规补充维生素 A、维生素 K。透析患者的水溶性维生素可能从透析液中丢失，因此其水溶性维生素补充量应该适当增加，包括75～90mg 维生素 C、10～50mg维生素 B$_6$ 及 1～5 mg 叶酸。

(4) 按需供给水和电解质：CKD 患者出现水电解质代谢紊乱。广义上讲，代谢紊乱实质上也是营养失调。因此，纠正这些紊乱也可看作是营养治疗。对于 3～4 期的 CKD 患者，如伴有高血压应控制钠摄入 (<100mmol/d)；无高血钾可不用限制钾的摄入，如血钾>6.0mmol/L，钾摄入量应控制在 1mmol/(kg·d)；如血磷>1.49mmol/L 或甲状腺素(PTH)

超过目标值，磷摄入应控制在 500～800mg/d，必要时需使用磷结合剂；根据患者的水肿及高血压情况进行液体量控制。透析患者推荐钠摄入量为 80～110mmol/d；钾摄入量控制在 1 mmol/(kg·d)；如血磷>1.78mmol/L 或 PTH 超过目标值，磷摄入应控制在 800～1000mg/d，必要时使用磷结合剂；每日液体摄入量应该根据患者的尿量确定，血透患者为 500ml 加上前一日的尿量，腹透患者为 800ml 加上前一日的尿量，如存在体液过多或水肿的情况，液体控制应更为严格。

(5)低盐、低磷饮食和补充钙剂：大约 80%的肾脏病患者有高血压，其发生机制包括容量依赖和肾素依赖型(无论哪种原因导致机体血压升高，其治疗措施都包括减少水钠潴留、降低外周血管阻力等，营养治疗方案中需要提供低盐饮食，控盐方案中要充分考虑到食品加工和制备过程中加入的钠或含钠复合物如谷氨酸钠、碳酸氢钠、酱油、盐渍或腌制食品、休闲咸味食品等。

慢性肾脏疾病，特别是终末期肾病患者均有不同程度肾性骨病，包括纤维性骨炎、骨质疏松、骨软化及骨再生障碍等(其发生与疾病导致的低钙血症、高磷血症有关，营养治疗要求补充足够的钙质，食用牛奶、虾皮等含钙高的食物，将血清钙维持在正常值下限，同时限制饮食中磷的摄入，控制食用含磷高的食物如动物内脏、蛋黄、坚果类、乳酪等。

(6)铁剂和维生素的补充：慢性肾脏病患者常发生食欲不振、进食量少及因促红细胞生成素的减少而并发贫血症状，需要及时补充各种维生素，尤其是促进红细胞合成和代谢的维生素如叶酸、维生素 D 等。

4. 特殊疗法　低蛋白、低磷、麦淀粉膳食：减少蛋白质的摄入量，减轻氮质血症。特殊疗法有：氨基酸疗法、α-酮酸疗法和透析疗法。

(1)低蛋白、低磷麦淀粉饮食的应用：①蛋白质供给量：肾功能不全代偿期为 0.7～0.8g(kg·d)；肾功能早期失偿期为 0.6～0.7g(kg·d)；肾功能衰竭期为 0.5g(kg·d)；终末期为 0.4～0.3g(kg·d)。②磷：每日<600mg。③淀粉：应根据淀粉的特性制作，做到多样化，防止食谱单调。脂肪不易过多，食物防油腻，应≤30%。适量增加绿叶蔬菜和水果。

(2)氨基酸疗法：低蛋白、低磷麦淀粉饮食对降低慢性肾衰竭患者血肌酐和尿素氮有一定作用。但患者食欲差、消化吸收功能下降，患者对麦淀粉饮食耐受力差，难以长期坚持。氨基酸疗法是根据肾衰竭患者体内氨基酸代谢的特点，通过食物保证能量供给充足，尽量减少非必需氨基酸的摄入，口服或静脉滴注肾用必需氨基酸。氨基酸疗法补充了必需氨基酸，体内利用尿素等含氮物质合成非必需氨基酸，即缓解氨基酸代谢紊乱，氮得到再利用；EAA/NEAA 值升高，血尿素氮下降，尿毒症症状减轻，蛋白质合成增加，可改善营养状况；改善钙、磷代谢紊乱，减轻继发的甲状旁腺功能亢进症状。必需氨基酸可使甲状旁腺激素分泌减少，可降低血磷，改善低血钙症状，使蛋白质合成增加。钙磷比例改善，可减轻肾小球、肾小管的损伤，改善其他系统的功能。缓解残余肾小球内高滤过状态。必需氨基酸疗法首先保证了低蛋白，减轻了肾小球负担。必需氨基酸利用率高，蛋白质合成增加。应用必需氨基酸制剂，可稍放宽植物蛋白的摄入量，提高患者的食欲，增加患者食物选择的范围，患者可长期耐受低蛋白饮食治疗。

(3)α-酮酸疗法：酮酸是氨基酸分解的产物，酮酸在体内可和氮结合再生成氨基酸。每一种氨基酸都有相对应的酮酸，主要是 α-支链酮酸。慢性肾衰竭患者体内 EAA 下降，支链酮酸的浓度也下降，其下降程度和血尿素氮、肌酐呈负相关，当蛋白质合成增加，肾功能改善时，血浆支链酮酸的浓度也提高。所以，也可从血浆支链酮酸的浓度提示肾衰竭的程度。

α-酮酸疗法是通过减少蛋白质摄入量，充分利用血中多余氮，达到降低氮代谢产物，提高蛋白质合成，改善营养状况的，是比较理想的一种治疗。其主要疗效表现在：①改善蛋白质代谢，纠正营养不良：α-酮酸疗法仍坚持低蛋白原则，通过酮酸的转化补充 EAA，纠正 EAA/NEAA 比例；降低血尿素氮和肌酐，减轻尿毒症症状；减轻残余肾单位的负担，改善肾功能；降低血磷和甲状旁腺激素水平，减轻钙、磷沉淀对肾脏的损害；可使患者选择食物种类增加，改善食欲，可增加患者对食疗的耐受力。只能改善症状，不能影响预后。CKD 患者的营养治疗原则需根据患者病情、治疗方法、营养状况、饮食习惯、经济条件等多方面因素而制订，尽量做到方案个体化，达到既保证患者营养状况良好，又有利于控制肾脏基础病、保护肾功能的目的。

(4)透析疗法：目前透析治疗包括血液透析和腹膜透析，在临床上互为补充，各有优劣，透析技术仅可替代正常肾脏部分排泄功能。血液透析借助透析膜分隔血液和透析液，通过扩散、对流、超滤、吸附等作用达到部分替代功能。肾脏排泄水分、代谢废物、调节水电解平衡、纠正酸中毒等功能。常规每周 3 次，每次 4～6h 的血液透析清除小分子溶质的能力仅为正常肾脏的 10%～15%。且透析清除溶质的方式是间断的，血容量、溶质浓度波动大，不符合生理状况，这些都是导致各种并发症的重要原因。透析技术的发展也使老年透析和长期透析患者越来越多，中国绝大部分血液透析患者选择在医院透析。随着透析时间的延长，各种并发症便会接踵而至，如营养不良、免疫紊乱、钙磷代谢紊乱、贫血、炎症等。目前已有大量的数据表明营养不良是透析患者死亡的最大原因之一，营养不良在血液透析患者中发生率为 10%～70%，营养不良会导致患者的免疫功能和体力活动能力下降，与各种感染和非感染并发症密切相关，对 CKD 的营养和免疫状态的评估和干预，有利于深入了解 CKD 的并发症，改善其生活质量和预后，为相关临床和科研工作提供一定的理论依据。

对慢性肾脏病(CKD)进行营养干预，包括膳食调查、营养素摄入量计算、营养状况评估、营养教育和指导及对患者营养状况的跟踪等，在提高患者对营养治疗的依从性，减少治疗带来的营养不良、监测患者的肾功能指标、营养指标及其他相关指标方面起到积极作用。对 CKD 患者实施低蛋白饮食干预时，医务人员需对患者的蛋白质及能量摄入和全身营养状况定期进行测量和评价，保证患者在低蛋白质饮食同时，保持良好的营养状况。

5. 建立 CKD 管理团队 由患者及其家属、肾脏病专家、营养师、药剂师、护理人员、内行患者、其他技术人员等组成，为 CKD 患者提供专业服务的团队。营养师在 CKD 患者饮食营养管理中发挥着举足轻重的作用，营养师的作用主要体现在 CKD 患者饮食营养的教育、饮食摄入的咨询和评估、营养状况的评估和饮食营养管理质量的提高。

6. 肾脏病健康教育

(1)碱性食物：大豆、萝卜、苹果、豆腐、柿子、扁豆、南瓜、海带、草莓、菠菜、黄瓜、牛奶、西瓜、土豆、香蕉、藕、梨、茶、洋葱、胡萝卜。

(2)酸性食物：猪肉、鳗鱼、芦笋、花生、牛肉、牡蛎、紫菜、大麦、鸡肉、白米、面包、蛋类、糙米、鲤鱼、啤酒、面粉、虾、干鱿鱼。

(3)含钾食物：荞麦、玉米、红薯、大豆、香蕉、菠菜、香菜、油菜、甘蓝、芹菜、大葱、青蒜、莴笋、土豆、山药、鲜豌豆、毛豆、紫菜、海带。

(4)优质蛋白选择的顺序：蛋类、奶类、禽类、鱼类、畜类。

(5)淀粉食物选择的顺序：麦淀粉、藕粉、玉米淀粉、粉丝、粉皮、淮山、甘薯、南瓜等。

(6)饮食限制：是一种可以接受的有效减缓 CKD 并发症发展的措施。个体化食谱精算出蛋白质的量，使患者避免了多吃蛋白质，蛋白从尿中丢失，加重肾小球内血流动力学引起的肾功能损伤，并同时也避免了少吃蛋白质使患者出现的负氮平衡、营养不良、免疫力下降、并发症加重等。合理的蛋白质使患者能通过抑制氨基酸氧化的代偿方式来适应蛋白饮食，而且能够刺激机体的蛋白质合成，同时抑制蛋白质降解，氨基酸氧化与尿蛋白丢失。而且其氨基酸更接近人体的氨基酸模式，蛋白质的利用率最高，使患者正氮平衡。由营养师提供的个体化食谱，能准确计算出各项营养素的量，使患者饮食有规律，不多吃也不少吃，保证患者生理需要及最佳营养状况。

(7)高磷饮食有哪些？北方居民常爱吃食物口诀如下。

蘑菇紫菜和海带；黄豆绿豆和小米；

鱼虾鳝鱼和内脏；糙米糙面和奶粉；

坚果葡萄巧克力；汽水可乐和茶叶。

黄豆可以做成豆腐，2 两豆腐中才含 90mg 的磷，2 两豆浆才含 30mg 的磷；因此每日吃上述豆腐和豆浆是可以的。奶粉中磷很高因此不宜吃，但是牛奶中含量不高可以喝。坚果中磷含量高因此不宜多吃，浓茶和可乐等碳酸饮料的磷含量均高。上述食品均不宜多吃。

(8)含钾、含磷均高的北方居民常吃食物有：蘑菇、紫菜和海带，黄豆、绿豆和小米、龙井、绿茶、巧克力，葡萄(干)、干菇、番茄酱。

(9)低磷饮食有哪些？

冬瓜茄子西红柿；粉皮粉条水萝卜；

苹果木瓜白兰瓜；精米精面和藕粉；

牛肉蛋清和海参；芋头酸奶田鸡肉。

在肉食中牛肉相对其他肉含磷相对低些，其次为海参和田鸡肉相对含量低。如果每日蛋白入量 0.8g /kg +开同，可显著降低血磷，蛋白少摄入也有助于纠正酸中毒。蛋清可替代肉的营养价值但明显降低血磷，或每日火柴盒大小的肉 4 块(最好是煮沸后弃汤的)可以有效降低血磷。

(10)肾脏病患者能否吃黄豆类制品？

黄豆含蛋白质很丰富。按食品成分表，每 100g 黄豆含蛋白质 35.1g，而 100g 瘦猪肉仅含蛋白质 20.3g；每 100g 黄豆产生热量 359kcal。美国营养学家恩斯明格在《食物与营养》一书中指出，黄豆的营养价值很高，黄豆中必需氨基酸含量与构成与动物蛋白相接近。北京医科大学编撰的《营养与食谱》指出，瘦肉、奶、蛋、鱼、动物内脏和黄豆的蛋白质是优质蛋白。近年来，很多肾脏病学者发表了最新科研成果，如袁伟杰主编的《肾脏病营养治疗学》提到实验观察到大豆蛋白减少肾损害，延缓肾功能恶化作用明显优于动物蛋白；著名肾脏病学专家董德长教授主编的《实用肾脏病学》发表意见，有人认为大豆蛋白具有保护肾功能的作用。这一问题值得进一步研究。

(11)肾衰竭患者能否吃酸性水果？

肾衰竭患者易发生酸中毒，那么酸味的苹果、杨梅、橘子及米醋等能否进食呢？肾衰竭患者发生的酸中毒，指代谢性酸中毒，是因为肾脏排泄硫酸、磷酸等酸性代谢产物的能力下降而产生的。脂肪、蛋白质在代谢过程中能产生硫酸、磷酸，加剧代谢性酸中毒，属酸性食物。而糖类在代谢中产生碳酸,从肺经呼吸排出,属碱性食物。苹果、杨梅、橘子及米醋等的代谢产物也是碳酸,故味道虽酸,却属碱性食物,肾衰竭患者如果不存在摄钾过多的顾虑,则食用无妨。

营养状况是影响 CKD 患者预后的重要因素,因此评估和改善患者的营养状况,对提高患者生存质量、降低死亡率有重要意义。

八、透析疗法(dialysis)

透析(dialysis)疗法又称人工肾,是慢性肾衰竭患者长期依赖,维持生命的一种血液净化疗法。多种原因引起的急性肾衰竭也常应用。其基本原理是通过半透膜,利用弥散(diffusion)和超滤(ultrafiltration)原理,将血液中小分子物质(尿素、钠、钾、维生素)和部分肌酐通过膜孔进入透析液。循环的透析液将尿毒症毒素滤出,使血液得到净化,减轻尿毒症症状,保护残存肾单位功能。透析液是碱性,可中和体内酸性物质,减轻酸中毒。透析方法有血液透析和腹膜透析两种。目前对终末期肾病营养不良的研究较多,20%～75%的血液透析患者、30%～50%的腹膜透析患者存在各种程度的营养不良。

(一)腹膜透析

腹膜透析(peritoneal dialysis,PD)是利用人体自身的腹膜作为透析膜的一种透析方式。通过灌入腹腔的透析液与腹膜另一侧的毛细血管内的血浆成分进行溶质和水分的交换,清除体内潴留的代谢产物和过多的水分,同时通过透析液补充机体所必需的物质。通过不断地更新腹膜透析液,达到肾脏替代或支持治疗的目的。腹膜透析适用于急、慢性肾衰竭,高容量负荷,电解质或酸碱平衡紊乱,药物和毒物中毒等疾病,及肝衰竭的辅助治疗,并可进行经腹腔给药、补充营养等。由于腹膜透析技术具有操作简单、易掌握、可以居家治疗及花费相对较低等优点,近年来被越来越多的肾脏病患者接受。随着腹膜透析技术的广泛开展,腹膜透析患者的人数显著增加,腹膜透析技术生存率和患者生存质量等问题的重要性逐步显现,提高腹膜透析患者生存质量,促进患者回归社会及减轻家庭负担是目前腹膜透析治疗的重要内容。评估腹膜透析患者的生理、心理、社会条件,分析研究影响腹膜透析患者生存质量相关因素,目的是为了使腹膜透析患者的生存质量得到改善,使腹膜透析治疗的效果得到进展,使腹膜透析患者的生存率得到提高(图5-2)。

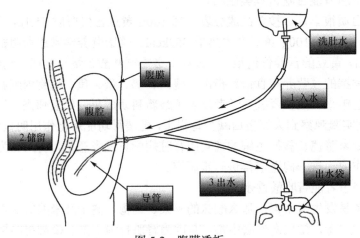

图 5-2 腹膜透析

肾脏是重要的内分泌器官，产生肾素、促红细胞生成素、羟化酶、激肽释放酶和前列腺素等，控制血压波动、清除中大分子量毒素等方面的作用是透析所无法取代的。腹膜透析对溶质的清除滤较血液透析差，因此，腹膜透析患者对于残存肾功能更加依赖，相对于血液透析患者来说，腹膜透析患者通过残存尿量清除毒素显得更为重要。保护残存肾功能的意义在于，保持透析充分性，改善营养状况，从而使患者的生存质量得到提高。

1999 年，Stenvinker 等提出营养不良-炎症复合体综合征(malnutrition inflammation complex syndrome，MICS)和营养不良-炎症-动脉粥样硬化综合征(malnutrition inflammation atherosclerosis syndrome，MIAS)这两个新概念，为慢性肾衰竭并发症的研究开辟了新的视野。尿毒症患者心血管疾病与营养不良互为因果，其中炎症在两者之间起关键作用。这种持续性炎症状态并非由外源性病原微生物感染或体内机会性病原微生物感染引起，而是由不同透析方式、透析膜的生物相容性、透析液的质量、透析通量大小、透析器复用影响，机体在微生物、内毒素、各种化学物质、补体、免疫复合物、高同型半胱氨酸(HCT)、糖基化终产物(AGEs)、晚期蛋白质氧化产物(AOPPs)等的刺激下，以单核-巨噬细胞系统激活，如生长因子(如 PDGF、TGFZp、FGF)、细胞因子(IL-1、TNF-α)等为主的促炎症细胞因子释放为主的缓慢发生和持续存在的轻微炎症反应，主要表现为全身循环中炎性蛋白、炎症性细胞因子升高，导致患者出现各种并发症的非显性炎症状态，具有持续及相对隐匿性，其实质是免疫性炎症(immunity inflammation)，最终通过基因调控导致各种肾脏和其他靶器官损害。这种以炎症细胞因子和 C-反应蛋白(C-reactive protein，CRP)为标志的亚临床慢性微炎症状态普遍存在终末期肾病(end-stage renal disease，ESRD)患者中，和营养不良一起可能加速心血管动脉粥样硬化的进程。微炎症状态和营养不良相互影响，透析患者(包括血液透析和腹膜透析)的血清白蛋白水平与系统炎症反应存在密切的相关性。

血清白蛋白在反映腹膜透析患者营养状态方面的作用是被肯定的，临床上作为常规的监测指标，其可以代表机体内脏蛋白质的储存，被认为是预测腹膜透析患者死亡的危险因子。但是，血清白蛋白在反映腹膜透析患者营养状态方面的作用欠敏感，一方面是由于血清白蛋白水平易受非营养性影响因素较多，如感染、炎症、水肿、脱水、经腹透液或尿液丢失、酸中毒等；另一方面，由于血清白蛋白半衰期较长(大约为 20 日)，无法敏感反映患者的营养状态。而血清前白蛋白因其半衰期仅为 1.9 日，相比血清白蛋白，对患者营养状态的反应更具敏感性。血红蛋白与透析患者的生存质量存在相关性，提高血红蛋白浓度能改善患者的生存质量。贫血会使腹膜透析患者出现经典的疲劳症状，还会增加心血管事件发生的风险、增加胰岛素抵抗、增加死亡风险等。因此纠正贫血状态对改善和提高透析患者生存质量的作用显而易见，建议维持患者血红蛋白 11～12g/dl，治疗目标一般不超过13g/dl。

2006 年 K/DOQI 将 FR≥5.0ml/(min·1.73m^2)，或尿量≥100ml/d 视为患者存在残存肾功能。由于肾小球滤过膜的孔径明显大于腹膜，故腹膜透析患者经残存尿中清除的氮质废物及中分子废物会远远多于腹膜透析液。因此，残存肾功能的存在，能保证腹膜透析达到与血液透析完全相同的透析效能，甚至更好。临床医生根据残存肾功能状态制定透析方案是提高腹膜透析效能的关键。

腹膜透析患者营养状态的评估不能只是单纯地应用某一种独立的或静态的方法，尚无一种独立的方法能够全面、综合地反映患者的营养状态。因此，腹膜透析患者营养状态的评估应采用一种或几种动态、综合的评估方法。

(二)血液透析

血液透析(hemodialysis，HD)是一种体外的血液净化手段，是急、慢性肾衰竭患者肾脏替代治疗方式之一。它通过将体内血液引流至体外，经一个由无数根空心纤维组成的透析器中，血液与含机体浓度相似的电解质溶液(透析液)在一根根空心纤维内外，通过弥散/对流进行物质交换，清除体内的代谢废物、维持电解质和酸碱平衡；同时清除体内过多的水分，并将经过净化的血液回输的整个过程称为血液透析(图 5-3)。

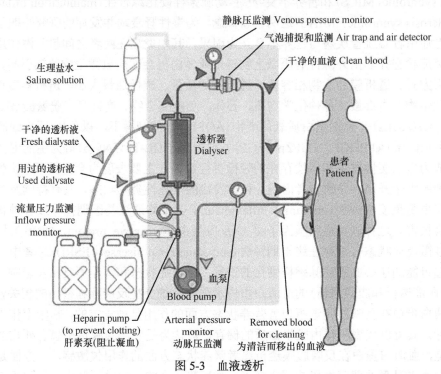

图 5-3 血液透析

维持性血液透析患者(maintenance hemodialysis patients，MHD)经常接触到体外循环系统如穿刺针、透析器、透析管路等。另外，一般每周 2～4 次往返医院进行血液透析、源源不断的经济支出及接踵而至的各种并发症等，导致绝大部分 MHD 面临病痛、经济、精神等多重负担。随着透析时间的延长，往往频发营养不良、免疫紊乱、心血管疾病、不宁腿综合征(restless legs syndrome，RLS)、抑郁、焦虑、睡眠障碍、钙磷代谢紊乱、贫血等。营养不良和免疫失调是 MHD 的显著特征。目前已有大量的数据表明营养不良是透析患者死亡的最大原因之一。营养不良导致血液透析患者的免疫功能和体力活动功能下降，与各种感染和非感染的并发症相关，是尿毒症死亡率升高的独立危险因素。另外，尿毒症患者固有免疫和适应性免疫功能双重受损，这种免疫系统的改变与高发的心血管疾病和死亡率有关。炎症、免疫紊乱是导致尿毒症患者发生心血管疾病的重要机制之一，免疫活化可导致微炎症状态，引起冠状动脉粥样硬化和心血管事件的发生。目前认为免疫紊乱是导致 MHD 其他多种并发症的重要原因。因此研究并干预 MHD 的营养状态和免疫功能对降低感染和心血管事件发生率，改善 MHD 的预后有重要的意义。

1. 免疫功能障碍 是导致血液透析患者感染和肿瘤高发的主要原因。色氨酸(tryptophan，Trp)是人体的一种必需氨基酸，参与蛋白质的合成及多种组织代谢，犬尿氨酸(kynurenine，Kyn)是 Trp 的代谢终产物，吲哚胺 2，3-双加氧酶(indoleamine 2，3-dioxygenase，IDO)是 Trp 代谢为 Kyn 的关键酶，IDO 通过抑制 T 细胞的增殖诱导免疫耐受。免疫耐受是尿毒症患者免疫紊乱的重要机制，树突状细胞群通过诱导调节性 T 细胞介导免疫耐受。目前认为，表达 IDO 的树突状细胞是发挥免疫耐受作用的关键分子，使用 IDO 抑制剂能快速诱导 T 细胞介导的排斥反应，因此 IDO 被认为是调控免疫平衡的重要机制。既往研究发现 Trp 及其代谢产物 Kyn 参与免疫调控，尿毒症患者 Trp/Kyn 的水平与低免疫反应及心血管疾病相关，但目前 MHD 的 IDO 的水平及引起免疫紊乱的机制尚未完全清楚。营养不良、心血管疾病和系统性炎症三者相互促进，形成恶性循环，致使透析患者生活质量下降、生存期缩短，炎症可能是中心环节，因为感染、心血管疾病等刺激可以产生促炎症细胞因子，引起肌肉消耗、低蛋白血症、胰岛素抵抗、加速动脉粥样硬化，周而复始，日趋严重，营养不良-炎症-动脉粥样硬化综合征 MIAS 也应运而生。我国血液透析患者心血管疾病的死亡率 47%，是导致慢性肾衰竭死亡的第一位原因，近年来有研究者提出营养不良-炎症复合体综合征 MICS 这一临床概念。透析患者全身处于微炎症状态，以循环中各种炎症介质的水平增高和急性时相的蛋白变化为特征，如 TNF-a、IL-6、IL-1 受体拮抗物等炎症因子水平增加，以 CRP 为代表的正性急性时相蛋白水平增高，而以白蛋白为代表的负性急性时相蛋白水平降低等作为检测指标。

　　血液透析患者除了由于炎症所致的分解代谢增强使白蛋白水平降低外，也可因为摄入减少或蛋白质丢失导致白蛋白降低，有研究者把 MHD 的营养不良分 2 种，即 I 型营养不良和 II 型营养不良。I 型营养不良主要是由于蛋白质和能量摄入不足引起；II 型营养不良的发生主要与炎症有关。低血浆白蛋白是预测透析患者预后最有价值的指标之一，基本上所有包含客观指标的营养评估量表都会涉及血浆白蛋白，在美国，纠正低蛋白血症在理论上每年能避免 20 000～25 000 例患者死亡。建议对所有 MHD 加强营养管理，以达到有效改善 MHD 的生活质量和预后目的。一些观察者认为，MICS 是 MHD 最强的死亡和预后不良的征兆，甚至强于一般的危险因素。有学者提出有相当多的营养不良是由于慢性炎症的存在使机体蛋白质分解代谢增强，血浆白蛋白合成减少造成低蛋白血症，反过来进一步使机体免疫功能下降而易诱发感染，促使病情恶化。

　　现代透析治疗目标非常明确，一是使透析患者获得尽可能长的生存时间，二是使透析患者获得尽可能高的生存质量。长久以来，透析患者的长期生存率、透析并发症、透析充分性等问题，均是国内外医学界关注和研究的焦点。不断改良的透析设备和透析技术，使得透析的技术生存率、患者生存率逐年提高，透析合并症逐年下降。

　　2. 微炎症状态　C-反应蛋白(CRP)是炎症反应综合征的突出产物，是导致透析人群心血管事件的重要标志物。较其他急性期反应蛋白相比，CRP 可能是一个反映患病率更为敏感的指标。但有研究提出：“炎症介质 IL-6 较 CRP、TNF-α 与更多的生存质量及其多个领域存在相关关系，是影响生存质量的独立影响因素，IL-6 比 CRP、TNF-α 在反映微炎症中更稳定、可靠、重复性好，与生存质量的关系更加密切，而 CRP 和 TNF-α 易受多种因素影响，血液水平很不稳定，难以准确反应血液的微炎症水平。”

　　3. 心理因素　焦虑、抑郁是终末期肾衰竭患者最常见的心理问题。国外报道终末期肾衰竭患者抑郁的发生率为 20%～30%，焦虑的发生率为 20%～50%。国内研究提示腹膜透析患者焦虑、抑郁的比率分别为 54.4%、15.2%。有研究结论表示，首先评估患者焦虑、抑郁状态，再与该患者各项营养指标及透析充分性相关。因心理问题而产生的睡眠、消化道、神经肌肉等方面的不适，更加重了患者的原有症状；心理问题所引发的情绪低落、信心不足和自卑使患者不能积极参与社会生活，影响其社会功能。加强患者的心理辅导，普及患者精神卫生健康教育，及时发现并疏导患者潜在的心理问题是目前肾脏病科面临新课题。

4. 透析患者的营养问题 透析患者中营养不良极为常见，多种原因导致透析患者发生营养不良，见图 5-4。透析患者营养不良的发病率高，血液透析营养不良发生率为 20%～60%；腹膜透析营养不良发生率为 18%～56%。

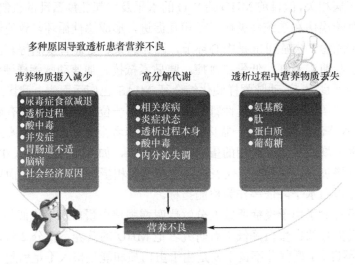

图 5-4 透析患者营养不良

透析患者的营养问题比较复杂，主要表现如下。

(1)蛋白质、氨基酸和维生素丢失：腹膜透析时，白蛋白、球蛋白、免疫球蛋白、氨基酸和维生素均有不同程度的丢失。透析期间，可丢失蛋白 25～40g，国外报道可丢失 50～150g。维持性腹膜透析每日透析液丢失蛋白质约 10g。血透 12h 丢失氨基酸量相当于 4.79g 蛋白质。维生素类主要丢失水溶性维生素和叶酸。

(2)高脂血症：尿毒症时，糖、脂肪和氨基酸代谢异常，糖转化成三酰甘油增多，透析时代谢紊乱加重。所以，高脂血症是长期透析患者合并心血管疾病的主要原因。

(3)营养不良：最常见原因是厌食，热量和蛋白质摄入不足。尿毒症本身或透析不充分或透析液中的某些成分引起。并发症：感染和代谢异常引起蛋白质和氨基酸丢失。

5. 透析患者的营养干预

(1)蛋白质：①血液透析：1.0～1.5g/(kg·d)，其中优质蛋白质占 50%以上。血液透析 3次/周者，蛋白质最低需要量 1.0g/(kg·d)。血液透析前血尿素氮(BUN)可在 75mg/dl。②腹膜透析：1.2～1.5g/(kg·d)，优质蛋白质占 60%～70%，透析前 BUN 可在 80mg/dl。

(2)能量：一般按 25～30kcal/(kg·d)，高能量按 35kcal/(kg·d)。透析液供能来自葡萄糖，一次血透可供能 400kcal，一次腹透可供能 500～700kcal。

(3)脂肪：脂肪供能不超 30%，每日胆固醇摄入量<300mg，饱和脂肪酸：不饱和脂肪酸=1∶1。

(4)钠根据尿量和血钠而定。尿量 500ml/d 以上，钠摄入量 3～4g/d。无尿血透者，1～2g/d，出入水量 1000ml，透析期间体重增加维持在 1kg/d。无尿腹透者，腹透超滤脱水 2～5kg/d，钠摄入量 3～4g/d。饮水量 2000～2500ml/d。若超滤水不足 2kg/d，应同上述无尿血透。

(5)钾：以尿量和血钾水平而定。尿量>500ml 时，稍限钾或补钾。无尿血透，每日供钾<2g，特别是糖尿病肾病。无尿腹透，每日供钾 3～4g。

(6)钙：因肾衰竭患者缺乏维生素 D 或对维生素 D 不敏感，应增加钙的摄入量。也要预防高钙血症，尤其是维生素 D 和钙同时服用时。每日供给量 1000mg。

(7)磷：①磷对人体的作用：磷是人体遗传物质核酸的重要组成部分；也是人体能量转换的关键物质——三磷酸腺苷(ATP)的重要成分；还是多种酶和生物膜磷脂的组成部分；也是构成骨骼、牙齿的重要成分；磷对人体生命活动有十分重要的作用。②血磷主要是指血中的无机磷。正常人体血磷浓度是相对稳定的，即为 0.81～1.45mmol/L。当血清磷浓度超过 1.45mmol/L 时，即可诊断为高磷血症。③肾脏是磷排泄的主要器官。对于肾功能正常的人，每日进入人体和排出体外的磷是相对平衡的。当肾功能受损时，排泄磷的能力会逐渐降低，血清中的磷就会逐渐增加，最终导致高磷血症的发生。应预防高血磷，透析前血磷应维持在 1.45～1.62mmol/L。食物是磷的主要来源，每餐都会有一定量的磷被人体吸收。透析患者仍会发生高磷血症？虽然透析治疗在一定程度上能代替正常肾功能的作用，但由于血液透析次数有限，腹膜透析清除磷的能力也有限，因此不能充分排出被人体吸收的磷，最终使血磷浓度不断升高，导致高磷血症的发生。透析治疗不能完全替代正常肾功能。透析患者易发生高磷血症；血磷升高严重危害透析患者生命健康。④控制血磷的三要素：合理低磷饮食；充分透析；正确使用磷结合剂。

(8)维生素：应补充 B 族维生素、维生素 C 和叶酸，要避免服用维生素 A。维生素 $B_1$4mg/d，维生素 $B_2$3mg/d 维生素 $B_6$10mg/d，维生素 C≤100mg/d，叶酸 1mg/d。

(9)水：根据尿量和透析丢失量补充，不可摄入过多，以防肺水肿和心力衰竭。做好出入量记录。大量脱水可能导致低血压休克、心肌梗死、脑梗死等严重并发症。

(10)透析患者营养措施：可采用麦淀粉代替部分普通面粉、大米。

1)优质蛋白质食品：鸡蛋、牛奶、瘦肉类(豆制品、硬果类也含有植物蛋白，但其含必需氨基酸较多，也属于优质蛋白质)。

2)含热能高而含蛋白质相对低的食品：土豆、白薯、山药、芋头、藕、荸荠、南瓜、粉丝、藕粉、菱角粉等。进食量减少时，可适当增加一些食糖或花生油以增加热能，满足身体基本需要。

3)补充酮酸制剂：补充从透析液丢失的必需氨基酸；升高血浆中氨基酸水平，尤其是支链氨基酸；在营养不良患者中，提升总体营养状态(白蛋白、SGA、体重等)；纠正磷代谢异常及酸碱失衡；保护残肾功能。

4)限磷饮食：体内磷过高会导致继发性甲状旁腺功能亢进，增加死亡风险性。限磷饮食要求每日磷摄入量不超过 1000mg。减少摄入高磷食物的方法：①烹饪降磷：煮鸡蛋时弃蛋黄吃蛋白、水煮肉法。②避免摄入加工食品、食品添加剂和防腐剂、饮料等。③选用磷结合剂如格利福斯、福斯利诺等。

6. 透析患者的营养教育

(1)在透析治疗早期或治疗前制定有利于营养的个体化营养支持计划，并根据患者和医治条件及社会背景随时调整，3～4个月更新一次。如果营养物质摄入不充分或已存在营养不良，或有加重营养不良的因素发生或并发症存在，则应每1～2个月或更为频繁地给予营养支持。

(2)由不充分摄食到接受营养支持的时间为几天至2周不等，这取决于患者临床病情的严重程度、营养不良的程度和营养物质摄入不充分的程度。

(3)在给予营养支持前，应对患者进行全面的营养评价。

(4)去除一切影响食欲、导致营养不良的潜在因素和药物。⑤加强营养支持，增加经口饮食的蛋白质和能量的比例。⑥若口服的营养物质不充分(包括营养补充制剂)，如胃肠道功能基本正常可考虑通过肠内营养支持补充。⑦若不能管饲喂养，则可采用透析中肠外营养(针对血液透析)或经腹腔给予氨基酸(针对腹膜透析)，结合摄食满足蛋白质和能量的需要。⑧若采用透析中肠外营养或经腹腔给予氨基酸结合摄食仍不能满足蛋白质和能量需要，应考虑采用完全或部分胃肠外营养。⑨定期监测和调整透析处方，以改善因并发症和蛋白质摄入增加而加重的尿毒症状态。透析患者应根据透析种类、透析次数、透析时间长短和病情及本人自身条件等因素制定个体化营养支持方案。

经过近半个多世纪肾脏替代治疗的发展，血液透析已成为目前肾脏病界重要的突破点。透析技术的发展和推广，挽救和延长了大批ESRD患者的生命。另外，血液透析也不再是单纯的肾替代治疗，还包括非肾脏器官的支持治疗，如肝脏功能支持、清除内源性毒素物质、缓解挤压综合征等。目前许多肾脏病的发展不可逆转，一旦慢性肾脏病发展进入终末期，往往需要肾脏替代治疗，如血液透析技术。血液透析技术虽成功并日趋完善但非完美，适当的肾脏替代治疗仅能替代正常肾脏的部分功能。一定程度上可协助维持MHD内环境的稳定，改善各种临床症状，仍不能完全重建正常肾脏的全部功能，特别是与复杂的反馈机制有关的代谢功能、内分泌功能等。肾脏替代治疗是双刃剑，对身体的各种损伤也是不可估量的。

营养状况是透析患者预后的重要敏感指标，保证足够的营养是ESRD治疗的一个重要的组成部分，饮食指导和营养教育是透析患者营养不良治疗计划中重要的一部分，大量的证据表明，ESRD患者在开始透析时如有明显的蛋白质-能量营养不良者，死亡率和并发症均明显升高，且生存率与营养状态密切相关。营养的摄入应遵循合理有效的原则，常规的营养支持主要包括口服、胃肠外和药物治疗，其中口服治疗包括透析中进食，口服氨基酸、酮酸及管喂营养等。药物干预对营养的辅助作用包括服用刺激食欲的药物，抗抑郁、抗焦虑、抗炎类药物，提升合成代谢类的药物等。

限制性饮食是透析患者饮食要求的核心，其要点包括适量的热量和蛋白质摄入量，限制钠、钾、磷、液体的摄入。对透析患者营养的管理需要有依从性，有效的营养教育和指导是关键，教会患者自我管理，定期反馈和咨询。

透析患者的营养不良需要全方位治疗和管理，目前对MHD患者进行营养干预的措施包括增加透析次数和延长透析时间以提高透析充分性及改善代谢性酸中毒、各种感染和非感染的急慢性并发症，增加营养物质的摄入等，单一的治疗措施很难达到效果，应注意定期随访，及时调整治疗方案。由于肾脏不仅是营养物质代谢的重要器官，同时是维持机体内环境稳定的重要器官。肾脏疾病时，可以出现多种营养素代谢障碍，纠正营养代谢障碍是慢性肾脏疾病治疗中不可缺少的部分。我国近几年肾脏替代治疗的患者仍以每年11%的速度在增长，透析成本高、并发症多、费用高，巨大的医疗和财政支出使很多国家的 ESRD 患者得不到透析救治的机会。即使进入维持性血液透析后，随着各种并发症接踵而至，透析费用与病痛也呈加剧趋势。很多透析患者没有得到系统、全面的治疗，很多并发症没有得到及早认识和积极处理，及早教育、预防和干预各种并发症很有必要。

营养状态的评估强调个体化和全方位干预，及时发现和评估营养不良的发生和严重程度并积极干预治疗，定期规范评估透析患者的营养状况至关重要。应注意选择合适的评估标准或量表，综合评估、全面指导、定期随访、优化管理，以提高生活质量，改善 MHD 的预后。患者心理、精神、睡眠质量和生活质量、生活满意度等社会因素也应考虑。营养不良在透析患者中普遍存在，而营养不良是尿毒症患者预后的独立危险因素，需要定期评估，及时干预，综合管理，制定切实有效的营养教育计划并实施。

九、肾　移　植

肾移植（transplantation of kidney）是终末期肾病最有效的治疗方法，肾移植因其供肾来源不同分为自体肾移植、同种肾移植和异种肾移植，习惯把同种肾移植简称为肾移植　（图 5-5）。肾移植患者由于术前采取低蛋白饮食及长期的血液透析，存在不同程度的营养不良。移植后长期使用免疫抑制剂，会不同程度地影响机体代谢，引起低蛋白血症、高脂血症、糖尿病、高血压、电解质紊乱等，从而加重患者的营养不良。合理的饮食教育对肾移植患者尤为重要，不仅为肾移植患者提供良好的营养需求，也将极大提高了移植肾患者的存活率。饮食治疗应以减轻肾脏负担、促进肾功能恢复、维持机体正常营养为目标。

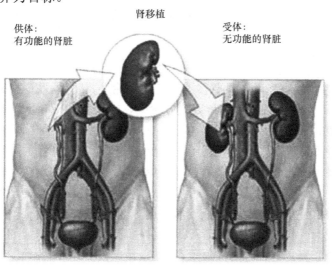

图 5-5　肾移植

（一）营养教育

肾移植术后患者的营养教育基本原则是补充适量优质蛋白、低脂肪、低胆固醇、低糖、低盐、适当补充矿物质和维生素。

1. 补充适量优质蛋白　对于移植术后蛋白质供给应根据患者肾功能耐受情况综合考虑，保证既满足机体需求又不增加尚未恢复功能的移植肾的负担。肾移植术后早期增加蛋白质供给可以最大限度地减轻激素引起的不良反应，减少肌肉蛋白的消耗，每日摄入量为1.2～1.5g/kg 体重。手术后 3 个月由于激素用量减少，蛋白质的摄入量调整为成人每日摄入量为 0.6～1.0g/kg 体重，若移植后仍需透析治疗，可适当增加蛋白质需要量。优质蛋白主要是动物性蛋白，如鱼、蛋、奶、禽、瘦肉和大豆、豆制品等。慎用提高免疫功能的食物，如木耳、香菇、红枣等，以免降低环孢霉素 A 的作用。

2. 低脂、低胆固醇　肾移植术后高脂血症发病率达 60%，引起术后患者出现高脂血症的原因很多，如皮质激素和免疫抑制剂的使用、移植肾功能不全、膳食因素等。术后患者饮食应清淡，以植物油为主，猪油、牛油等尽量少用，蛋黄每日不宜超过一个。南瓜、土豆、山芋和山药等有助于降低胆固醇。忌油腻，不食用油炸食品，限制高胆固醇性食物，如动物内脏、蛋黄、蟹黄、鱼子、猪蹄、肉皮、鸡皮等的摄入。

3. 低糖、低盐饮食　肾移植术后，由于糖皮质激素的使用常会引起糖代谢异常，还可引起胰岛素抵抗性糖尿病，加之其他营养物质的缺乏也可加重肾移植患者糖尿病的程度，个体差异也是重要因素之一，所以肾移植术后糖类摄入不宜过高，注意加强血糖监测。肾移植术后患者并发高血压，为了防止水钠潴留，每日钠的摄入量应限制在 2～4g，即患者采用低盐饮食。

4. 补充矿物质和维生素　肾移植术后易引起高血压、低钙、高磷血症和高钾血症，应严格限制钠和钾的摄入。虽然肾移植能纠正甲状旁腺激素、钙、磷及维生素 D 代谢异常，但由于肾移植后皮质激素及免疫抑制剂治疗仍能加重骨病，降低小肠钙转换，应适当口服钙剂，但高钙摄入会增加肾脏钙结石形成，一般成人肾移植术后营养推荐钙摄入量为 800mg/d。肾移植术后需要增加含磷食品的摄入，磷摄入应根据临床检验结果。在鱼肉、骨头汤中富含磷，可适量补充。应多食各种新鲜蔬菜、水果满足各种维生素和矿物质的需要。

(二)健康教育

1. 用药指导　肾移植患者，只要移植肾脏有功能，要终身服用免疫抑制剂(除同卵双生子之间的移植)。用药的剂型、剂量要遵守医嘱，在医生的指导下调整药量，术后除常规服用激素和免疫抑制剂外，若要应用与治疗有关的其他药物，如降压药、保肝药等都要征得医生同意，并要遵医嘱按时按量服用。避免使用对肾脏有毒性的药物，如氨基糖苷类的庆大霉素、丁胺卡那霉素、链霉素等都应避免使用。在预防继发细菌感染时，应选作用时间短、抗菌谱广的药物，服药同时，应多饮水。一般的用药原则是：能口服的不注射，能肌内注射的不静脉注射。避免应用免疫增强剂，这类药物一般都有不同程度的免疫增强作用，轻者可诱发急性排异反应，重者可导致移植肾衰竭。免疫增强剂主要包括：各种营养补品如人参、蜂王精，各种预防注射疫苗(如疫苗、菌苗等)，各种生物制品如胎盘、免疫球蛋白、干扰素、转移因子等。

2. 心理调节　患者的心理、情绪状态，对肾脏功能的恢复和保持影响很大。乐观、科学地对待疾病，保持健康、良好的心态十分重要。要了解移植肾脏排斥反应表现、相应的处理措施、常见疾病防治常识和营养学等方面的知识。教会患者观察和准确反映自己病情，主动配合医生治疗。积极参加一些适度的有利于身心健康的文体活动，以充实生活内容、丰富生活情趣。

3. 预防感染　注意保持口腔及皮肤清洁，饭后应刷牙，每 6 个月做 1 次口腔检查。接受牙科手术前应服用抗生素，并且在牙科手术后 48h 内继续服用；如皮肤出现痤疮，每日用抗菌皂清洗并将肥皂彻底冲净，尽量避免摩擦有病变的部位，出现严重感染应及时到医院就诊。保持外阴部清洁，勤更换内衣内裤；养成定时排尿的习惯，出现尿频、尿急、尿痛的症状时要查尿常规，以确诊是否有泌尿系统感染，并及时治疗。

随着免疫抗排异研究的不断进展，肾移植已经成为一种有效的治疗措施，但是作为患者及其家属，肾移植术后的家庭保健知识十分重要，健康教育是帮助肾移植患者适应生活方式的改变，培养健康的态度，养成健康的行为，降低或消除影响健康的危险因素，从而使患者达到最佳的健康状态。

十、肾脏病营养治疗

肾脏病营养治疗（nutritional therapy of renal disease），主要通过对患者进行营养教育，并根据患者实际情况设计符合其要求的个体化营养食谱，从而达到预防和治疗营养不良的目的。但是，在实际临床工作中，由于慢性肾脏病患者处于疾病的终末期，各种原因会导致其食欲下降及胃肠道功能出现损害，从而影响了其对营养物质的消化、吸收、利用等。因此有必要对传统的膳食营养治疗进行研究以了解其效果和局限性。

（一）肾脏病营养治疗目的

降低血尿素氮的滞留；防止机体内蛋白质分解，维持氮的总平衡。保证必要的营养，增强抵抗力，减缓病情发展，减少合并症，提高患者自我管理能力和对生活满意度。

（二）肾脏病营养治疗原则

1. 限制蛋白质的摄入量，并尽量提供优质蛋白质　采用麦淀粉（或玉米淀粉）为主食，补充优质蛋白质，如鸡蛋、牛奶、瘦肉、鱼肉等，并将它们均匀分配在三餐内，以更好地发挥蛋白质的互补作用。采用透析疗法的患者，饮食中应注意适当补充蛋白质。可以任意选用的食品：土豆、白薯、藕、荸荠、山药、芋头、南瓜、粉条、藕粉、团粉、菱角粉、荸荠粉等。

2. 每日必须保证充足的热量　以主食为热量主要来源。患者进食量较少时，可在饮食烹制时增加糖及植物油以满足热量的摄入。急性期患者开始 2～3 日一般不能进食，可采用静脉输液以补充热量及营养素的需要。

3. 钾和钠的供给量要根据患者水肿情况及病情需要灵活掌握　出现高钾血症时应慎用水果及蔬菜，其余患者可以随意选用。在烹调时可用大量水煮，以去除部分钾。钠的摄入量视患者水肿程度而定，若有钠潴留应采用限盐饮食。随着大量水分的排出，会有大量电解质丢失，也可导致低钠血症，可以口服或静脉滴注氯化钠以补充钠盐。24h 尿量超过 1500ml 者，应酌情补充钾盐。

4. 其他　无机盐和维生素应摄入充足。

（三）肾脏病各类营养素供给

1. 蛋白质摄入　长期高蛋白膳食摄入可能加重肾脏的高过滤状态，同时增加体内有毒的氮代谢产生和潴留，导致肾功能的进一步损害。主张适量限制膳食中的蛋白质，减少肾损害。限制蛋白质的总量，一般主张每日膳食的蛋白质按照 0.6～0.8g/kg 标准体重给予，还要在限量范围内提高优质蛋白质的比例。处于糖尿病肾病（DN）第三、四期的患者，在坚持糖尿病营养治疗黄金法则的同时，掌握每日蛋白质摄入的质和量，保持出入平衡，有利于肾脏功能的恢复。

例如：某患者身高 170cm，标准体重为 65kg，尿微量白蛋白 80g/min，属于早期糖尿病肾病。因此每日膳食中总蛋白量应为 $65 \times 0.6 \sim 65 \times 0.8 = 39 \sim 52g$，优质蛋白质应占 25g 以上。当 DN 发展到终末期肾病时，蛋白质限制应更加严格。临床采用部分麦淀粉饮食作为主要热能来源，代替大米和面粉。因为大米和面粉等主食中含有较多的非优质植物蛋白(每 50g 含 4g)，而麦淀粉中植物蛋白含量甚微。但因麦淀粉制作不易，也可用目前市场销售的玉米淀粉、红薯淀粉。这样可以节约植物蛋白量，用动物蛋白加以补充，从而有利于满足人体内的生理需要。尽可能多摄入必需氨基酸，可以口服 α-酮酸(肾灵片)代替部分必需氨基酸，或用肾用氨基酸补充。

2. 能量 在低蛋白膳食时热量供给必须充足，以维持正常生理需要。可选择一些含热量高而蛋白质含量低的主食类食物，如土豆、藕粉、粉丝、芋头、白薯、山药、南瓜、菱角粉、荸荠粉等，使膳食总热量达到标准范围。但同时必须要减去这些食物作为主食所含的热量，保证供需平衡。

3. 脂肪 终末期肾病常合并脂代谢障碍，坚持低脂肪的摄入。

4. 限钠 终末期肾病发展到一定阶段常可出现高血压，表现为水肿或尿量减少，限制食盐可以有效防止并发症的进展。但是如果同时伴有呕吐、腹泻时，不应过分限制钠盐，甚至还需补充。

5. 水 量出为入，掌握患者液体出入平衡很重要，终末期肾病的尿毒症期可能出现少尿甚至无尿，这时水的摄入量就非常重要。太多的水分摄入会加重肾脏负担导致病情恶化，因此一般每日入液量为前一日的排尿量加上 500ml，但当患者合并发热、呕吐、腹泻等症状时，就应多补充液体。

6. 钾 若每日尿量大于 1000ml 和血钾正常时，不必限制钾的摄入，可以随意选食蔬菜和水果。由于肾脏对钾的排泄功能降低，若出现高血钾时，常对机体造成危害甚至危及生命，应适当限制含钾高的食物，每日应低于 1500ml。一般瓜果类蔬菜(南瓜、冬瓜、葫芦)、苹果、梨、菠萝、西瓜、葡萄，含钾量都比较低，可以食用。而含钾高的食品，如油菜、菠菜、韭菜、番茄、海带、香蕉、桃子等应适当限制。同时避免食用浓缩果汁、肉汁。当出现低血钾时，则应多食含钾高的食品或者口服氯化钾制剂。

7. 钙、磷 肾脏功能损害时对磷的排泄减少，导致血磷升高。而且对维生素 D_3 的合成能力减退，影响钙的吸收，血中钙的浓度降低，容易出现骨质疏松。因此理想的治疗膳食应该提高钙含量，尽量降低磷含量。而低蛋白饮食本身就降低了磷的摄入，有利于治疗。此外，服用胶体磷酸铝等药物也可减少肠道磷的吸收。

(四)肾病透析治疗饮食教育

肾病发展到终末期尿毒症阶段，需要进行透析或肾移植治疗。其中肾移植耗资大，并发症多，因此常用透析方法。透析有腹膜透析和血液透析(血液净化)两种，是利用弥散的理论，将体内的毒性物质、酸性物质透过膜排出体外。同时也丢失一定的蛋白质、氨基酸和水溶性维生素。应根据透析类型、次数、长短和具体病情制定透析患者饮食教育对策。为了保证机体平衡，蛋白质应随透析的次数增多、时间延长而逐步增加。如果每周进行 30h 以上的透析，膳食蛋白质可不限量。热能供给要充足，可按照 30～35kcal/kg 体重摄入。

视病情和个人需要增减。监测血钾、钠的值，随时调整食物中钾钠的含量，当每日尿量大于 1000ml 时，可不需限钾。食物中应补充足够的钙质。接受透析治疗患者容易产生脂肪代谢紊乱，仍应适量限制脂肪摄入。适当增加富含 B 族维生素、维生素 C 的食物。液体入量应保证出入平衡，量出为入。

（五）肾脏病营养教育应注意问题

能量：充足，每日每千克体重 30～35kcal。蛋白质：减少植物蛋白，供给优质蛋白。水：根据尿量调整，量出为入，前一日尿量加 500ml。钠：根据肾功能、水肿程度、血压、血钠水平而调整。钾：根据病情调整，防止低/高钾血症。钙、磷：高钙低磷。维生素：水溶性维生素。

（六）临床营养支持途径

临床营养支持在国际上被誉为 20 世纪后 1/4 世纪的医学进展之一，20 世纪 70 年代即被引入我国，90 年代后有较快的发展。据报道，2004 年我国应用肠外、肠内营养的病例数达 160 万，说明这项技术得到了广泛的认可与应用。临床营养支持涉及机体的代谢、疾病所致的代谢紊乱，同时也涉及内分泌、内环境稳定和免疫功能等。对于每个患者、每种疾病，需采用不同的营养支持，需要掌握的不单是要不要给予、何种方法给予的问题，更重要的是准确把握给予的时机、途径、量与质及利与弊等问题。因此，对具体患者所给予的营养支持，要达到时机及时、途径合理、输注量合适、配方科学、利多弊少的要求，确非易事。这需要有学术上的依据、实践中的经验，也需要物质准备和临床医护工作者的观念和实践。

营养支持方式包括食物添加营养素、肠内营养、肠外营养、肠内营养+肠外营养。营养支持（nutritional support，NS）：是指经口、肠内或肠外途径给予治疗目的的营养物质。肠外营养（parenteral nutrition，PN）：以脂肪乳剂、葡萄糖双能源系统提供能量，用氨基酸溶液补充氮源，并补充各种维生素、微量元素、电解质。非蛋白热卡≥15kcal/kg/d，连续应用≥3 日。肠内营养（enteral nutrition，EN）：经胃肠道途径应用肠内商业营养制剂（口服、管饲等）。热卡≥15kcal/(kg·d)，连续应用≥3 日。肠外与肠内联合营养（combined parenteral-enteral nutrition，PN+EN）：指两者结合使用，热卡≥15kcal/kg/d，连续应用≥3 日。临床营养支持途径的选择见图 5-6 和图 5-7。

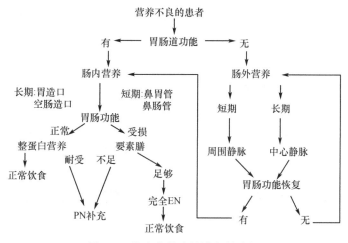

图 5-6　临床营养支持途径的选择

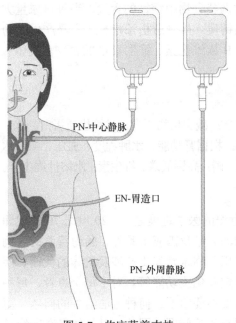

图 5-7 临床营养支持

(七)营养液输注

1. 输注管道和膳食容器 应每日更换 1 次。

2. 营养液输注的实施 正常情况下肠内营养输注以连续滴注为佳,这样营养素吸收佳,胃肠道不良反应较少,营养效果好。在肠内营养刚开始数日(1~3 日),应该让胃肠道有一个逐步适应、耐受肠内营养液的过程。开始时采用低浓度、低剂量、低速度,随后再逐渐增加营养液浓度、滴注速度及投给剂量。一般第 1 天用 1/4 总需要量,营养液浓度可稀释 1 倍。如患者能耐受,第 2 日可增加至 1/2 总需要量,第 3、4 日增加至全量。

3. 输注速度的控制 开始输注时速度宜慢,一般为 25~50ml/h,以后每 12~24h 增加 25ml/h,最大速率为 125~150ml/h。严格控制输注速度十分重要。对于采用重力法连续输注的患者,可靠螺旋夹变换输注速度,但滴注速度往往不均匀。如采用经泵连续输注则可准确控制输注速度。此外,输注时应观察患者有无腹痛、恶心、呕吐、腹胀等症状。如患者不能耐受,宜及时减慢输注速度或停止输液。

4. 营养液温度控制 输入体内营养液的温度应保持在 37℃左右,过凉易引起胃肠道并发症。对此可采用两种方法使过凉的营养液复温,一种采用电热加温器;另一种简易的方法是暖水瓶加温法。

5. 麦淀粉的制备方法 将面粉加适量水揉成面团,揉至光泽不粘手,室温下放置 1~2h;在面团内加水为面团的 3~4 倍,用手轻捏面团将淀粉洗入水中;反复加水捏洗 4 次,直至洗不出淀粉为止;将 4 次浆水集中,用 80 目筛过滤;静置后弃去上层清水,将下沉淀粉盛入布袋中晒干,用重物压干。

十一、H2H 营养管理模式

"H2H"是 Hospital to Home 的简写,是把患者的营养治疗从医院扩展到出院/院外;将单一的治疗方式丰富为多形式的治疗方案,以患者为中心,让患者/家属等相关人员更多地参与到治疗中来。

(一)"H2H"营养管理模式

"H2H"是以患者为中心的,提供从院内到院外的连续的、个体化的营养管理。参与人员不仅包括有临床营养师、专科医生、社区医生和护士,患者、家属应积极参与进来,提高依从性,防止发生营养不良。"H2H"营养管理模式见图 5-8。

"H2H"营养管理模式主张在住院期间,

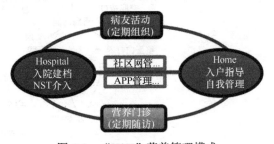

图 5-8 "H2H"营养管理模式

建立临床营养支持团队（nutrition support team，NST）的方式开展。国内这一概念是在 2006 年由中华医学会肠外与肠内营养分会（china society for parenteral and enteral nutrition，CSPEN）提出，开展多学科合作的 NST 团队工作，制定个体化营养治疗方案，根据最新病情调整方案，具体操作和实施由临床营养师来执行完成，定期评价治疗效果，随访监测至患者出院。将营养教育和照护贯穿到临床治疗中，实现各学科间的结合，预防患者出现营养不良和治疗过程中的不良反应。国内目前大多数治疗措施是在医院实施，若患者出院，营养管理和治疗随即结束，然而，持续的营养管理对患者健康和生存质量至关重要。

丹麦一项为期 12 周的 RCT 研究，研究对象为年龄均>70 岁的老年出院患者，对照组进入普通的"联络小组"，干预组对象进入的有营养师参与工作的"联络小组"，干预期间营养师至少 3 次家庭营养随访，制定并监督执行个体化营养方案。试验结束后，干预组体重、进食情况、握力、日常生活能力及生活质量等指标都明显优于对照组。

（二）老年患者是发生营养风险/不良的高危人群

国外流行病学结果显示，住院患者营养不良发生率可达到 11%～45%；我国多中心、多临床科室、多病种的大样本调查结果，住院患者均有超过 1/3 的患者存在营养风险，而在这些患者中，仅有 1/3 的人得到相应的营养治疗。其中老年患者营养风险/不良的发生率，明显高于其他人群。

（三）营养不良往往预示较差的临床结局

营养不良带来的影响主要表现在：住院时间、再入院率、死亡率、医疗费用等，明显高于营养状况良好的患者。一项长达 11 年的回顾性研究，评估住院患者使用口服营养补充品（ONS）的影响，结果均优于对照组。

（四）出院后营养不良发生率较高

康复机构（rehabilitation setting）30%～50%、社区机构（community setting）10%～30%、出院患者（outpatients）19.6%患者认为他们存在营养不良的风险（patients categorized themselves as "at risk"of malnutrition）。美国心脏病学会对 250 例患者进行研究，进入"H2H"模式管理后，43%的患者再入院情况得到改善，其中 6%患者得到显著改善。

"H2H"营养管理模式是基于实际需要的基础上提出的新理念，由华西医院倡导应用，利用网络平台、智能手机 APP、远程媒体等信息化方式，实现营养师、社区、患者/家属之间的及时反馈、互动沟通，以便尽早发现问题。"H2H"营养管理模式正是适应了现状，迎合人口老龄化的发展趋势，是对卫生资源合理利用的一种管理模式。该模式的建立，需要医院、社区、患者和家属的共同参与，全面引入信息化技术，实现对患者规范化、持续化、人性化、现代化的管理。

十二、术后加速康复新应用

ERAS（stands for Enhanced Recovery After Surgery）即术后加速康复，指采用有循证医学证据的围手术期处理的一系列优化措施，来减少手术病人的生理及心理的创伤应激，达到快速康复的目的。

(一)对 ERAS 的理解

ERAS 的核心是减少创伤及应激,节约医疗成本和资源,提高患者满意度。其涵盖以下几个策略:①ERAS 的核心在于从术前到预后的整个围术期管理;②团队合作很重要,包括麻醉医生、外科医生和护士等必须相互配合;③要做好 ERAS,还要从优化患者特殊情况、强化术中管理、围术期镇痛、建立个体化麻醉策略这四个方面入手,此外还要提高患者依从性;④要深刻理解 ERAS,还包括以下四个方面:了解影响患者预后和转归的因素、关注优化方案中身心统一的观念、重视围术期管理方面、做好术前麻醉访视和多模式镇痛等。

(二)基于 ERAS 的围术期心肌保护策略

ERAS 的重点在于加速康复,基于这个概念,国内很多医院在围术期心肌保护策略方面做了几点努力。①建立优化诊疗规范体系;②提出"血栓前状态"的概念,预测围术期心脏不良事件;③围术期目标导向容量治疗:改变了按照公斤体重计算方式,确立了关键性指标;④提出了输血有效性评分标准与目标导向输血方案;⑤搭建"体外循环下小容量零平衡超滤"技术平台;⑥围术期体温调控与保护:需要关注核心体温,多策略保温;⑦神经刺激仪引导下的外周区域神经阻滞技术:老年冠心病患者需复合用药来降低病人紧张焦虑的情绪,提倡全麻复合硬膜外来降低刺激;⑧吸入麻醉剂的心肌保护作用:围术期患者很多具有心血管系统合并症,其并发症的发生率和死亡率很高,在吸入麻醉药的心肌保护这方面研究还很不够;⑨关键技术创新:ALHA 心脏停搏液、双体外循环装置、核心体温及血氧饱和度监测装置、复合式多功能面罩装置,这些技术可提高术后复跳率并降低心脏并发症。此外,临床工作必须与基础研究相结合,临床医生要从临床实践中发现问题,然后用基础研究或临床研究方法解决问题,提高患者就医满意度。

(三)提高 ERAS 应用是关键

ERAS 是个新的概念,在其应用上需要解决四个问题:首先,要解决团队合作问题,各科医生及护士要互相配合;其次,要提高患者依从性,要求医生以患者为中心,采取任何治疗措施时要考虑身心合一,即心理疏导和疾病治疗要同步进行;再次,发现临床问题,要以提高预后和转归为目的来解决问题;最后,要采取整体的个性化治疗策略和护理方案。借鉴国外的 ERAS 经验,是否可以应用到肾脏病营养教育实践中?创新是科学研究的灵魂,提出问题,用科学的研究方法解决问题,提高临床工作质量和效率,使医护人员获得职业认同感和满意度。

第六章 肾脏病营养支持

营养状况是影响 CKD 患者预后的重要因素，评估和改善患者的营养状况，对于提高患者的生活质量、降低死亡率有重要意义。由于厌食和消化功能障碍，蛋白质、能量摄入不足及内分泌代谢失调，CRF 患者营养不良的发生率较高。据统计 2005～2007 年在美国约 50%的 CRF 患者在开始替代治疗时存在低白蛋白血症。老年 CKD 患者因各器官生理功能尤其是胃肠道消化功能显著减退，摄入减少，且多合并糖脂代谢异常、心血管疾病等多种并发症，体内存在广泛的微炎症状态，因此其营养不良的发生率及程度均高于普通人群。据国内文献报道，老年 CKD 的住院患者中，营养不良的高危人群占 50.9%，营养不良的发生率占 25.5%，而高龄是影响营养状态的高危因素之一。营养物质摄入不足可造成老年患者的生活质量下降、贫血加重、免疫力下降、感染增多、多个系统功能紊乱和死亡率的增高；而营养物质摄入过多，又会加重肾脏负担，导致老年肾功能的进一步恶化。因此，老年肾脏病的营养治疗应保持营养摄入和肾功能之间的平衡，使其既不发生营养不良，又不增加肾脏负担。

营养支持是 20 世纪最重大的临床医学进展之一，也是一门新兴的边缘学科，涉及临床医学的各个学科和众多的基础学科。本研究领域主要研究机体的生理和病理状态下的组成和代谢变化、各种疾病情况下机体营养素的需要量、营养支持的途径和方法、营养支持对机体代谢等内环境的影响及于疾病治疗和预后的关系，已经成为危重患者治疗中不可缺少的重要措施。目前的营养支持方式有肠外营养（parenteral nutrition，PN）与肠内营养（enteral nutrition，EN）两种。肠外营养是通过静脉途径供给患者所需要的营养素，包括热量、氨基酸、维生素、电解质及各种微量元素，以维持患者的正常代谢和营养状况的一种营养治疗方法。该技术 1968 年由美国的 Dudrick S 首先成功应用于临床，引起了全世界的重视，被称为"人工胃肠"（artificial gut）。肠内营养是指经口或喂养管提供营养物质至胃肠内，以满足机体营养素需要的营养支持方法。在临床上主要指管饲营养（tube feeding）。经管饲提供营养物质的方法起始于 18 世纪末，由英国医生 Hunter 发明。现代肠内营养的发展主要始于 20 世纪 50～60 年代要素膳食的发明。此后，美国的 Randall 等证明了要素膳在临床上的应用价值。近年来随着"肠道是外科应激中心器官"及"肠道屏障功能"等概念的提出，肠道功能的维护日益受到重视，肠内营养也得到更广泛的应用。在决定患者营养治疗方式时，首选肠内营养已成为众多临床医师的共识。危重患者的营养支持是临床上日益关注的课题，也是临床营养支持的难点。如何有效地调节危重患者的代谢改变，对危重患者进行合理、有效的营养支持，改善机体蛋白质合成及免疫功能，减少并发症的发生，缩短 ICU 时间，降低病死率，促进患者康复，成为提高危重患者救治成功率的关键。

第一节　肠外营养

一、肠外营养的适应证

肠外营养(parenteral nutrition，PN)的基本适应证是胃肠道功能障碍或衰竭者，具体包括以下方面。

1. 胃肠道梗阻　胃肠道吸收功能障碍：包括短肠综合征、严重小肠疾病吸收不良、多发肠瘘、放射性肠炎及严重腹泻、顽固性呕吐>7d。

2. 重症胰腺炎　先输液抢救休克或多器官功能障碍，待生命体征平稳后，若肠麻痹未消除、无法完全耐受肠内营养，可应用肠外营养。

3. 高分解代谢状态　如大面积烧伤、严重复合伤、感染等。

4. 严重营养不良　蛋白质-热卡缺乏型营养不良伴胃肠功能障碍，无法耐受肠内营养。

5. 大手术、创伤的围术期　对于有严重营养不良的围术期患者可减少术后并发症。严重营养不良者需在术前进行营养支持 7～10 日；预计大手术后 5～7 日胃肠功能不能恢复者，应于术后早期开始肠外营养支持，直至患者能有充足的肠内营养或进食量。

6. 肠外瘘　在控制感染、充分和恰当的引流情况下，营养支持可使过半数的肠外瘘自愈，确定性手术成为最后一种治疗手段。肠外营养支持可减少胃肠液分泌及瘘的流量，有利于控制感染，改善营养状况、提高治愈率、降低手术并发症和死亡率。

7. 炎性肠道疾病　Crohn 病、溃疡性结肠炎、肠结核等患者处于病变活动期，或并发腹腔脓肿、肠瘘、肠道梗阻及出血等，肠外营养是重要的治疗手段。可缓解症状、改善营养，使肠道休息，利于肠黏膜修复。

8. 严重营养不良的肿瘤患者　对于体重丢失≥10%(平时体重)的患者，若不能正常进食，应于术前 7～10 日进行肠外营养支持，直至术后改用肠内营养或恢复进食为止。

9. 重要器官功能不全　如肝功能不全、肾功能不全、心肺功能不全等。

二、肠外营养的禁忌证

1. 胃肠功能正常、适应肠内营养或 5 日内可恢复胃肠功能者。
2. 不可治愈、无存活希望、临终或不可逆昏迷患者。
3. 需急诊手术、术前不可能实施营养支持者。
4. 心血管功能或严重代谢紊乱需要控制者。

三、肠外营养制剂

(一)水

人体只能短期耐受失水状态，缺水 3～4 日，即可出现脱水。成人失去相当于体重的20%～25%就不能生存，儿童更为敏感。生理情况下，成人每日需水 30ml/kg，婴儿 100～150ml/kg。水的需要量与能量的摄取有关，成人每提供 1.0kcal 热量需要水 1.0ml，婴儿为1.5ml。有额外丢失时需水量增加；有心、肺及肾脏疾患时需限制水量。另外，还要考虑代谢产生的水量，每代谢 1.0g 蛋白质、糖类和脂肪分别产生代谢水量为 0.41ml、0.60ml 和 1.0ml。

(二)能量来源

提供足够的能量是营养支持的基本要求，也是保持正氮平衡的关键。肠外营养(PN)时提供能量的制剂主要是糖类制剂和脂肪乳剂。

1. 糖类制剂

(1)葡萄糖：是 PN 的主要能源物质。机体所有器官、组织都能利用葡萄糖能量，补充葡萄糖 100g/d 就有显著的节省蛋白质的作用。另外，其来源丰富、价格低廉，通过血糖、尿糖的监测能了解其利用情况，相当方便。成人每日需要量为 4～5g/kg，每日葡萄糖的供给量不宜超过 300～400g，约占总能量的 50%～60%。但葡萄糖的应用也有缺点：①用于 PN 的葡萄糖溶液往往是高浓度的，渗透压较高。25%及 50%葡萄糖液的渗透压分别高达 1262mmol/L 及 2525mmol/L，对静脉壁的刺激很大，不可能经周围静脉输注。②机体利用葡萄糖的能力有限，一般为 5mg/(kg·min)，过量或过快输入可能导致高血糖、糖尿，甚至发生高渗性非酮性昏迷。③葡萄糖的代谢依赖于胰岛素，对糖尿病和手术创伤所致胰岛素不足状态下的患者必须补充外源性胰岛素。有严重感染应激时，体内存在胰岛素阻抗，即使使用外源性胰岛素，糖的利用仍较差。

(2)其他糖类制剂：除葡萄糖外，PN 还可应用果糖、转化糖、麦芽糖、山梨醇、五碳糖、木糖醇等提供能量。

2. 脂肪乳剂 是 PN 的另一种重要能源。脂肪含热量高，氧化 1g 脂肪可提供 9kcal 的热量。以大豆油或红花油为原料，磷脂为乳化剂，制成的乳剂有良好的理化稳定性，微粒直径与天然乳糜微粒相仿。乳剂的能量密度大。10%脂肪乳剂的热量密度为 1kcal/ml，且为等渗液体，可经周围静脉输入。应激时脂肪的氧化率不变，甚至加快。脂肪乳剂安全无毒，但最大用量为 2g/(kg·d)。脂肪乳剂可作为脂溶性维生素的载体，有利于人体吸收利用脂溶性维生素；脂肪乳剂无利尿作用，亦不会自尿和粪中丢失。脂肪乳剂可按其脂肪酸碳链长度分为长链三酰甘油(LCT)及中链三酰甘油(MCT)两种。LCT 内包含人体的必需脂肪酸(EFA)——亚油酸、亚麻酸及花生四烯酸，临床上应用最普遍。MCT 的主要脂肪酸是辛酸及癸酸。MCT 在体内代谢比 LCT 快，代谢过程不依赖肉毒碱，且极少沉积在器官、组织内。但 MCT 内不含 EFA，且大量输入后可致毒性反应。临床上对于特殊患者(如肝功能不良)常选用兼含 LCT 及 MCT 的脂肪乳剂(两者重量比为 1∶1)。脂肪乳剂在肠外营养中的供能比例应根据患者的脂代谢情况决定，一般为 20%～50%。无脂肪代谢障碍的创伤和危重症患者应适当提高脂肪供能的比例。

(三)氨基酸制剂

氨基酸是供给机体合成蛋白质及其他生物活性物质的氮源，有 20 多种氨基酸作为合成蛋白质的前体。目前使用的复方氨基酸是按人体代谢需要配制的，是 PN 的唯一氮源，有平衡型和特殊型两类。

平衡型是按正常机体需要配制的，包含 8 种必需氨基酸和 8～12 种非必需氨基酸，适合大多数患者。平衡型复方氨基酸溶液中各种氨基酸的组成及含量有不同的模式，目前应用较多的有全蛋、人乳、土豆-全蛋模式。氨基酸种类已由 11 种增加至 14 种、17 种、18种和 20 种，氨基酸总浓度也有 3%增高至 5%、7%、8.5%和 12.5%。氨基酸种类的增加，使其转化利用更充分，而浓度的增高有利于限制患者液体的输入量。

　　特殊型是按照不同患者的不同需要配制的，其所含氨基酸成分做了较大调整，如专用于肝病患者的制剂中支链氨基酸含量较高，芳香族氨基酸较少；用于肾病剂型中含 8 种必需氨基酸，仅有少量精氨酸、组氨酸；用于创伤或危重患者的含支链氨基酸较多。

　　近年来，个别氨基酸在代谢中的特殊意义已受到重视和强调，具有代表性的有谷氨酰胺(glutamine，Gln)和精氨酸(arginine，Arg)。根据病情需要，PN 时应特别添加。

　　1. 谷氨酰胺(Gln)　作为一种特殊的营养物质，已引起人们普遍关注，成为近年来研究的热点。Gln 在组织中含量丰富，它是小肠黏膜、淋巴细胞及胰腺腺泡细胞的主要能源物质，为合成代谢提供底物，促进细胞增殖；是合成氨基酸、蛋白质、核酸和许多其他生物分子的前体物质，在肝、肾、小肠和骨骼肌代谢中起重要的调节作用，是体内各器官之间转运氨基酸和氮的主要载体，也是生长迅速细胞的主要燃料。在危重患者治疗中，通过保持和增加组织细胞内的谷胱甘肽的储备，提高机体抗氧化能力，稳定细胞膜和蛋白质结构，保护肝、肺、肠道等重要器官及免疫细胞的功能。肠外途径提供 Gln 可有效地防止肠道黏膜萎缩，增强肠道细胞活性，改善肠道免疫功能，减少肠道细菌及内毒素的易位，降低了危重患者肠源性感染的发生。Gln 还参与抗氧化剂谷胱甘肽的合成。创伤、应激时很容易发生 Gln 缺乏。目前，不仅把 Gln 视作一种条件必需氨基酸，甚至把它看作为一种具有特殊作用的药物。用于 PN 的 Gln 制剂是用 Gln 二肽。此二肽物质水溶性好，稳定，静脉应用后很快被分解成 Gln 而被组织利用。其中 Gln 对许多器官和组织有特殊的营养作用。临床上推荐 Gln 的用量为 20～40g/d，加入氨基酸液或全合一营养液静脉滴注，持续 1 周左右。

　　2. 精氨酸(Arg)　是一种半必需氨基酸，与机体的免疫和代谢功能有关。Arg 可减少氮丢失，促进伤口愈合，增加胸腺重量和胸腺中淋巴细胞的含量，减轻创伤的溶胸腺作用。增加淋巴细胞 IL-2 诱生量及 IL-2R 活性，促进丝裂原刺激下的淋巴细胞增殖反应。无论口服还是静脉输注 Arg 都可促进垂体分泌生长激素和催乳素，并致胰腺分泌胰岛素和胰多肽，这些激素对于肠黏膜具有营养作用，有助于防止细菌易位。Arg 的特殊作用也受到重视。Arg 可刺激胰岛素和生长激素的释放，从而促进蛋白质合成。它还是淋巴细胞、巨噬细胞及参与伤口愈合细胞的很好能源。

　　临床选择氨基酸制剂时须以应用目的、病情、年龄等因素为依据。每日提供的氨基酸量为 1.0～1.5g/kg 体重；占总能量的 15%～20%。另外，还要注意与热量的供给匹配，一般应保持在非蛋白热量(kcal)与氮(g)的比例在 100～150：1，即每提供 1g 氮应同时提供100～150kcal 的非蛋白热量。

　　3. 益生菌　近年来临床营养学界提出生态免疫营养概念，认为胃肠道不仅是消化器官，还是机体最大的免疫器官和最大的细菌库，是身体防御外来抗原和致病微生物侵犯的主要防线。临床上，部分危重患者最终并非死于营养衰竭，而是死于感染、多器官功能衰竭，其主要原因是因为肠道功能障碍。因而提出应用生态营养免疫制剂以调节、改善危重患者的胃肠道免疫功能。生态营养免疫剂的配方组成符合肠道的生态环境，其作用不仅限于被动的补充营养素和免疫刺激剂，还可在体内继续产生多种生物活性物质，发挥更全面、更有效的作用。Heys 及 Beale 等采用综合分析方法总结和分析了 1967～1998 年有关免疫增强型肠内营养的临床研究报道，发现免疫增强型肠内营养制剂可改善患者的免疫功能，降低感染性并发症的发生率，缩短住院时间，改善患者的预后。最近，Heyland 等回顾了22 项免疫增强型肠内营养在择期手术患者、危重患者、多发性创伤及烧伤患者($n=2419$)

中的随机对照研究，客观地评价了免疫增强型肠内营养在临床各类患者中的作用。结果显示，免疫增强型肠内营养可降低危重患者感染性并发症的发生率，缩短 ICU 及住院时间，而对死亡率无明显影响。

生态免疫营养(ecological immunonutrition)是在免疫营养治疗的基础上，添加以益生菌为主的微生态制剂以增强营养支持的效果，利用肠道有益菌群抑制致病菌的过度生长，以维护肠道微生态及肠屏障功能。营养不良是持续血液透析患者常见并发症之一，是导致透析患者死亡的独立危险因素，也是判断患者预后的主要指标。严重的营养不良患者免疫功能低下，可发生感染等并发症，影响透析患者的生存质量。应用谷氨酰胺、精氨酸等免疫强化制剂对终末期肾病血液透析患者进行免疫营养，有利于改善患者机体免疫功能。应用双歧杆菌等微生态制剂进行生态营养干预，通过增加肠道有益菌数量而抑制致病菌，维持肠道生物屏障功能。两者联合应用即生态免疫营养，形成优势互补，有利于改善机体营养状况及免疫功能。

文献报道的生态免疫营养应用多限于消化系统疾病手术后的肠内营养患者，发现其可显著减少术后感染并发症、缩短 ICU 住院日、缩短住院时间等，目前尚缺乏对终末期肾病血液透析患者应用生态免疫营养干预的研究报道。终末期肾病血液透析患者的营养状态和免疫功能与其生存质量和临床结局密切相关，而合理的营养干预，能够有效减少并发症，降低死亡率，缩短住院时间，节约住院费用，对提高患者生存质量和改善预后有积极意义。

(四)电解质制剂

电解质平衡是人体代谢中最基本的问题。不同电解质有其重要的生理功能，如钠离子的主要功能是参与维持和调节渗透压，同时可加强神经肌肉和心肌的兴奋性。钾参与糖、蛋白质和能量代谢；维持细胞内外液的渗透压和酸碱平衡，维持神经肌肉的兴奋性和心肌功能。镁的主要作用是能激活 ATP 酶和其他多种酶的金属辅酶，尤其在糖原分解过程中，镁起着重要作用。钙离子在维持神经肌肉的兴奋性、血液凝固、细胞膜功能、许多酶的活性、一些多肽激素的分泌和活性方面都起着重要作用。磷除与钙形成骨骼之外，还以有机磷化合物的形式广泛分布于体内，它是磷脂、磷蛋白、葡萄糖中间代谢产物和核酸的组成部分，并参与氧化磷酸化过程，形成 ATP。

PN 时需补充钾、钠、氯、钙、镁及磷。其中不少是临床常用制剂，如 10%氯化钾、10%氯化钠、10%葡萄糖酸钙、25%硫酸镁及甘油磷酸钠等。钠的供应量为 40～120mmol/d。在有大量引流、额外丧失时需相应增加。钾：氮的基本比例为 5～10mmol：1g，能量与钾的比例约为 1000kcal：50mmol。合成代谢时，磷进入骨骼肌和肝细胞，可致血磷水平下降；可按 1000kcal：(6～7)mmol 磷的比例补充。

(五)维生素制剂

维生素是维持正常组织功能所必需的一种低分子有机化合物，均由外源性供给。已知许多维生素参与机体代谢所需酶和辅助因子的组成，对物质的代谢调节有极其重要的作用。维生素可分为水溶性和脂溶性两大类。前者包括 B 族维生素、维生素 C 和生物素等，后者包括维生素 A、维生素 D、维生素 E、维生素 K；水溶性维生素在体内无储备，长期PN 时常规提供多种维生素可预防其缺乏。脂溶性维生素在体内有一定的储备，短期禁食者不致缺乏。在应激状态下，人体对部分水溶性维生素，如维生素 C、维生素 B_6 等的需要量增加。用于 PN 的维生素制剂有水溶性及脂溶性两种，均为复方制剂。每支注射液包含正常人各种维生素的每日基本需要量。

(六)微量元素制剂

微量元素在人体内虽含量很少，但分布广泛，且有重要生理功能。目前体内检出的微量元素达 70 余种，临床上常提及的必需微量元素有 9 种，即铁、铬、铜、氟、碘、锰、硒、钼和锌。这些元素均参与酶的组成、三大营养物质的代谢、上皮生长、创伤愈合等生理过程。PN 时微量元素的补充均以复方制剂的形式提供，每支含锌、铜、锰、铁、铬、碘等多种微量元素，每支含正常人每日的基本需要量。

四、营养液配制

肠外营养所需的营养素种类较多，应将各种营养素(葡萄糖、脂肪乳剂、氨基酸、电解质、维生素及微量元素)在体外先混合在一起，配置成全营养混合液(TNA)或全合一营养液(All-in-One)，然后输注。此法的优点：各种营养素的同时输入对合成代谢更合理；高浓度葡萄糖可被稀释，渗透压降低；单位时间内的脂肪乳剂输入量大大低于脂肪乳剂的单瓶输注，可避免因脂肪乳剂输注过快的不良反应；降低了代谢性并发症的发生率；简化了输注过程，减少了污染机会。

为保证 TNA 内各成分的稳定性，配制时应按规定的顺序进行：将电解质溶液分别加入葡萄糖液及氨基酸液内，将水溶性维生素加入葡萄糖溶液内，将脂溶性维生素加入脂肪乳剂内：将葡萄糖液与氨基酸混入营养袋内，最后把脂肪乳剂缓缓混入营养袋内。

全营养混合液应在无菌环境下配制，配制过程要符合规定的程序，由专人负责，以保证混合液的质量。目前营养袋的材料多为聚乙烯醋酸酯(EVA)，配置好的全营养混合液放置时间不应超过 24h。

近年来，成品肠外营养液已在临床上广泛应用。此种产品，营养液被存放在特制的营养袋内，可在常温下保存 24 个月。营养袋由两条可剥离封条分隔成三个独立的腔室，形成三腔袋，分别装有葡萄糖注射液、氨基酸和电解质注射液及脂肪乳注射液。使用前，将"三腔袋"的两个封条撕开，三种营养液就可混合在一起，形成全营养混合液。该产品避免了医院内配制营养液的污染问题，能够使肠外营养更加安全、便捷地实施。缺点是无法做到配方的个体化。

五、输注途径和方法

(一)输注途径

肠外营养输注途径有经周围静脉和中心静脉两种方式。选择合适的输注途径取决于患者的血管穿刺史、静脉解剖条件、凝血状态、使用肠外营养的时间、护理的环境(住院与否)及原发疾病的性质等因素。住院患者最常选择短暂的外周静脉或中心静脉穿刺插管；非住院环境的长期治疗患者，以经外周静脉中心静脉置管(PICC)和皮下植入输液港最为常用。经外周静脉中心静脉置管是利用导管从外周手臂的静脉进行穿刺，导管直达靠近心脏的大静脉，避免化疗、刺激性药物与手臂静脉的直接接触，加上大静脉的血流速度快，可以迅速冲稀化疗药物，防止药物对血管的刺激，能够有效保护上肢静脉，减少静脉炎的发生，减轻患者的疼痛，提高患者的生命质量。皮下植入输液港是一种完全植入的血管通道系统，它为患者提供长期的静脉血管通道(图 6-1)。

1. 经外周静脉途径

(1)适应证：短期肠外营养(<2 周)、营养液渗透压低于 1200mmol/L 者；中心静脉置管禁忌或不可行者；导管感染或有脓毒症者。

(2)优缺点：该方法简便易行，可避免中心静脉置管相关并发症(机械、感染)，且容易早期发现静脉炎的发生。缺点是输液渗透压不能过高，需反复穿刺，易发生静脉炎，不宜长期使用。

2. 经中心静脉的肠外营养途径

(1)适应证：肠外营养超过 2 周、营养液渗透压高于 1200mmol/L 者。

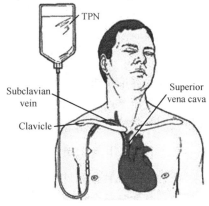

图 6-1　肠外营养输注途径

(2)置管途径：经颈内静脉、锁骨下静脉，经外周插入中心静脉置管途径(PICC)及皮下埋置输液港。

(3)优缺点：优点是中心静脉管径粗、血流速度快、血流量大、输入的液体很快被稀释，不受输入浓度、渗透压与 pH 的限制，不引起对血管壁的刺激，护理方便，患者活动不受影响等。缺点是需要熟练的置管技术，严格的无菌条件。另外，并发症较多，如气胸、空气栓塞、导管败血症等。

(二)输注方法

肠外营养的输注方法有持续输注法和循环输注法。将一日的营养液在 24h 内均匀输入称为持续输注法。由于各种营养物质同时等量输入，对机体氮源、能源、电解质、水分及其他营养物质的供应处于均匀持续状态，胰岛素的分泌较为稳定，血糖值也不会因输糖量时多时少有较大波动。循环输注法是将营养液的输注时间由 24h 缩短至 12～18h，其优点是预防或治疗持续输注所致的肝脏损害；另外，患者恢复了白天的活动，改善了患者的生活质量。此方法对长期肠外营养的患者较为合适。输注营养液时，一般可采用重力输注；也可采用输液泵进行输注，以保持营养液均匀、恒速的输入；并且可预防管道的堵塞。

六、肠外营养的监测

肠外营养实施期间应进行严密监测，内容包括全身状况、输注途径、代谢过程、营养指标等多个方面。目的是为及时调整营养方案、预防并发症发生及早期发现和处理并发症提供依据。

1. 全身情况　注意有无水肿、脱水，有无寒战发热、黄疸等。

2. 输注途径　经外周静脉输注时，注意输液部位有无液体外渗、肿胀、皮肤颜色改变等；中心静脉输注时，置管后要观察有无胸闷憋气、发绀、心慌、肢体麻木等情况，拍胸部 X 片了解导管位置。长期置管者应注意导管有无脱出、裂口、堵塞，置管部位有无分泌物、感染等表现，必要时可做分泌物培养。

3. 代谢方面　监测的内容包括：详细记录患者每日液体的出入量；肠外营养开始阶段每日检查血糖、尿糖、酮体，以后可改为每周 2 次；每日测定血清电解质及血气分析，病情稳定后每周 1～2 次；肝肾功能测定、血凝分析每周 1～2 次。

4. 营养指标　包括体重、氮平衡、淋巴细胞计数、血清白蛋白、转铁蛋白、前白蛋白测定，每周 2 次。根据情况不定期检测锌、铜、铁、维生素 B、叶酸等。

七、肠外营养的并发症

肠外营养应用过程中可出现多种并发症。一旦并发症出现对患者危害很大，甚至可危及生命。近年来，随着应用技术的提高和规范，并发症的发生率已明显降低，尤其是与导管相关的并发症和感染性并发症。

(一) 导管相关的并发症

在行中心静脉穿刺过程，因技术问题可能发生气胸、血胸、误入锁骨下动脉、误伤臂丛神经、胸导管甚至误伤膈神经、气管等。最严重的并发症是空气栓塞，一旦发生，可导致患者死亡。目前采用 PICC 完成肠外营养输注，可避免此类并发症。

(二) 感染性并发症

感染性并发症主要有局部感染和导管性脓毒症两种。其中以导管性脓毒症最为严重。其发生与置管技术、导管使用及导管护理有密切关系。临床表现为突发的寒战、高热，重者可致感染性休克。在找不到其他感染灶可解释其寒战、高热时，应考虑导管性脓毒症的可能。发生上述症状后，应先做输液袋内液体的细菌培养及血培养，丢弃输液袋及输液管，更换新的输液管道；观察 8h，若发热仍不退，则应拔除中心静脉导管，并做导管尖端的培养。一般拔管后不必用药，发热可自退。若 24h 后发热仍不退，则应选用抗生素。为了减少感染应注意置管时严格遵守无菌操作规程；应用全封闭输液系统；定期导管护理；采用 PICC 输注营养液。

(三) 代谢性并发症

1. 糖代谢紊乱　主要是低血糖及高血糖。低血糖是由于外源性胰岛素用量过大或突然停止输注高浓度葡萄糖溶液所致。因很少单独输注高浓度葡萄糖溶液，这种并发症已少见。高血糖则仍很常见，主要是由葡萄糖溶液输注速度太快或机体的糖利用率下降所致。后者包括糖尿病患者及严重创伤、感染者。严重的高血糖(血糖浓度超过 40mmol/L)可导致高渗性非酮性昏迷，有生命危险。对高糖血症者，应在肠外营养液中增加胰岛素补充，随时监测血糖水平。重症者应立即停用含糖溶液，用低渗盐水(0.45%)以 250ml/h 速度输入，降低血渗透压。同时输入胰岛素(10～20U/h)，促使糖进入细胞内，降低血糖水平。

2. 电解质紊乱　如低钾血症、低钠血症、低磷血症等。尤其是低磷血症更易发生，应特别注意补充。

3. 微量元素缺乏　较常见的是锌缺乏，表现为口周及肢体皮疹、皮肤皱痕及神经炎等；铜缺乏可产生小细胞性贫血；铬缺乏可致难控制的高血糖发生。对病程长者，在肠外营养液中常规加入微量元素注射液可预防缺乏症的发生。

4. 必需脂肪酸缺乏(EFAD)　长期肠外营养时若不补充脂肪乳剂，可发生必需脂肪酸缺乏症。表现为皮肤干燥、鳞状脱屑、脱发及伤口愈合延迟等。每周补充脂肪乳剂一次，可预防 EFAD 的发生。

（四）其他并发症

1. 胆囊内胆泥和结石形成 长期肠外营养，因消化道缺乏食物刺激，胆囊收缩素等胃肠激素分泌减少，容易在胆囊中形成胆泥，进而结石形成。实施肠外营养3个月者，胆石发生率可高达23%。尽早改用肠内营养是预防胆石的有效措施。

2. 胆汁淤积及肝酶谱升高 部分患者肠外营养后会出现血清胆红素、ALT、SGPT 的升高。引起这种胆汁淤积和酶值升高的原因有葡萄糖超负荷、肠外营养时肠道缺少食物刺激、体内的谷氨酰胺大量消耗，以及肠屏障功能受损使细菌及内毒素移位等。通常由肠外营养引起的这些异常是可逆的，肠外营养减量或停用（改用肠内营养）可使肝功能恢复。

3. 肠屏障功能减退 肠道缺少食物刺激和体内谷氨酰胺缺乏是引起肠屏障功能减退的主要原因。其严重后果是肠内细菌、内毒素移位，损害肝脏及其他器官的功能，引起肠源性感染，最终导致多器官功能衰竭。应尽早改用肠内营养，补充谷氨酰胺是保护肠屏障功能的有效措施。

第二节 肠 内 营 养

一、肠内营养的适应证

凡有营养支持指征，且胃肠道有一定功能并可利用的患者均可以接受肠内营养（enteral nutrition，EN）。具体包括以下几种情况的患者。

1. 吞咽和咀嚼困难 如口腔和咽喉部手术、颞颌关节病变和下颌骨骨折患者。

2. 意识障碍或昏迷 脑外伤、脑血管病变等所致的昏迷或意识障碍；手术、创伤、精神病或老年性痴呆无进食能力者。

3. 消化道瘘 食管瘘、胃瘘、胰瘘、胆瘘和高位肠瘘患者，感染控制，病情稳定后，可自瘘口以下肠道置管行肠内营养。结肠瘘患者可经胃或空肠上段行肠内营养。

4. 短肠综合征 多数短肠综合征患者术后早期应行肠外营养支持，待病情稳定后，可逐步向肠内营养过渡。肠内营养更有利于残存肠管的代偿增生。

5. 炎性肠道疾病 病情稳定后，可应用短肽或氨基酸型的肠内营养制剂行肠内营养。

6. 高分解代谢状态 严重感染、手术、创伤及大面积烧伤后，机体分解代谢增强，负氮平衡明显，需给予积极的营养支持，应首选肠内营养。

7. 慢性消耗性疾病 结核、肿瘤和其他慢性疾病者常因食欲不振和慢性消耗致蛋白质-热量营养不良，有效的肠内营养治疗可改善其免疫功能和提高患者对手术及其他治疗的耐受力。

8. 急性胰腺炎 病情稳定后，可经空肠给予肠内营养，对患者恢复十分有利。

9. 大肠手术或检查的肠道准备 大肠病变患者术前需禁食做肠道准备，合适的肠内营养既能提供营养物质又能达到肠道准备的目的。

二、肠内营养的禁忌证

以下情况应慎用或不用肠内营养：

（1）完全性机械性肠梗阻、麻痹性肠梗阻。

(2)消化道出血。

(3)严重的感染、创伤等应激状态的早期及休克状态。

(4)胃肠功能严重障碍及长时间的严重呕吐、顽固性腹泻、严重小肠及结肠炎症等需要肠道休息的患者。

(5)短肠综合征的早期。

(6)高流量空肠瘘、缺乏足够的小肠吸收面积、严重吸收不良的患者。

三、肠内营养的制剂

(一)分类

肠内营养制剂的种类很多,根据制剂的成分可分为三大类:完全膳食、不完全膳食及特殊需要膳食。

1. 完全膳食　含各种营养素全面,目前在临床上应用最为广泛。根据其蛋白质(氮源)的不同,又可分为要素膳(或单体膳)和非要素膳(或多聚体膳)。

(1)要素膳:其氮源为游离氨基酸或蛋白质水解物、短肽,以不需消化或极易消化的糖类、脂肪为能源,含有全面的矿物质、维生素和微量元素。其特点是营养成分全面,营养素极易消化,可被肠道完全吸收。但要素膳由于含有单个氨基酸或短肽,适口性差,应尽量采用管饲。

(2)非要素膳:其氮源为整蛋白,其优点是营养完全,渗透压低,适口性好,不易引起胃肠道反应,对肠黏膜屏障功能有较好的保护作用。目前,临床常用的有以下几种。①匀浆膳:是由天然食物经加工混合匀浆而成的混合饮食。国外已有商品出售的匀浆膳,而国内所用匀浆膳多是在医院营养室自行配制。匀浆膳主要适用于消化道功能正常而进食困难的患者,对胃肠道外瘘、急性胰腺炎的患者慎用。②混合奶:是以牛奶、豆浆、鸡蛋、白糖等混合而成的液体饮食。混合奶配制简便,价格低,故适合基层医院应用。混合奶对胃肠道的刺激小于匀浆膳,但营养素不及匀浆膳全面。③牛奶基础膳:系一种商品多聚体膳。其氮源为全奶、脱脂奶或蛋白,脂肪以奶脂、大豆油、玉米油为主,适口性好。适用于消化道正常者应用,因其残渣量少,故对消化腺的刺激作用较小。④无乳糖膳:不含乳糖或含乳糖酶,适用于乳糖酶缺乏或不足的患者,其氮源主要采用鸡蛋白、酪蛋白和大豆蛋白分离物。

2. 不完全膳食　采用组件以增加固定配方的完全膳食中的某一种或更多种营养素,目的是增加热量或蛋白质密度,重组配方,对膳食配方进行个体设计,以满足特殊需要。其缺点是有微生物污染的危险及较多的不溶成分增加了物理不相溶性。组件仅是含一种或以一种营养素为主的制品,有蛋白质组件、糖类组件、脂肪组件、维生素及矿物质组件等。

3. 特殊需要膳食　指用于特殊情况下既达到营养支持目的,又有治病作用的肠内营养膳食,常用的有以下几种。

(1)肝功能衰竭用膳:其氮源为14种氨基酸,特点是支链氨基酸含量较高,而苯丙氨酸、蛋氨酸含量较低。目的在于减轻肝性脑病的症状,又可补充营养。

(2)肾衰竭用膳:其氮源为8种必需氨基酸及组氨酸。目的在于重新利用体内分解的尿素氮以合成非必需氨基酸,这样既可降低血液尿素氮水平,缓解尿毒症症状,又可合成蛋白质,取得正氮平衡。

(3)创伤用膳：其蛋白质热量分配、热量密度及支链氨基酸的含量均较一般膳食为高。适用于大手术、烧伤、多发性严重创伤及脓毒血症等高分解代谢患者。常用的商品创伤用膳有 Trauma-Aid HBC。有的创伤用膳中加有 RNA、精氨酸、谷氨酰胺及 ω-3 脂肪酸等，可提高创伤患者免疫功能，称为免疫促进膳。

(4)糖尿病用膳：主要涉及糖类来源和脂肪构成。较合适的糖类以低聚糖或多糖如淀粉为宜，再加上足够的膳食纤维，有利于减缓血糖的上升速度和幅度。此外，含相对高比例的单不饱和脂肪酸可延缓营养液在胃内的排空速度。

(二)评价指标

肠内营养制剂的评价指标有很多，可分为主要指标和次要指标，供选择肠内营养制剂时参考。

1. 主要指标 选择肠内营养制剂应主要关注的指标。

(1)热能密度：指单位容积中所含热能的多少。一定容积的制剂，热能密度越高，提供的热能就越高。高热能密度的制剂适用于高度应激过度的分解代谢和热能消耗，满足其对热能的过度需求。在商品肠内营养制剂中，常采用的热能密度有 1kcal/ml、1.5kcal/ml 及 2kcal/ml 三种形式。

(2)蛋白质含量：以制剂中蛋白质的热能占膳食总热能的百分率表示。常用制剂的蛋白质含量有标准氮和高氮两种形式。标准氮制剂的蛋白质热能一般<20%，而高氮制剂的蛋白质热能在 22%～24%。

(3)蛋白质来源：各类制剂中蛋白质可来自整蛋白质、蛋白质水解物、短肽和氨基酸。以整蛋白质为氮源的制剂，适用于胃肠道功能正常的患者；而蛋白质水解物和氨基酸多用于化学配制膳，在肠道可不用消化或极易消化即可吸收。

(4)输注途径：商品制剂中，有的既可口服也可管饲，但蛋白质水解物和氨基酸口味极差，患者常常难以下咽，以其为氮源的制剂，仅适用于管饲。

2. 次要指标 对胃肠道或代谢有特殊要求及有特殊需要时考虑次要指标。

(1)渗透压：对于空肠内喂养的患者，因食物无须通过幽门而直接进入小肠，并失去十二指肠渗透压感受器的控制，所以直接进入小肠的制剂若所含物质的颗粒数量较多，形成高渗透压状态，极易引起腹泻及其他肠道反应。然而口服或胃内管饲的患者，对制剂渗透压的耐受性相对较高，对制剂的渗透压要求相对较低。

(2)脂肪含量：通常脂肪含量以脂肪所产的热能占总热能的百分率表示。常用制剂的脂肪含量一般有 3 种形式，即标准脂肪型(>20%)、低脂肪型(5%～20%)和极低脂肪型(<5%)。脂肪吸收障碍、严重胰腺分泌低下、高脂血症等患者选用管饲制剂适宜采用低脂肪型制剂。若应用的制剂为要素型，一般多为极低脂肪型，往往仅提供必需脂肪酸。

(3)脂肪来源：脂肪来源包括长链三酰甘油(LCT)或中链三酰甘油(MCT)或 LCT+MCT 混合物。脂肪吸收障碍或有 LCT 代谢异常等情况的患者以 MCT 或 LCT+MCT 制剂为宜。

(4)膳食纤维含量：长期接受肠内营养治疗而伴有便秘的患者，对肠内营养制剂中膳食纤维含量有特殊要求，若应用的是非要素型的制剂可含有大豆多糖纤维，若用的是匀浆膳制剂可添加水果泥及蔬菜泥。

(5)乳糖含量：某些成年患者可能对乳糖不耐受，进食含有乳糖的乳类食品会出现腹泻等症状，应选择不含乳糖的制剂。

（6）矿物质、电解质及维生素含量：这类物质作为营养素在肠内营养制剂中存在，除非患者病情需要或者治疗需要有可能适当限制或有额外丢失需适当补充外，一般均能够满足营养素供给量标准要求。而某些维生素参与体内能量代谢过程，随着制剂提供的能量增加，这些维生素的供给也要相应增加。

（7）剂型：商品型肠内营养制剂一般有液体和粉剂两种剂型。液体型制剂可直接应用，而粉剂须按说明书要求适量加水配制。

（8）价格：价格因素在很多情况下是考虑应用何种肠内营养制剂的问题。应以患者经济上能够承受为原则。通常非要素型制剂要比要素型制剂便宜，而自制的肠内营养制剂要比商品型肠内营养制剂便宜。

（三）制剂的选择

影响肠内营养制剂选择的因素很多，这些因素之间相互影响、相互制约，但最终决定选择何种制剂的关键因素还是疾病和治疗的需要。制剂选择时应考虑以下几个方面。

1. 患者年龄因素　患者年龄应把握以下几个重要阶段。①岁以内的婴儿：特点是生长发育迅速，对营养素的需求量很大，尤其是蛋白质的供给，但其消化吸收功能尚不完善，胃肠道对渗透压等理化性质改变的耐受力低。②幼儿及儿童期：仍然处于生长发育旺盛的阶段，制剂的提供应保证满足机体正氮平衡的需要。③老年期：老年人生理功能逐渐减退，机体抵抗力、免疫力及对内、外环境变化的耐受力均下降。制剂选择应在营养素种类、数量、理化性质、剂型等诸方面适应患者年龄特点。

2. 胃肠道消化与吸收功能状况　对肠内营养方案的制定及方案实施具有决定性作用。可以决定包括营养途径、输注方式、饮食制剂的类型、喂养液的数量及理化性质、营养素的种类及数量等的选择。可以说胃肠道消化与吸收功能情况是决定是否采用肠内营养，以及决定采用何种肠内营养方式的最重要因素。

3. 蛋白质变应性　是决定所选择的肠内营养制剂中氮源类型的重要因素。对牛奶有变应性的婴儿，可采用以分离大豆蛋白质为氮源的制剂；对大豆蛋白质或牛奶蛋白质有变应性时，可采用以牛心肌蛋白质为氮源的制剂；对膳食蛋白质有变应性时，或胰腺分泌不足时，应采用以蛋白质水解物或氨基酸混合物为氮源的要素型制剂。

4. 脂肪吸收状况　由于 MCT 的水溶性比 LCT 要高得多，其水解速度也明显高于 LCT，因此脂肪吸收不良的患者，可采用 MCT 制剂，或采用 MCT 与 LCT 的混合制剂。但长期应用 MCT 制剂作为唯一的脂肪来源时，应考虑到必需脂肪酸的提供，否则会引起必需脂肪酸缺乏；另外，还须注意 MCT 大量应用时产生渗透性腹泻的可能。MCT 的生酮作用比 LCT 强得多，因此不适用于糖尿病酮症酸中毒患者。

5. 对糖类的耐受情况　对乳糖不耐受者，食用乳类食品受限，宜采用无乳糖的制剂。对蔗糖不耐受者，可采用葡萄糖或低聚糖为糖类来源的制剂。对单糖不耐受者，可采取低聚糖为糖类来源的制剂。对双糖或其他糖类不耐受者，应以无糖制剂为基础，再增加不同的糖类组件。

6. 疾病本身对营养的特殊要求　特殊疾病，如肾衰竭、肝衰竭、高代谢状态等应选择相应的特殊制剂。

四、营养液的配制

肠内营养制剂有液体、粉剂或合剂。液体制剂是即用的，无需配制。粉剂和合剂需配制成一定浓度的溶液才能应用。配制任何一种制剂前，应详细了解其组成和配制说明。配制粉剂时，根据当日预计输注的营养量和浓度，计算出制剂的重量，准确称取或量出(有的膳食包装内带有小匙，其容量一定)后，放于带有容量刻度的容器中，用 50℃左右的温开水调成糊状，然后再以灭菌温开水稀释至一定体积。稀释时应一边加水一边不停地搅拌至溶液完全均匀为止。目前多采用匀浆机配制。配好的溶液应分装于容器中(肠内营养袋或无菌瓶)，4℃下存放，24h 内用完。

五、肠内营养的途径和方法

肠内营养采用的方式有两种：口服和管饲。肠内营养制剂多有特殊气味，患者多不愿意口服。另外，口服应用的量常常受限，难以达到机体的需要量，一般多作为营养补充。管饲是临床上最常用的方法。管饲方法和途径的选择一般根据患者的胃肠道功能状况、肺吸入的危险性、胃肠喂养的持续时间和是否在手术时放置喂养管等方面的因素综合考虑(图 6-2)。

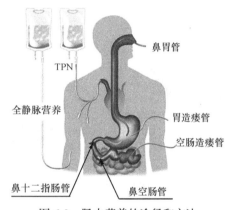

图 6-2　肠内营养的途径和方法

(一)喂养管的放置

放置一条合适的喂养管至患者胃肠道内是施行管饲营养的前提。喂养管可放于胃内、十二指肠或空肠内。

1. 胃内置管　临床上最常用的方法是鼻胃置管和胃造口置管。鼻胃置管操作简便、安全易行。主要适用于胃肠道功能完整，短期肠内营养，且上消化道无梗阻者。鼻胃置管应选用口径较细且柔软的硅胶管、聚乙烯管和聚氨酯管。目前国内外已有多种商品喂养管可供选择应用。胃造口主要适应于长期肠内营养的患者，主要有手术胃造口术、经皮内镜胃造口术、X 线下经皮穿刺胃造口术等方式。

2. 鼻十二指肠及空肠内置管

(1)鼻十二指肠或空肠置管：鼻十二指肠及空肠内置管的适应证与鼻胃置管相似，但更适合有胃排空障碍或不适合胃内喂养者。此法明显减少了误吸等并发症。常用的方法有床边鼻十二指肠及空肠内置管和术中鼻十二指肠及空肠内置管两种。床边鼻十二指肠及空肠内置管，简单易行，对危重患者或不计划行腹部手术者十分合适。具体方法有：①应用管端有金属封头或带气囊的喂养管，先将导管插入胃内，借助胃肠道蠕动，导管可自行下降至十二指肠或空肠。近年来不少医师应用促胃肠动力药物来帮助置管。最常用的药物是胃复安和红霉素。②利用胃镜，用特制钳子将导管送至十二指肠内或空肠内。

术中鼻十二指肠及空肠置管适用于腹部手术或食管手术患者，术前将喂养管先插入胃内，术中将导管插入十二指肠或空肠内。

(2)空肠造口术：空肠造口在肠内营养支持中具有重要作用，广泛适用于咽、食管、胃、十二指肠病变不能进食的患者，对有明显胃食管反流、误吸高危患者、腹部大手术后、胃切除术后、胃排空不良者尤为适用。一般认为，在其他途径和置管方式不能完成肠内营养时均可选择空肠造口的方法。空肠造口术可作为一种手术单独施行，但更多情况下是作为一种腹部手术的附加手术而进行的。其方法有 Stamm 空肠造口、Witzel 空肠造口、Marwedel 空肠造口、空肠穿刺造口、腹腔镜空肠造口等。目前空肠穿刺造口（needle catheter jejunostomy，NCJ）是腹部手术后肠内营养最常用的置管方法。近年来，经皮内镜空肠造口（percutaneous endoscopy jejunostomy，PEJ）得到很大发展，特别适合于非手术患者。经双腔 T 管空肠置管法主要适用于胆道手术后行肠内营养的患者。

(二)输注方式及方法

肠内营养液的输注方式有一次性投给、间歇输注、连续输注、循环输注等。

一次投给和间歇输注适用于胃内喂养者。前者是将配制好的膳食用注射器在 5～10min 内缓慢的注入胃内，每次 200ml 左右，6～8 次/日。后者是将营养液置于输液容器内，经输液管与喂养管相连，缓慢滴入胃内。每次 250～500ml，4～6 次/日，每次持续 30～60min。

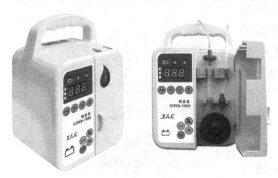

图 6-3　肠内营养泵

连续输注和循环输注主要用于肠内喂养者。前者要求营养液在 24h 内均匀输注，目前多主张采用此法。后者一日的营养液用量在 12～16h 内连续输注，次日仍于该时间应用，该法患者有一定的自由活动时间。两种方法输注营养液时输入的容量、浓度和速率必须从低值逐渐过渡到全量应用。这一过程一般需 3～4 日。连续输注和间歇输注营养效果一般以前者为佳，但亦有不同的认识。

营养液输注时可采取重力滴注。但近来多主张应用肠内营养泵输注(图 6-3)，其优点是可准确地控制输注速率和输液容量，降低并发症发生。

六、肠内营养的监测

肠内营养的监测涉及肠内营养治疗过程的许多方面，包括对喂养管的监测、胃肠道耐受性的监测、代谢过程的监测和营养方面的监测等。

(一)喂养管的监测

对喂养管的监测是肠内营养能否正常进行的重要保证。其监测的主要内容包括患者对喂养管的耐受情况、喂养管的位置及通畅度等。患者对喂养管的耐受情况主要通过观察和询问患者，了解患者有无置管部位的不适。喂养管的位置及通畅度可因患者的活动、胃肠蠕动、喂养管固定不牢等因素的影响而产生变化，因此应注意监测，以便及时发现与纠正。

(二)胃肠道耐受性的监测

肠内营养在实施的过程中有许多因素会影响到胃肠道的耐受性，如肠内营养所用制剂的渗透压、营养液输注的温度、速度等。患者对肠内营养胃肠道耐受性差表现为上腹部不适或胀痛、恶心、呕吐、腹泻等症状。凡是出现这些症状的患者应认真分析原因，有针对性地采取防范措施。一般在肠内营养实施的开始阶段最容易出现胃肠道不耐受的情况，应予以特别关注。开始肠内营养治疗时营养液的输入渗透压不宜太高,输入速度不宜太快,温度应适宜,输入量不宜太多,应每隔几小时巡视 1 次,密切观察和了解患者的反应和耐受情况。

(三)代谢过程监测

监测的内容包括:详细记录患者每日液体的出入量;肠内营养治疗开始阶段每日检查尿糖、酮体,以后改为每周 2 次;定期测定血清胆红素、丙氨酸转氨酶、谷草转氨酶、碱性磷酸酶等;定期检查血糖、尿素、肌酐、钠、钾、氯、钙、镁、磷、碳酸氢盐等;定期测定血细胞计数及凝血酶原时间。

(四)营养监测

营养监测的目的是为了确定肠内营养的效果,以便及时调整方案和营养量的供给。营养方面的监测通常有以下几个方面。

1. 进行肠内营养治疗前 应对患者进行全面的营养状况评定,确定患者有无营养素及热能缺乏,为营养治疗方案提供依据。治疗实施过程中每日确定营养素摄入量。

2. 每周测量 1 次体重、三头肌皮褶厚度、上臂中点周径、淋巴细胞总数等 对长期应用肠内营养的患者可 2~3 周测 1 次。

3. 测定内脏蛋白(白蛋白、转铁蛋白、前白蛋白等) 通常开始时可每周测 2 次,以后可根据情况每 1~2 周测 1 次。

4. 开始时每日测正氮平衡,以后可每周测 1 次。

5. 不定期检测锌、铜、铁、维生素 B、叶酸等。

以上监测指标可根据病情和治疗需要进行适当调整,可相对较多,待病情稳定后,监测的次数可以逐渐减少。

七、肠内营养的并发症

肠内营养如应用得当,远比肠外营养安全,也可发生某些并发症。其常见并发症分为三类:机械性并发症、胃肠道并发症和代谢性并发症。

(一)机械性并发症

1. 喂养管放置不当 该并发症主要发生在鼻胃或鼻十二指肠及空肠置管者,插管时误将喂养管置入气管、支气管内。一旦发现喂养管有误插,应立即将导管拔出。预防的方法是仔细操作,严格插管的操作程序和原则,输注营养液前应做 X 线检查以确定导管位置是否正确。

2. 喂养管堵塞、脱出 喂养管堵塞的最常见原因是膳食残渣和粉碎不全的药片碎片黏附于管腔内或是药物膳食不相溶造成混合液凝固。发生堵塞后可应用温水、可乐、胰酶等冲洗,必要时可用导丝疏通管腔。

喂养管固定不牢、患者神志不清、躁动不安或严重呕吐均可导致喂养管脱出。一旦发生不仅使肠内营养不能进行,而且在造口置管的患者尚有引起腹膜炎的可能,因此,置管后应牢固固定导管、加强护理与观察,严防导管脱出。

3. 鼻咽、食管、胃损伤 插管过程或长期置管可引起鼻咽、食管、胃黏膜糜烂、坏死、溃疡、出血等。由于长期置管,使鼻腔堵塞,妨碍鼻窦口的通气引流及压迫咽鼓管开口而发生鼻窦炎和中耳炎。

4. 误吸和吸入性肺炎 是肠内营养一种常见且严重的并发症，死亡率很高。误吸最容易发生在胃内喂养者。误吸一旦发生，对支气管黏膜和肺组织将产生严重损害。有研究发现，误吸数秒钟内部分肺组织即可膨胀不全，数分钟内整个肺可膨胀不全，几小时后可发现气管上皮细胞退行性变，支气管、肺组织水肿出血及白细胞浸润，严重者气管黏膜脱落。误吸及吸入肺炎发生后应立即进行处理，原则为下：立即停用肠内营养，并尽量吸尽胃内容物，改行肠外营养；立即吸出气管内的液体或食物颗粒；积极治疗肺水肿；应用有效的抗生素防治感染。

为了预防吸入性肺炎的发生，胃内喂养时应注意以下几点：在输注营养液时及灌注后1h内患者的床头应抬高30°～45°。尽量采用间歇性或连续性灌注而不用一次性输注。定时检查胃残液量。对胃蠕动功能不佳等误吸发生高危者，应采用空肠造口行肠内营养。

5. 喂养管周围瘘或感染 主要发生在经胃造口和空肠造口行肠内营养的患者，表现为导管周围有胃液或肠液溢出，四周皮肤发红、糜烂，甚至化脓。局部可用氧化锌软膏保护皮肤，及时更换敷料，全身应用抗生素，同时注意消化道远端有无梗阻，营养液输注应减少或停用。

6. 肠梗阻 由于空肠与腹壁固定不当，造成肠管扭曲、内疝形成或行 Witzel 空肠造口时，导管过粗和浆肌层包埋过多引起。一旦出现，应立即停止灌注营养液，行胃肠减压，有肠绞窄时应及时手术处理。

（二）胃肠道并发症

1. 恶心、呕吐、腹胀 肠内营养患者有10%～20%可发生恶心、呕吐、腹胀。主要是由于输注速度过快、乳糖不耐受、膳食有怪味，脂肪含量过多等原因所致，处理时针对病因采取相应措施，如减慢滴速、加入调味剂或更改膳食品种。

2. 腹泻 是肠内营养最常见的并发症，常见原因有：同时应用某些治疗性药物、低蛋白血症和营养不良，使小肠吸收力下降；乳糖酶缺乏者应用含乳糖的肠内营养膳食；肠腔内脂肪酶缺乏，脂肪吸收障碍；应用高渗性膳食；细菌污染膳食；营养液温度过低及输注速度过快。一旦发生腹泻应首先查明原因，去除病因后症状多能改善。必要时可对症给予收敛和止泻剂。预防腹泻发生应从以上病因入手采取相应措施。

3. 肠坏死 该并发症罕见但死亡率极高。起病时间多在喂养开始后3～15日。患者无机械性梗阻和肠系膜血管栓塞的原因。主要与输入高渗性营养液和肠道细菌过度生长引起腹胀，导致肠管缺血有关。一旦怀疑有该并发症出现，应立即停止输入营养液，改行肠外营养，同时行氢离子呼出试验、营养液细菌培养，以尽早明确原因进行处理，防止肠坏死发生。

4. 肠黏膜萎缩 尽管肠内营养与肠外营养及禁食相比在维持肠黏膜功能方面有更好的作用，但是，长期应用亦可导致肠黏膜萎缩，尤其是应用要素膳者。在肠内营养的同时，应用谷氨酰胺、蛙皮素、神经降压素及生长激素可预防肠黏膜萎缩。

（三）代谢性并发症

肠内营养代谢性并发症的发生率远较肠外营养为低，但在患者原发疾病对代谢干扰较大、同时采用其他药物治疗及应用特殊配方膳食者偶有发生。

1. 高糖血症和低糖血症 高糖血症常见于接受高热卡喂养者及合并由糖尿病、高代谢、皮质激素治疗的患者。监测尿糖和酮体是发现高糖血症的有效方法。一旦出现,应行胰岛素治疗。

低糖血症多发生于长期应用肠内营养而突然停止者。因此,在停用肠内营养时,应逐渐进行,必要时可适当补充葡萄糖。

2. 高渗性非酮性昏迷 甚为少见,偶发生于有糖尿病史者、严重胰腺功能不足者、应用激素者。预防方法是输注以糖为主要能源的膳食时速率不宜过快。定期查血糖、尿糖和酮体,使尿糖保持阴性,补充足够的水分和电解质,一旦发生,应积极抢救。

3. 电解质紊乱和高碳酸血症 由于膳食用量不足或过大、腹泻等原因,可导致低钠或高钠血症、高钾或低钾症等。预防的方法是定期检查血电解质并及时补充。当机体摄入大量糖类时,分解后产生 CO_2 增加,如肺功能不佳,可产生高碳酸血症。

第三节 肾脏病患者的营养支持

肾脏病患者的营养支持以患者的营养状况、肾功能为依据,结合患者的饮食习惯、个人嗜好制定顺应性的饮食治疗方案。在治疗过程中,监测肾功能的变化,即时调整营养治疗方案。营养支持应注意问题如下。

(一)能量(energy)

肾脏病患者营养不良发生率较高,供给充足的能量才能保证蛋白质和其他营养素的充分利用。肾脏病患者由于易发生多种代谢紊乱,胃肠道消化吸收功能也受到影响,肾脏病患者的能量供应标准应同时适合营养不良和保护肾功能的需要。供应标准一般按 125.5～146.4kJ/(kg·d)[30～35kcal/(kg·d)]。

(二)蛋白质(protein)

肾功能不全时,蛋白质代谢产物排泄障碍,血尿素积聚。为了降低血尿素的生成,减轻肾脏负担,主张用低蛋白饮食治疗肾功能不全,高蛋白饮食可引起肾小球高灌注、高滤过、高压力,更加重肾功能的恶化。根据肾功能不全时蛋白质和氨基酸代谢的特点,血液中必需氨基酸浓度下降,非必需氨基酸水平升高。所以,营养治疗应尽量减少植物蛋白质,供给优质蛋白质如牛奶、鸡蛋、瘦猪肉、鱼、虾、鸡肉等。

大豆蛋白对肾功能不全的影响是否同其他植物蛋白?近十几年来不少学者在动物实验和对肾脏病患者的临床观察发现,大豆蛋白对肾功能不全的营养治疗作用优于动物蛋白质,大豆蛋白不仅降低血肌酐,减少氨源性物质积聚,还明显减少肾血浆流量,减轻肾小球高灌注,稳定肾小球滤过率,改善肾血管硬化,延缓肾功能的恶化;同时,还降低胆固醇和甘油三酯。

大豆蛋白对肾脏的保护作用机制可能是:①大豆蛋白的氨基酸组成基本接近鸡蛋蛋白质;②大豆蛋白含丰富的异黄酮物质。所以在控制蛋白质摄入总量的前提下,肾脏病患者可以选择大豆蛋白。

(三)水(water)

肾脏通过对尿的浓缩功能来调整尿的渗透压,使代谢产物顺利排泄。当代谢产物在体内积聚时，必须强制性增加尿量才可保持内环境的正常。正常人每日进水量应是 2000～2500ml，基本可排除同等量的尿液。肾脏病患者排尿能力下降，不恰当使用利尿剂，强制性排尿，可造成低钠血症和酸碱平衡失调。肾脏病患者的进水量应控制在前一日尿量 +500～800ml，即为全日应摄入的水量。如发生多尿和夜尿增多，以及伴随其他症状，要警惕低钠血症和肾功能的进一步恶化。

（四）钠（natrium）

每日从肠道吸收的氯化钠量约 4400mg，从肾脏排泄 2300～3200mg，从粪便排出不足 10mg。肾脏正常情况下，对钠摄入量的变化有较强的调节能力。血钠水平只反映血钠和水的比例，不能代表身体内钠的总量。当血钠>150mmol/L 时，称作高钠血症，<130mmol/L 时，称作低钠血症，<120mmol/L 可发生低渗性昏迷。

钠的供给量应根据肾功能、水肿程度、血压和血钠水平而定，一般控制在 3～5g/d（含酱油、咸菜），如伴呕吐、腹泻用利尿剂和透析者，盐的摄入量应放宽。

肾小球滤过率下降时，血压对氯化钠的敏感性增加，过多的钠可使血压升高，增加血容量，加重心肾负担，使肾脏功能恶化。极低的钠摄入量的危险性不亚于高钠。当每日钠摄入量<50mmol 时，可发生严重并发症，使心血管功能储备降低，无法弥补每日必需丢失的钠，还可激活肾素-血管紧张素系统，加速心肾功能的衰竭。所以，每日的氯化钠摄入量至少 1g。

请注意换算关系：钠的原子量是 23，氯的原子量是 35.5，1g 钠含 44mmol 钠，1g 氯含 28mmol 氯。1g 食盐含 17mmol 钠和 17mmol 氯。1g 食盐含 380～400mg 钠。

（五）钾（potassium）

成人每日从食物中摄入钾 2400～4000mg，每日排出 280～360mg，90%从肾脏排出，肾脏是维持血钾平衡的主要器官。当肾功能不全，肾小球滤过率下降时，如<10ml/min，则无法维持血钾的正常。同时，对摄入的钾量十分敏感，在少尿期如突然增加钾的摄入量，可因高钾血症而死亡。

高钾血症和少尿：每日钾摄入量应低于 1.5～2.3g，限食水果和果汁、蔬菜和菜汁类。低血钾和多尿：每日尿量 1000ml 和用利尿剂者，钾的摄入量可正常（1.8～5.6g/d）。每日尿量 1500ml，应监测血钾，及时补充钾。

注意：高钾血症和低钾血症的症状相似，主要表现是无力、嗜睡、胃肠胀气、肠蠕动降低、心律不齐、传导阻滞。严重时，可导致死亡。

换算关系：1g 钾含 25mmol 钾。无盐酱油含钾较高，长期低蛋白膳食、晚期肾衰竭和少尿期患者应慎用，以防高钾血症的发生。应严密监测血钾变化。

（六）钙（calcium）和磷（phosphorus）

肾小球疾病时由于滤过率的下降（50ml/min），磷的滤过和排泄减少，血磷升高，血钙下降，可诱发骨质疏松。应给予高钙低磷膳食。

（七）维生素（vitamine）

注意补充水溶性维生素，宜补充新鲜蔬菜和水果。

(八)微量元素(trace element)

根据患者具体情况适当补充。

目前,对肾脏病患者的营养支持并非是单纯地提供营养,更为重要的是使细胞获得所需的营养底物以进行正常或近似正常的代谢,维持机体细胞、组织及器官的结构和功能。近年来,随着临床营养学的发展及对危重患者机体代谢过程认识的不断加深,提出了根据各器官、组织的不同代谢特征进行营养支持的观念,强调有条件的危重患者应首先选择肠内营养(EN)或肠外营养(PN)加 EN,并且尽早开始 EN。同时认为,可通过提供精氨酸、谷氨酰胺(Gln)、ω-3 多不饱和脂肪酸(ω-3PUFA)等特殊营养物质,利用其药理学作用而达到对危重患者的治疗及调节机体的代谢和免疫功能,从而提高危重患者的救治成功率。通过合适的途径提供适当的营养物质,从代谢支持、代谢调理等角度纠正危重患者的异常病理生理改变,维持机体细胞、组织及器官的正常结构和功能,在危重患者救治中起着越来越重要的作用。普及临床营养治疗技术,力争使每一个存在营养不良的住院患者都能得到合理、有效的营养治疗,促进其疾病的康复。积极开展临床营养的新技术新方法。积极开展家庭营养支持工作,加强营养门诊的工作,开展常见慢性病的营养预防和干预。

蛋白质-能量营养不良(protein energy malnutrition,PEM)普遍存在于维持性血液透析患者(MHD)中,营养不良的评估指标——血清白蛋白与血液透析患者的患病率和死亡率明显相关。很多因素影响血液透析患者的营养不良发生、发展和持续存在的过程。通常的原因有:味觉异常、胃肠病变、心血管不稳定、炎症/感染、透析不充分、药物影响、缺乏运动、缺少知识、经济和精神因素等。而且透析本身也使每次透析过程丢失 5~8g 蛋白质,复用透析器丢失更多。我国现阶段,MHD 的营养状况并不乐观,最近上海和北京报道,我国透析患者营养不良发生率在 50%~68%。而随着慢性病如糖尿病和高血压发病率快速增加,加之人口老龄化,以及透析治疗技术的迅速普及,透析患者数量也会迅速增多,透析患者中有营养不良的患者数量势必增加。

对于常规口服或肠内营养不能改善营养状况的患者,透析中肠外营养干预(intradialytic parenteral nutrition,IDPN)是一种方便在血液透析过程中给予的肠外营养干预方法。标准化的 IDPN 是指门诊维持血液透析患者在每次血液透析过程中给予 800~1200ml 的混合静脉营养,一般由高能量葡萄糖、复方氨基酸、脂肪乳组成。目前仍然缺乏临床操作指南,需要 IDPN 干预的指征包括:①血清白蛋白水平<30g/L;②蛋白分解代谢率(protein catabolie rate,PCR)<0.8g/(kg·d);③口服营养不能达到预期目标 60%超过 2 周;④干体重下降 10%~15%;⑤胃肠道功能障碍包括吸收障碍、胃轻瘫、慢性胰腺炎、肝脏疾病、消化道梗阻、炎症性肠病及短肠综合征;⑥综合主观全面评估法/SGA(subjective global assessment,SGA)C 级。

临床影响 IDPN 执行的因素包括:水分管理及超滤脱水的困难、经济问题,而且有普遍、潜在的不良反应如恢复进食综合征(refeeding syndrome),包括低钾血症、低磷血症、低镁血症及肠外营养对心肺功能的影响。尿毒症患者发生 PEM 的一个最重要的因素是尿毒症的内环境紊乱,如微炎症状态、内分泌紊乱、尿毒症毒素相关的新陈代谢改变等。尿毒症患者存在以肿瘤坏死因子(TNF)、白介素-1(IL-1)、白介素-6(IL-6)等促炎症细胞因子为标志的缓慢发生和持续存在的轻微炎症反应。主要表现为全身循环系统出现炎性蛋白、炎症性细胞因子升高,导致患者出现各种并发症的非显性炎症状态,具有持续性及相对隐匿性的特点，实质是免疫性炎症(immunity inflalnlnation)。这种持续性炎症状态并非由外源性病原微生物感染或体内机会性病原微生物感染引起，而是受不同透析方式、透析膜的生物相容性、透析液的质量、透析通量大小、透析器复用等的影响，机体在微生物、内毒素、各种化学物质、补体、免疫复合物、高同型半胱氨酸(HCT)、糖基化终产物(AGEs)、晚期蛋白质氧化产物(AOPPs)等刺激下，单核-巨噬细胞系统被激活后发生的。研究表明C-反应蛋白存在 22%～53% 的 MHD 患者中。内分泌因素也是引起 MHD 患者营养不良的原因，合成代谢相关的激素如胰岛素、生长因子、胰岛素样生长因子活性受抑制；甲状旁腺激素作为一种分解代谢的因子升高发生于 5%～25% 的 MHD 患者中，促进了肌肉氨基酸的分解代谢。慢性酸中毒引起蛋白质的降解增加和合成减少，这与酸中毒抑制生长激素和胰岛素样生长激素的活性有关。营养干预中个体化的维生素、微量元素、矿物质和液体等是值得考虑的重要因素。

营养干预的障碍包括：需要严格限制液体的入量、患者不耐受、经济因素、患者的依从性差，缺少包括医护人员的鼓励、看护者的帮助及家人的支持等。饮食蛋白能量摄入不足、肾脏合成氨基酸的能力丧失及酸中毒也可以导致血清氨基酸谱的改变。能量摄入不足可能会增加动员脂肪、蛋白质分解供能。当机体处于分解代谢状态或者营养不良时，骨骼肌支链氨基酸氧化增加，蛋白质分解增加。优质蛋白质的摄入减少可导致血中必需氨基酸水平降低，蛋白质的合成代谢减少。肾脏也是合成丝氨酸、酪氨酸的主要器官，肾功能不全时这些氨基酸的合成将受限。MHD 多伴有代谢性酸中毒，有研究表明代谢性酸中毒能激活氨基酸脱氢酶(BCKAD)，从而使肌肉支链氨基酸分解增加，导致血中支链氨基酸降低。谷氨酰胺作为氮的运输和氨的转运形式，与葡萄糖一样是高效的能量底物，是蛋白质合成的重要因子，能促进细胞内的蛋白质合成，减少骨骼肌蛋白质的分解。MHD 机体长期处于分解代谢状态和谷氨酰胺消耗明显增加，血清谷氨酰胺的浓度下降最终影响蛋白质的合成代谢。

生化指标中血清白蛋白(ALB)是常用反映营养状态的指标，低于 35g/L 认为营养不良，且每降低 19g/L，死亡危险性增加 10%。Lowrie 等研究表明，ALB 的浓度在 30～35g/L 者，死亡危险性比 40～45g/L 者高数倍。但由于 ALB 半衰期长达 21 日，受血液稀释/浓缩及炎症反应的影响较大，因此它也不是一个敏感及准确的指标。前白蛋白(PA)的生物储存量小，半衰期为 2 日，是反映营养不良的一个早期指标。有研究表明 PA 浓度低于 0.3g/L 可作为血透患者营养不良的敏感及特异性指标。转铁蛋白(TFN)是血液透析(HD)患者营养不良更敏感的早期指标，其浓度低于 200mg/dl 提示营养不良，但它可受重组人促红细胞生成素(rHuEPO)及铁剂治疗的影响。转甲状腺素蛋白(transthyretin)据认为是反映营养不良的可靠指标，与 HD 及腹膜透析(PD)患者脂肪储备、热量及蛋白摄入相关，低于 30mg/dl，死亡率及患病率明显增加，它的预测性独立于 ALB 水平，受血液稀释/浓缩及炎症影响程度小。胰岛素样生长因子-21(IGF-21)是一个能反映慢性肾衰竭和透析患者营养状况的良好指标，且较 PA、TFN 更加敏感。当透析患者血清 IGF-21<300pg/L 提示营养不良，小于 200pg/L 提示重度营养不良。血清胆固醇与 ALB 一样能反映体内蛋白质状况，其值 <3.9mmol/L(150mg/dl) 提示蛋白质及能量摄入不足，使透析患者患病率及病死率增高。最近也有人提出，淋巴细胞百分比降低也是反映 HD 患者死亡率及住院率的指标。

营养状况是影响 CKD 患者预后的重要因素，因而评估和改善患者的营养状况，对提高患者生活质量、降低死亡率有重要意义。肾脏作为人体最重要的排泄器官，具有调节体内酸碱、水电解质平衡，促进营养素吸收及代谢产物排出等多种生理功能。慢性肾衰竭可导致代谢产物、毒素在体内蓄积，水电解质失衡和酸碱平衡紊乱，同时因缩胆囊素、神经肽等激素代谢异常，患者常因食欲减退，导致蛋白质、热量、维生素及微量元素的摄入减少，产生营养不良。最近研究发现 CKD 患者的微炎症状态可能通过增强机体的分解代谢，减少血清白蛋白的合成导致营养不良；肾功能不全患者透析治疗前，低蛋白饮食已成为减轻肾脏负担，延缓慢性肾衰竭进展的重要手段，应用不当，更易加重患者的营养不良发生。CKD 患者是一个多样性的群体，彼此之间差异大，在进行营养评价时应对此予以充分考虑，注意强调个体化，营养评价要针对 CKD 患者身体组成特点，进行综合评价，需充分考虑到其瘦体组织、体脂、体内水分含量变化的特殊性，本研究观察到传统的直接人体测量、SGA 等营养评估方法对 CKD 患者的营养不良欠敏感，多频节段生物电阻抗，简单、敏感，可早期发现 CKD 患者的营养不良，具有较大的临床应用价值。

自 1968 年 Dudrick 等首创肠外营养（parenteral nutrition，PN）以来，PN 在救治外科危重患者，改善患者围术期的营养、减少术后并发症等方面发挥了重要的作用。但随着 PN 导管引起的并发症、PN 引起的代谢紊乱，特别是 PN 对肠结构和功能的影响并由此引起的全身性改变已日益受到关注，这也使肠内营养（enteralnutrition，EN）再次受到重视。禁食 1 周后消化道重量将减少 50%，即使行 TPN，亦表现为肠黏膜萎缩、活动度降低，其细胞蛋白质、DNA 和 RNA 含量降低，肠黏膜屏障功能受损，肠内菌群失调。早期恢复肠道营养支持，具有局部营养作用，能维持肠黏膜屏障功能，以防止细菌易位和内毒素吸收所致的肠源性感染；能减轻过度的分解代谢；改善机体的营养状况；刺激消化液和胃肠道激素的分泌，以促进胆囊收缩、胃肠蠕动、增加内脏血流量，使代谢更符合生理过程，减少肝胆并发症的发生率；费用低廉。EN 一般可在患者禁食后通过鼻胃管施行。喂养方法以持续重力法滴注或输液泵均匀输入为主，能较好地避免患者发生反流或呕吐。

第四节 肠内营养制剂

（一）由结晶氨基酸为氮源组成的要素膳（ED）

爱伦多（Elental）：几乎不需经过消化道吸收。热量与氮的比值为 128∶1。能源来自糊精，脂肪来自大豆油，其含量控制在需要量的最低限，以减少胰外分泌系统和肠管蠕动的刺激。具有易吸收性、无渣性，对不能接受整蛋白的非要素膳（N-ED）尤为适用，不会产生蛋白过敏，剩余肠管在 75cm 以下时仍有用。由于低脂肪，可减少大肠蠕动频率和对胰外分泌的刺激，适用于胰腺疾病、Crohn 病、炎症性肠道疾病及胃或回盲部切除后造成脂肪消化吸收紊乱的患者。应用爱伦多可减少肠内细菌数、清净肠内粪便，对需要保持肠内净化和术前肠道准备的患者尤为适用。应激状态下（严重创伤、烧伤、感染）高分解代谢和营养不良的患者也适用。另外，由于低脂肪，仅含补给必需脂肪酸所需的最小限量脂质，故对儿童、孕妇及长期单独使用者可能发生必需脂肪酸缺乏。电解质也为成人需要的低限量，均应注意并及时补给。

（二）由蛋白水解物为氮源所组成的要素膳

百普素（PEPTI-2000-viriant）：是一种以短肽链乳清蛋白、植物油、中链三酰甘油（MCT）和麦芽糖糊精为基本成分的管饲/引用要素膳。低脂肪的配方，更适于各种疾病引起的消化道功能紊乱的患者。其生物利用度高，充分利用肠道吸收短肽链氨基酸的两条途径，保证更容易、更充分地被人体吸收和利用。降低渗透压，便于患者获得足够的必需氨基酸。提高脂肪代谢速度，有利于人体充分吸收和利用脂肪。

(三)由整蛋白为氮源所组成的完全非要素膳(N-ED)

1. 基本型肠内营养剂

(1)瑞素(Fresubin)：作为基本型肠内营养配方，适用于有胃肠道功能，但营养不良或营养摄入障碍的患者；由于为低渣，不含膳食纤维，故还可用于术前或诊断前肠道准备及肠瘘患者。其配方均衡，蛋白质：糖类：脂肪=15%：55%：30%，能量密度为 1kcal/ml；含中链脂肪酸，能直接被小肠黏膜吸收，更快地供能，特别适用于可能有脂肪吸收受损的重症患者。蛋白质来源于酪蛋白和大豆蛋白，为动植物双蛋白质来源，提供完善的人体必需氨基酸，具有高密度的生物营养价值，并能明显改善术后谷氨酰胺(Gln)下降水平。

(2)立适康：①均衡、整蛋白型基本配方，适用于代谢正常或中轻度增高的患者。②含中链三酰甘油，能直接被小肠黏膜吸收，更快的供能，特别适用于可能有脂肪吸收障碍或受损的重症患者。③无膳食纤维，流动性极好，不易发生堵管，适用于细管道管饲，患者耐受性好。④能量密度 1.0kcal/ml 能量分布：蛋白质 17%，脂肪 27%，糖类 56%。

2. 代谢型肠内营养剂　此类肠内营养剂专供糖尿病患者使用，配方符合国际糖尿病协会的推荐和要求，提供的营养物质符合糖尿病患者的代谢特点。配方中加入了膳食纤维(diet fiber, DF)，DF 是指植物性食品中不能被人类胃肠道所消化的糖类物质。按其化学结构特点可分为非淀粉类多糖和木质素。前者包括纤维素和非纤维素多糖。非纤维素多糖又包括半纤维素、果胶、黏浆、树胶、藻胶多糖等。按其溶解性及测试方法的不同分为不溶性和可溶性。不溶性纤维包括纤维素、木质素、大多数半纤维素等；可溶性纤维包括果胶、黏浆、树浆、藻胶及部分半纤维素等。

瑞代(Fresubin diabetes)：处方中糖类主要来源于木薯淀粉和谷物淀粉，因此能减少糖尿病患者与糖耐受不良者的葡萄糖负荷。丰富的膳食纤维含量有助于维持胃肠道功能。此外，本品不含牛奶蛋白，适用于对牛奶蛋白过敏的患者。

3. 免疫型营养配方

(1)瑞高(Fresubin 750MCT)：作为一种高分子量、易于代谢的 TEN，能够满足患者的能量需求和增加的蛋白质需要量，减少氮流失、促进蛋白质合成。在等热卡的前提下，减少 1/3 的输注量。这样可以显著减少输注时间，能以较少的输注量满足高代谢患者对能量的需求。蛋白质含量高达 75g/1000ml，是标准型肠内营养配方的 2 倍。必需氨基酸：非必需氨基酸=1.17：1。此配方可以满足高代谢患者对氮的需求，明显改善危重患者的氮平衡。另外，本品含有小肠容易吸收的中链三酰甘油，可以为创伤后的代谢提供大量的优质能量底物。

(2)瑞能(Supportan)：是根据癌症患者的代谢特点而设计的肠内免疫营养剂，其组成特点是高热量密度(5.44kJ/ml)，高蛋白、高脂肪含量(占热量的 50%)、富含免疫营养物 ω-3 脂肪酸、核苷酸和抗氧化剂维生素 A、维生素 E、维生素 C。

外科一般是术后第一日就开始术后早期肠内营养，常用的营养剂是：立适康、瑞素、能全素、百普素等。

4. 肠内营养途径　常采取的途径有：①鼻胃管途径：常用于食管手术和近端胃大部切

除术。于术终前将鼻胃管前端置于幽门以远处。②鼻肠管途径：常用于胃大部切除术、胰腺手术等，术毕将鼻肠管置于 Treitz 韧带以下约 30cm 处采用静脉滴注，缓慢均匀地滴注，速度由 25ml/h 逐渐增至 100ml/h；容量由 500ml/d 至第 2、3 日以后增至 1000ml/d 及第 4 日增至 1500ml/d，共 5～14 日。

5. 肠内营养制剂

（1）大分子聚合膳配方：主要适用于胃肠有正常消化吸收能力的患者。

（2）预消化肠内营养配方（要素膳）：适用于具有有限的胃肠道吸收表面积，如短肠综合征等。

（3）单营养素配方：由单一营养素组成，满足患者个体营养需求。

（4）特殊配方：为代谢应激和特殊的器官功能障碍而设计，如肝衰竭、肾衰竭。

第七章 肾脏病营养评价

营养评价的方法和指标较多，各项指标的临床意义，前面章节已有较详细的论述。肾脏病患者的营养评价包括膳食调查、身体测量指标和实验室检查，应有其重点，对各项指标的综合性分析，应结合肾脏疾病的特点进行，才能较准确地反映肾脏疾病患者的营养状况。

一、膳 食 调 查

饮食调查是临床上常用的一种评价营养状况的方法，采用询问法，连续记录3日的饮食，并根据年龄、性别、餐次及3餐热能分配比例计算每人每日食物摄入量、热能及各种营养素摄入量，并与标准供给量比较。营养物质摄入的评估对于估计一个患者是否发展成营养不良，以及在现有的营养不良中的作用相当重要，同时提供改善蛋白质-能量营养不良(PEM)的途径。

1. 饮食习惯、饮食嗜好 有助于患者配合和坚持营养治疗，正确选择食物，纠正错误的饮食习惯和嗜好。

2. 食物摄入量和种类 这是膳食调查中较难准确的一项，患者"量"的概念不一致，患者陈述的量往往高于实际摄入量，特别是副食的量更难准确，直接影响氮平衡计算的准确性。如有直观参照物(如食物模型)，可提高准确性。膳食调查用24h回顾法和日记法较准确。

3. 出入水量 准确记录肾脏病患者的出入水量十分重要。肾功能不全的患者肾脏保留和排泄水的功能障碍，摄入水量过多或不足均可加重肾功能的损伤。计算入水量应包括饮水、食物加工时加入的水量、静脉输注液体。应熟练掌握谷类制品含水量(如米饭、馒头、烙饼、切面、挂面、粥等)、各类蔬菜平均含水量等。

4. 食欲 是否伴有恶心、呕吐等。

二、身 体 测 量

1. 体重 测量实际体重，并与标准体重比较，是判断营养状况较敏感的指标。但动态观察体重变化更能客观反映营养不良的发生和程度，在一段时间内自身比较体重变化程度，可准确反映营养状况。还要注意有否水肿、是否使用利尿剂等。

2. 体质指数(BMI) 常用来判断肥胖程度，也适宜肾脏病患者。近来有资料报道，BMI>27时，对正常人属超重，对肾衰竭患者则可推迟透析的时间和减少病死率，BMI<27者，正相反。建议肾脏病患者的体重指数应控制在略大于27的范围。良好的营养状况可延缓肾衰竭的进展，可提高透析的疗效。

3. 上臂围、上臂肌围、三头肌皮褶厚度 短期营养治疗变化较慢，测量操作人员应经过培训，操作要认真、准确。

4. 其他 注意观察皮肤、视力、口腔等的异常变化，早期发现某些营养素缺乏。

5. 瘦体重 是反映机体蛋白营养状态的重要指标。测量瘦体重的方法有磁共振成像

（MRI）、双能 X 线吸收法（dual-energy X-ray absorptiometry）等，这些方法虽然测量结果准确、被视为"金指标"，但技术复杂、费用昂贵，难以重复及在临床推广应用。而近年来 BIA 在临床使用逐步增多，其测量结果与这些金指标的高度相关性已得到临床证实，BIA 将微弱的交流电信号导入人体同侧手、脚背表面的两个电极，通过欧姆定律计算电压差得出电流的阻抗，进而计算机体总体水体积。由于脂肪组织中不含有水分，几乎是不导电的，导电作用主要由非脂肪组织引起，单位体积组织中脂肪越多，组织细胞外液含量越少，导电性能越差，则生物电阻率就越大，从而区别脂肪（fat）、瘦体重和干瘦体重（dry lean mass）。BIA 最大优势是测量简便，重复性好，成本低，如其能早期发现 CKD 患者营养不良，是一种值得在临床推广使用的方法。

三、实验室检查

（一）尿常规

尿常规是肾脏疾病诊断的重要依据，应注意观察以下项目。

1. 昼夜排尿规律　正常排尿应是昼尿多，渗透压低，夜尿少，渗透压增加。当肾功能下降时，此规律紊乱，夜尿增多，渗透压低，昼尿少，渗透压增加。这是肾脏尿浓缩功能下降的表现，夜尿增多是肾衰竭较早出现的症状，也是治疗过程中观察治疗效果和肾衰竭恶化的敏感指标。有资料报道，当肾小球滤过率在 30～40ml/min 时，就出现夜尿，当肾小球滤过率<5～10ml/min 时，无夜尿，说明肾功能衰竭进入终末期。

2. 24h 尿量及比重　正常 24h 排尿在 2000～2500ml，持续每日排尿<400ml，称作少尿；持续每日排尿<50ml，称作无尿。应注意分别记录昼夜尿量。正常尿比重是 1.001～1.020。

3. 尿显微镜检查　红细胞数、管型类型等对诊断肾脏病变部位的诊断有帮助。

（二）尿蛋白

正常肾小球滤液中蛋白质<30mg%，主要是白蛋白，在肾小管基本全部吸收，24h 尿液中蛋白质定量检测应<100mg，如>150mg，即称作蛋白尿。24h 尿蛋白>3g，称作大量蛋白尿。

（三）24h 尿素氮

24h 尿素氮是评定氮平衡常用指标，计算公式是：

$$B=I-(U+F+O)$$

式中：　B=氮平衡；I（摄入食物中氮）=蛋白质摄入量（g/d）÷6.25；U=尿氮（g）；F=粪氮（g）；O=其他途径丢失氮（3.5g）。

（四）肾功能

1. 血尿素氮（BUN）　尿素是蛋白质代谢的终产物，主要受食物蛋白质摄入量的影响，也受蛋白质代谢率的影响。尿素通过肾小球滤过排泄，肾小管吸收部分。正常值是 7～18mg/dl（2.5～6.4μmol/L）。

2. 血肌酐（Scr）　血肌酐是肌肉的主要成分，是肌酸的代谢产物，肾功能正常时，体内每日肌酐产出率是恒定的，并且完全由肾小球滤过。所以，用此来评估肾功能。正常值是 0.5～1.5mg/dl（44～104μmol/L）。

3. 内生肌酐清除率（Ccr） 反映肾小球滤过率，干扰因素少。正常值是 80～100ml/min。血肌酐（Scr）与 Ccr 有一定相关性，一般是 Scr 1mg/dl 时，相当于 Ccr100ml/min；Scr 2mg/dl 时，Ccr 相当于 50ml/min；Scr 4mg/dl 相当于 Ccr25ml/min。

（五）血常规和血生化指标

血红蛋白、红细胞总数、白细胞总数、总淋巴细胞计数、血小板及血清钾、钠、氯、钙、磷等。

（六）其他

血清总蛋白、白蛋白、血清前白蛋白、转铁白蛋白、血清胆固醇和甘油三酯。

四、临床营养评价法

临床医生在对患者进行营养治疗前必须对患者的营养现状做出正确判断，以便合理地进行临床营养治疗。目前应用较普遍的临床营养评价方法有两种：一种是以身体组成评价（body composition assessment，BCA）为主的营养评价法；另一种是主观全面评估价法（subjective global assessment，SGA）。前者需要测定患者的身高、体重、三头肌皮褶厚度、血浆蛋白、氮平衡等客观资料；后者则主要依靠详尽的病史和体格检查等资料。

（一）BCA 营养评价法

1977 年 Blackburn 所研究的 BCA 营养评价方法在临床得到应用，此后随着医学科学的发展，更多的新技术被用到身体组成的测定中，使 BCA 法得到不断完善，如用稳定同位素测定身体中的各种元素，用中子活化分析法测定患者的身体组成等。但上述新技术往往需要昂贵的设备，不适合临床医生对患者做简易快速的营养评价，BCA 营养评价法主要包括人体测量及生化检验等方面的资料，临床医生需对这些资料进行综合分析才能对患者的营养状态做出正确判断。

1. 人体测量 人体测量是简便易行的营养评价方法，内容包括身高、体重、皮褶厚度、上臂围、上臂肌围等，上述指标的意义及测定方法在第四章第一节中已有详细阐述，临床要注意的是：急性、饥饿性或消耗性疾病或创伤，体重下降达原来体重的30%时，是一个致死界限，临床工作者不一定会注意到这一点；而当慢性体重丧失时，患者可耐受大于30%的体重丧失。

临床称量患者体重后可通过计算三个参数来评定营养状况：①理想体重百分率（%），表示患者实际体重偏离总体标准的程度；②通常体重百分率（%），表示平常体重的改变；③近期体重改变率（%），表示短期内体重损失的程度。计算公式与评价标准如下（表 7-1 及表 7-2）。

$$体重变化（\%）=\frac{患者平时体重-患者现体重}{患者平时体重}\times100$$

$$理想体重百分率（\%）=\frac{实际体重}{理想体重}\times100$$

$$通常体重百分率（\%）=\frac{实际体重}{理想体重}\times100$$

$$近期体重改变率（\%）=\frac{通常体重-实测体重}{通常体重}\times100$$

表7-1　依据体重对营养状态进行评定

	正常	轻度营养不良	中度营养不良	重度营养不良
理想体重百分率(%)	>90	80~90	60~80	<60
通常体重百分率(%)	>95	85~95	75~85	<75

表7-2　近期体重改变率对体重损失的评定

时间	显著体重损失	严重体重损失
1 周	1%~2%	>2%
1 个月	5%	>5%
3 个月	7.5%	>7.5%
6 个月	10%	>10%

2. 实验室检查

（1）血浆蛋白：是反映蛋白质-能量营养不良(protin energy malnutrition，PEM)的敏感指标。由于疾病应激、肝脏合成减少、氨基酸供应不足及体内蛋白的亏损等都可影响血浆蛋白的浓度。住院患者在应激情况下，分解代谢亢进，如不能进食，仅用 5%葡萄糖生理盐水维持，短时间内即可出现血浆蛋白浓度降低。其中半衰期较长的血浆蛋白(如白蛋白和转铁蛋白)可反映人体内蛋白质的亏损，而半衰期短、代谢量少的前白蛋白和视黄醇结合蛋白则更敏锐地反映膳食中蛋白质的摄取情况。此外，血浆蛋白浓度与其代谢速度、利用、排出和分布情况及水化程度有关。因而在评价时，必须考虑患者的肝脏功能是否正常，通过其胃肠道或肾脏有无大量丢失情况，对测定数值要做具体分析。如持续降低在 1 周以上，即表示有急性蛋白质营养缺乏。

1)白蛋白：在血浆蛋白中含量最多为 35~45g/L，对维持血液胶体渗透压有重要作用。血清白蛋白和转铁蛋白的患者与患者发生合并症、死亡率、创伤愈合及其免疫功能都有密切关系。正常成人每日肝内合成白蛋白约 16g，半衰期为 16~20 日。

2)转铁蛋白：正常含量为 2.0~4.0g/L，主要在肝脏生成，对血红蛋白的生成和铁的代谢有重要作用。孕妇、体内缺铁及长期失血的患者血清转铁蛋白浓度增高，而患恶性贫血、慢性感染、肝脏疾病、肠炎或补铁过多时，转铁蛋白浓度降低。半衰期为 8~10 日。

3)前白蛋白：正常血清含量为 150~300mg/L。由于应激、传染病、手术创伤、肝硬化及肝炎可使血清中前白蛋白浓度迅速下降，但患肾脏病时，前白蛋白水平升高。半衰期为 2~3 日。

4)视黄醇结合蛋白：代谢量少，正常含量仅为 26~76 mg/L，半衰期短(10~12h)，是反映膳食中蛋白质营养的最灵敏指标。它主要在肾脏内代谢，肾脏病患者可造成血清视黄醇结合蛋白升高的假象。

（2）肌酐-身高指数(creatinine height index，CHI)：在肾功能正常时，肌酐-身高指数是测定肌蛋白消耗量的一项生化指标。肌酐是肌酸的代谢产物(肌酸绝大部分存在于肌肉组织中，每 100g 肌肉约含肌酸 400~500mg)，其排出量与肌肉总量、体表面积和体重密切相关，不受输液与体液潴留的影响，比氮平衡、血浆白蛋白等指标灵敏。在蛋白质营养不良、消耗性疾病和肌肉消瘦时，肌酐生成量减少，尿中排出量亦随之降低。正常情况下健康成人 24h 肌酐排出量约为 23mg/kg 体重(男)和 18mg/kg 体重(女)。

测定方法：准确地收集患者 24h 尿，分析其肌酐排出量，与相同身高的健康人尿肌酐排出量对比，以肌酐-身高指数衡量骨骼肌亏损程度。肾衰竭时肌酐排出量降低。

$$肌酐-身高指数 = \frac{被试者24h尿中肌酐出量(mg)}{相同身高健康人24h尿中肌酐排出口量(mg)}$$

评定标准：患者的肌酐-身高指标数与健康成人对比，90%～110%为营养状况正常，80%～90%为轻度营养不良，60%～80%为中度营养不良，低于 60%为重度营养不良。

(3)尿羟脯氨酸指数：羟脯氨酸是胶原代谢产物，儿童营养不良和体内蛋白质亏损者，其尿中羟脯氨酸排出量减少。因而可用尿羟脯氨酸指数作为评定儿童蛋白质营养状况的生化指标。

$$尿羟脯氨酸指数 = \frac{尿羟脯氨酸(\mu mol/ml) \times 体重(kg)}{尿肌酐(\mu mol/ml)}$$

评定标准(3 个月～10 岁儿童)：尿羟脯氨酸指数大于 2.0 为正常；1.0～2.0 为不足；小于 1.0 为缺乏。

(4)机体免疫功能检测：细胞免疫功能是近年来临床上用于评价内脏蛋白质的一个新指标，可间接评定机体的营养状况。它的测定方法很多，可根据技术设备、评价目的等选用。

1)淋巴细胞总数(又称淋巴细胞绝对值)：淋巴细胞一般占细胞总数的 20%～40%。患者营养不良、应激反应使其分解代谢增高、或不能进食仅靠输注葡萄糖生理盐水维持，都会使淋巴细胞生成减少。

$$淋巴细胞总数/mm^3 = \frac{白细胞计数 \times 淋巴细胞所占比例(\%)}{100}$$

评定标准：①正常：淋巴细胞 $1.7 \times 10^9/L$；②轻度营养不良：淋巴细胞 $(1.2～1.7) \times 10^9/L$；③中度营养不良：淋巴细胞 $(0.8～1.2) \times 10^9/L$；④重度营养不良：淋巴细胞 $0.8 \times 10^9/L$。

总淋巴细胞计数不是营养状况的绝对指标，在感染和白血病时可以增多；癌症、代谢性应激、类固醇治疗和外科手术后可减少。

2)皮肤迟发型过敏反应(skim delayed hyersensitivity，SDH)：细胞免疫功能与机体营养状况密切相关。营养亏损时，免疫试验常呈无反应性。细胞免疫功能正常的患者，当在其前臂内侧皮下注射 0.1ml 本人接触过的三种抗原，24～48h 后可出现红色硬结，呈阳性反应。如出现 2 个或 3 个斑块硬结直径＞5mrn 为免疫功能正常；其中仅 1 个结节直径＞5mm 为免疫力弱；3 个结节直径都＜5mm 则为无免疫力。

一般常用的皮试抗原(致敏剂)有流行性腮腺炎病毒、白色念珠菌、链球菌激酶-链球菌 DNA 酶(SK/SD)、结核菌素、纯化蛋白质衍生物(PPD)等，可任选其中三种作为致敏剂。

本试验结果虽与营养不良有关，但属非特异性的。因此，在评定结果时应注意一些非营养性原因对皮肤迟发型过敏反应的影响，如感染、癌症、肝病、肾衰竭、外伤、免疫缺陷疾病(如艾滋病)或接受免疫抑制性药物治疗等。

(5)氮平衡：氮平衡=摄入氮–排出氮。正常情况下，生长发育期的儿童处在正氮平衡状态，老年以后为负氮平衡，成年到老年则处在氮平衡阶段。因疾病、创伤或手术的影响造成大量含氮成分流失而又未得到足够的补充，这是负氮平衡的重要原因。临床经氮平衡测定还可间接地了解在营养支持治疗中个体对外来含氮物质的吸收利用率。

因医院化验室一般不进行定氮测定,临床可用下式计算氮平衡:

$$氮平衡 = \frac{24h蛋白质摄入量(g)}{6.25} - [24h尿素氮(g) + 3g]$$

上式中,24h 蛋白质摄入量(g)/6.25 为氮的摄入量,一般以每 100g 蛋白质含 16g 氮计算,但如患者输入氨基酸液,则应以产品含氮量和输液总量进行计算[24h 尿尿素氮(g)+3g]相当于氮的排出量,公式中 3g 为日必然丢失氮值,作为常数计算,包括尿中的尿酸、肌酐及少量氨基酸及粪便和皮肤排泄的氮量。

3. 营养不良的诊断及预后判断

(1)营养不良的诊断:临床实际应用时应综合测定,全面考虑。表 7-3 给出营养不良的综合评价方法。

表7-3　综合营养评定法

参数	轻度营养不良	中度营养不良	重度营养不良
体重	下降 10%~20%	下降 20%~40%	下降>40%
上臂肌围	>80%	60%~80%	<60%
三头肌皮褶厚度	>80%	60%~80%	<60%
血清白蛋白(g/L)	30~35	21~30	<21
血清转铁蛋白(g/L)	1.50~1.75	1.00~1.50	<1.00
肌酐身高指数	>80%	60%~80%	<60%
淋巴细胞总数	$(1.2~1.7)\times10^9$/L	$(0.8~1.2)\times10^9$/L	$<0.8\times10^9$/L
迟发型过敏反应	硬结<5mm	无反应	无反应
氮平衡(g/24h)	$-10^*~-5$	$-10~-15^*$	$<-15^*$

注:*表示轻、中、重度负氮平衡。

(2)预后性营养判断

1)预后营养指数(prognostic nutritional index,PNI):Butby 等于 1980 年提出"营养预示指数"作为评价外科患者手术前营养状况和预测手术合并症危险性的综合指标。

A. PNI=158–16.6×血清白蛋白(g%)–0.78×三头肌皮褶厚度(mm)–0.20×血清转铁蛋白(mg%)–5.8×皮肤迟发型过敏反应*

*任何一种皮试过敏反应:硬结直径>5mm 为 2;<5mm 为 1;无反应为 0。

B. 评定标准:①PNI>50%,高度危险,发生合并症和手术危险性大,死亡可能性增加;②PNI=40%~50%,手术中度危险;③PNI<30%~40%,手术危险性小;④PNI<30%,手术后发生合并症和死亡的可能性都小。

2)预后营养指数之二:Onodera 等(1984)提出,可作为评价胃肠手术前营养状况和预测手术危险性的综合指标。

A. PNI=10×ALB+0.005×Lymph·C

ALB:血清白蛋白(g/L);Lymph·C:总淋巴细胞计数。

B. 评价标准:①PNI>45,手术是安全的;②PNI 为 40~45,手术是有危险的;③PNI<40,手术是禁忌的。

3)住院患者预后指数(hospital prognostic index,HPI)

A. HPI(%)=0.92(ALB)－1.00(DH)+1.44(SEP)+0.98(DX)－1.09

ALB 为血清白蛋白(g/L)；DH 为迟发型过敏皮肤试验，有一种或多种阳性反应=1、所有均呈阴性反应=2；SEP 为败血症，有=1、无=2；DX 为诊断，癌=1，无癌=2。

B. 评价：－2 为 10％生存机率；0 为 50％生存机率；+1 为 75％生存率。

(二)主观全面评估法

上述的 BCA 营养评价方法在应用时经常遇到生化检查数据受疾病干扰的情况，如肝病、肾病、感染、创伤等都会影响到白蛋白、前白蛋白与淋巴细胞总数的改变；另外，这种对患者现时营养状况的评价有时不一定能对患者的转归做出正确的预测，如患者的饮食增加且体重停止降低，虽然这时患者仍属消瘦，很多指标仍属营养不良，但从总的情况看患者的营养是向好的方向发展。SGA 正好能弥补这些不足，它能对患者的营养状况做总的、全面的评估，从而可预计并发症的可能性与预后。另外，由于这种方法不需要任何生化检查数据，便于临床医护人员掌握，故常被临床医生在生化试验前用作判断患者有无营养不良，但要得到完善的临床判断，最好能结合生化检验结果进行。

表 7-4 列出了 SGA 应包含的项目。

表7-4　SGA的主要内容及评价标准

指标	A 级	B 级	C 级
1.近期(2 周)体重改变	无/升高	减少<5%	减少>5%
2.饮食改变	无	减少	不进食/低能量流质
3.胃肠道症状	无/食欲不减	轻微恶心、呕吐	严重恶心(持续 2 周计)、呕吐
4.活动能力改变	无/减退	能下床活动	卧床
5.应激反应	无/低度	中度	高度
6.肌肉消耗	无	轻度	重度
7.三头肌皮褶厚度	正常	轻度减少	重度减少
8.踝部水肿	无	轻度	重度

注：上述 8 项中，至少 5 项属于 C 或 B 级者，可分别定为重度或中度营养不良。

由于肾脏病多数为慢性演变过程，临床常见呕吐、腹泻等胃肠道症状，绝大多数患者均存在不同程度的营养不良。应随时监测患者的各项营养指标并进行合理的饮食指导和营养教育。

参 考 文 献

薄玉红，姜枫，毕增祺，等. 2008. 生物电阻率体液平衡检测法对血液透析病人血压调控的研究. 现代预防医学，35(21)：4300-4304.

陈香美. 2012. 腹膜透析标准操作规程. 北京：人民军医出版社.

迟俊涛，高凤莉，鲁重美，等. 2010. 不同营养评价工具在消化道肿瘤患者中应用的比较. 中华现代护理杂志，16(7)：748-751.

迟俊涛，史雪雷，鲁重美，等. 2010. 消化道肿瘤患者围手术期营养状态变化的研究. 中国实用护理杂志，26(4)：53-55.

段钟平. 2013. 应重视终末期肝病的营养不良问题. 中华肝脏病杂志，21(9)：124-125.

付晗，郑红光，霍平，等. 2014. 持续性非卧床式腹膜透析患者生存质量调查及相关影响因素分析. 中国中西医结合肾病杂志，15(6)：510-513.

古琳琳，刘岩，谭荣韶，等. 2014. 慢性肾脏病患者蛋白质-能量消耗研究新进展. 国际医药卫生导报，1(20)：135-139.

顾景范，杜寿玢，郭长江. 2009. 现代临床营养学. 北京：科学出版社.

关欣，郑红光，关宇鹏，等. 2013. 慢性肾衰竭临床疗效的新理念及其新体系的探讨. 中华中医药学刊，31(5)：1163-1165.

桂兰兰，许书添. 2013. 营养支持改善危重肾脏病患者营养状况的前瞻性研究. 肾脏病与透析肾移植杂志，22(3)：207-212.

郭锦洲，谢红浪. 2013. 改善全球肾脏病预后组织(KDIGO)临床实践指南：急性肾损伤. 肾脏病与透析肾移植杂志，22(1)：57-60.

韩维嘉，孙建琴，陈艳秋，等. 住院老年慢性肾功能不全患者的营养状况. 老年医学与保健. 2006，12(3)：153-155.

贾愚，陈丽萌，王秀荣，等. 2009. 握力在维持性血液透析患者营养评定中的应用. 护理管理杂志，9(6)：5-7.

蒋朱明，陈伟，朱赛楠，等. 2008. 我国东、中、西部大城市三甲医院营养不良(不足)、营养风险发生率及营养支持应用状况调查. 中国临床营养杂志，16(6)：335-337.

焦广宇，蒋卓勤. 2010. 临床营养学. 第3版. 北京：人民卫生出版社.

李惠子，李英华，徐庆，等. 2011. 握力在胃肠道肿瘤患者营养评价中的应用. 军医进修学院学报，32(4)：345-354.

李钦君，张长岭，张曙光，等. 2012. 持续性不卧床腹膜透析患者焦虑和抑郁状态及其相关因素探究. 中国血液净化，1(16)：321-324.

李素芬，陈格玲，陆祖娥. 2011. 营养指导与儿童肾病综合征疾病控制效果的研究. 护士进修杂志，26(10)：1846-1848.

李缨，黄芸，钱红娟. 2012. 利用微型营养评价法评估住院老年人的营养状况. 中华临床医师杂志，6(4)：175-177.

林梅，凌文志，黄迎春，等. 2015. 门诊不同年龄性别体检者人体成分调查分析. 医学研究生学报，28(3)：294-296.

刘瑞萍，苗颂. 2012. 营养干预对肾病综合征儿童的影响. 中国妇幼健康研究杂志，23(4)：427-430.

鲁纯静，于康，洪忠新. 2007. 肾病的营养治疗. 北京：北京师范大学出版社.

鲁纯红，路潜. 2007. 临床营养护理. 护士进修杂志，22(21)：1925-1926.

鲁纯红，汪涛. 2008. 慢性肾衰竭患者饮食现状调查. 护理研究，22(10)：2560-2562.

罗茜，曹伟新，吴蓓雯. 2010. 不同营养评价方法对消化系恶性肿瘤病人营养状况评价的意义. 外科理论与实践，15(4)：393-397.

庞星火，焦淑芳，黄磊，等. 2005. 北京市居民营养与健康状况调查结果. 中华预防医学杂志，39(4)：269-272.

蒲蕾，洪大情. 2014. 营养评估法对老年维持性血液透析患者死亡的预测. 肾脏病与透析肾移植杂志，23(1)：37-43.

强玲，汪涛，胡昭. 2006. 握力：一种评估腹膜透析患者营养状况的方法. 中国临床营养杂志，14(3)：149-153.

撒涛，孙怡宁，姚志明. 2007. 人体成分分析仪设计—生物电阻抗原理的一种实现. 北京生物医学工程，26(6)：629-633.

孙芳，周怡伦，刘靖，等. 2009. 多频生物电阻抗法评价血液透析患者体液分布. 中国血液净化，8：375-378.

唐知还，袁伟杰，谷立杰，等. 2008. 简易营养评估法评估老年腹膜透析患者的营养状况. 肾脏病与透析肾移植杂志，17(2)：113-118.

王朝霞. 2007. 肾病综合征的营养治疗. 临床和实验医学杂志，6(10)：51-53.

王佳，洪忠新. 2011. 评价住院患者营养缺乏性营养不良敏感性指标的研究. 中国全科医学，14(7)：2156-2158.

王玲，汪涛. 2005. 细胞外液与细胞内液之比的动态变化在腹膜透析患者营养评估中的价值. 中国临床营养杂志，13(6)：338-343.

王天宝，石汉平，冯卫东，等. 2012. 结直肠癌患者营养不良的评估及其与术后并发症的相关性研究. 中华肿瘤防治杂志，19(14)：1106-1108.

王新波，李幼生. 2004. 营养不良患者的人体组成成分分析及发展. 实用临床医药杂志，8(5)：16-19.

王雪梅. 2013. 品管圈活动提高慢性肾脏疾病患者营养知识知晓度. 护理学杂志，28(13)：20-21.

王质刚. 2004. 维持性血液透析病人的营养问题. 中国实用内科志，24(7)：348-391.

吴国豪，曹东兴，魏嘉，等. 2008. 恶性肿瘤患者能量物质代谢及机体组成变化. 中华外科杂志，46(24)：1906-1909.

肖观清，黄英伟，孔耀中，等. 2004. 综合性营养评估法在血液透析患者中的应用. 中华肾病杂志，20(3)：172-176.

肖观清，黄英伟，邵咏红，等. 2004. 维持性血液透析患者营养状况的评估. 中国中西医结合肾病杂志. 4(9)：523-525.

谢林伸，樊均明，王丰平，等. 2010. CKD 患者残存肾功能的意义及保护策略. 中国中西医结合肾病杂志，11(2)：167-168.

徐卫忠. 2010. 检测腹膜透析治疗前后总胆固醇甘油三酯血清白蛋白生化指标变化的意义. 浙江中医药大学学报，34：249-251.

薛辛东. 2008. 儿科学：肾病综合征. 北京：人民卫生出版社.

杨勤兵，张凌，李平，等. 2008. 应用主观全面评定法评价维持性血液透析患者营养状况. 中国临床营养杂志，16(3)：143-146.

杨子艳，程博. 2012. 营养干预对维持性血液透析患者营养状况的影响. 中国食物与营养杂志，18(5)：86-88.

杨子艳，郝晶，程博，等. 2009. 维持性血液透析患者营养状况分析. 中国临床保健杂志，12(6)：564-566.

于康. 2010. 实用临床营养手册. 北京：科学出版社.

俞雨生. 2011. 持续性非卧床腹残余肾功能状体是选择腹膜透析的关键. 肾脏病与透析肾移植杂志，20(3)：255-256.

张红梅，常立阳. 2010. 大豆蛋白对慢性肾脏病患者的影响. 中国中西医结合肾病杂志，11(1)：32-35.

张路霞，王海燕. 2012. 中国慢性肾脏病的现状及挑战—来自中国慢性肾脏病流行病学调查的启示. 中国内科杂志，51(7)：497-498.

钟颖，马莉，陈文栋，等. 2010. 生物电阻抗法用于重大手术患者手术期间输液方案的评估. 河北医药，32(12)：1509-1511.

周蓉，蒋更如. 2010. 慢性肾脏病患者营养状态分析. 中国基层医药，17(3)：179-181.

周晓蓉，于康. 2011. 营养干预及个体化护理对终末期肾病腹膜透析患者营养风险、营养不良及生存质量影响的随机对照研究. 中华临床营养杂志，19(4)：222-227.

Beberashvili I，Azar A，Sinuani I，et al. 2013. Comparison analysis of nutritional scores for serial monitoring of nutritional status in hemodialysis patients. Clin J Am Soc Nephrol，8(3)：443-451.

Chauveau P，Aparicio M. 2011. Benefits in nutritional intervention in patients with CKD stage3～4. J Ren Nutr，21(1)：20-22.

Chen J，Peng H，Yuan Z，et al. 2013. Combination with anthropometric measurements and MQSGA to assess nutritional status in Chinese hemodialysis population. IntJMed，10(8)：974-980.

Chen JB，Lam KK，Su YJ，et al. 2012. Relationship between Kt/V urea-based dialysis adequacy and nutritional status and their effect on the components of the quality of life in incident peritoneal dialysis patients. BMC Nephrol，(13)：39-46.

density in male hemodialysis patients. Osteoporos Int，23(7)：2027-2035.

Ding D，Feng Y，Song B，et al. 2015. Effects of preoperative and postoperative enteral nutrition on postoperative nutritional status and immune function of gastric cancer patients. Turk J Gastroenterol，26：181-185.

Friedman AN，Fadem SZ. 2010. Reassement of albumin as a nutritional marker in kidney disease. JAmsoe Ne Phrol，21：223-230.

Golembiewska E，Safranow K，Ciechanowski K，et al. 2013. Adipokines and parameters of peritoneal membrane transport in newly started peritoneal dialysis patients. Acta Biochim Pol，60(4)：617-621.

Janardhan V，Soundararajan P，Rani NV，et al. 2011. Prediction of malnutrition using modified subjective global assessment-dialysis malnutrition score in patients on hemodialysis. Indian Journal of Pharmaceutical Sciences，2：38-45.

Jeong O，Ryu SY，Jung MR，et al. 2014. The safety and feasibility of early postoperative oral nutrition on the first postoperative day after gastrectomy for gastric carcinoma. Gastric Cancer，17：324-331.

Kim JY，Wie GA，Cho YA，et al. 2011. Development and validation of a nutrition screening tool for hospitalized cancer patients. Clin Nutr，30(6)：724-729.

Kobayashi I，Ishimura E，Kato Y，et al. 2010. Geriatric Nutritional Risk Index，a simplified nutritional screening index is a significant predictor of mortality in chronic dialysis patients. Nephrol Dial Transplant，25：3361-3365.

Koch M，Treiber W，Fliser D. 2013. Effective Achievement of Hemoglobin Stability with once-monthly C. E. R. A. in peritoneal dialysis patients：A prospective study. Clin Drug Investig，33(10)：699-706.

Lee YJ，Cho S，Kim SR. 2011. The association between serum adiponectin levels andnutritional status of hemodialysis patients. Ren Fail，33(5)：506-511.

Lo MM，Salisbury S，Scherer PE，et al. 2011. Serum adiponectin complexes and cardiovascular risk in children with chronic kidney disease. Pediatr Nephrol，26(11)：2009-2017.

Martindale RG，McClave SA，Taylor B，et al. 2013. Perioperative nutrition：what is the current landscape. JPEN J Parenter Enteral Nutr，37(5)：5S-20S.

Nowak Z, Laudanski K. 2014. The perception of the illness with subsequent outcome measure in more favorable in continuos peritoneal dialysis vs Hemodialysis in the Framework of Appraisal Model of Stress. International journal of medical sciences, 11 (3): 291-297.

Okuno S, Ishimura E, Norimine K, et al. 2012. Serum adiponectin and bone mineral

Pakpour AH, Yekaninejad M, Molsted S, et al. 2011. Translation, cultural adaptation, and initial reliability and multitrait testing of the Kidney Disease Quality of Life instrument for use in Japan. Nephrology (Carlton), 16 (1): 106-112.

Ricardo AC1, Hacker E, Lora CM, et al. 2013. Validation of the Kidney Disease Quality of Life Short Form 36 (KDQOL-36) US Spanish and English versions in a cohort of Hispanics with chronic kidney disease. Ethn Dis, 23 (2): 202-209.

Tsai AC, Chang MZ. 2011. long-form but not short-form mini-nutritional assessment is appropriate for grading nutritional risk of patients on hemodialysis-a cross-sectional study. Int J Nurs Stud, 48 (11): 1429-1435.

Tsal AC, Wang JY, Chang TL, et al. 2013. A comparison of the full Mini-nutritional assessment, short-form Mini Nutritional Assessment, and subjective global assessment to predict the risk of protein-energy malnutrition in patients on peritoneal dialysis: a cross- sectional study. Int J Nurs Stud, 50 (1): 83-89.

Vandewoude1 M, Van Gossum A. 2013. Nutritional screening strategy in nonagenarians: the value of the MNA-SF (mini nutritional assessment short form) in Nutrition. Nutr Health Aging, 17 (4): 310-314.

Wang G, Chen H, Liu J, et al. 2015. A comparison of postoperative early enteral nutrition with delayed enteral nutrition in patients with esophageal cancer. utrients 7, 4308-4317.

Zoecali C, Postorino M, Marino C, et al. 2011. Waist circumference modifies the relationship between the adipose tissue cytokines leptin and adiponectin and all-cause and cardiovascular mortality in haemodialysis patients. Intern Med, 269 (2): 172-181.

第二篇　肾脏病营养教育实践

第八章　作者发表营养教育相关学术论文

一、住院老年病人营养评估方法的研究进展

1. 研究者及其单位　王庆华　刘化侠　泰山医学院

2. 刊出单位　护理研究杂志，2005，19(7)：1143-1147.

摘　要：通过文献综述的方法对老年住院病人的营养状况进行综合评估，了解和评估老年病人住院期间营养不良的发生情况。使用五种营养状况的评估工具，评价每种工具的优、缺点，以便采用客观、简单、有效的评估工具对老年住院病人的营养状况进行评估。

关键词：老年病人；住院；营养评估方法

住院老年病人营养不良是一个普遍性没有得到重视和处理的问题[1]。营养不良的分类：蛋白质营养不良（恶性营养不良），蛋白质-能量营养不良（消瘦），和混合性营养不良三类。尤其是蛋白质能量营养不良（Protein Energy Malnutrition，PEM）发生率最高[2]。老年病人的多个重要脏器功能贮备明显减少，且处于代偿边缘，糖耐量下降，内环境的稳定性也显著下降，营养状况的变化直接关系到疾病转归和手术的耐受性及预后。据最新研究报道，老年营养不良发生率家庭居住的达 5%～10%，住院或老人院居住者高达 30%～60%[3]，由于各种急慢性疾病短期或长期影响，营养不良在老年人中有较高的发病率。营养不良可引起机体免疫功能降低、组织器官萎缩以及心情抑郁等，导致病人的感染率增加、手术切口愈合延迟、生活质量下降，从而使住院天数、住院费用、死亡率增加。由于缺乏可靠的评估方法，老年人营养不良问题长期被临床医护人员忽视，如 PEM 在住院老年患者中患病率为 60%，但被诊出率仅为 36%，接受营养支持者只有 8%，而出院诊断中却无一人诊断为 PEM[4]。为病人提供合理的营养评估、教育和营养支持是现代护理的重要职责。对住院老年患者的营养状况进行筛检和评估，及早发现营养不良并进行营养干预，对提高老年患者生活质量、改善疾病预后有重要意义。据报道老年人入院后，发生营养不良的危险性 30%～60%[5]，国内，北京协和医院于康等的调查显示，外科老年住院患者营养不良高达 41.6%，有发生营养不良危险者占 20.8%，两者高于中青年患者，这与国外的研究结果相似[6]。

评估老年病人的营养状况是营养护理、治疗和饮食教育的第一步，也是考察营养治疗效果的一个方法。合理的评估包括主观和客观两个部分。主观部分是根据昔日的情况和病史判断，客观部分分为静态和动态两种测定方法。静态测定包括人体测量性指标，如身高、体重、三头肌皮褶厚度(TSF)、上臂肌周径、肌酐/身体指数、血清蛋白质、免疫功能等。动态测定包括氮平衡、3-甲基组酸、电解质等。目前的各种营养评估方法均有其局限性，

现介绍老年住院病人营养评估工具和方法。

1　传统营养评价法

1.1　膳食调查采用询问法

连续调查 3 天，根据年龄、性别、餐次及 3 餐热能分配比例计算每人每日食物摄入量、各种营养素摄入量与标准供给量(RDA)比较[7]。

1.2　体格检查及生化免疫指标检测

进行人体测量和生化指标的检查，包括身高、体重、上臂围、三头肌皮褶厚度(TSF)、上臂肌围(AMC)、体重指数(BMI)、血红蛋白(Hb)、血清总胆固醇(Tch)、甘油三酯(TG)和空腹血糖(BS)等，并做营养评价。测量三头肌皮褶厚度时，取肩峰到尺骨鹰嘴中点前侧上方约 2cm 处，皮肤连同皮下脂肪捏起，使脂肪与肌肉分开，用皮褶厚度计测量，共测 3 次，取平均值，三头肌皮褶厚度采用数据：男性为 8.3mm，女性为 15.3mm。

1.2.1　测定血清白蛋白(Albumin，ALB)[8]

血清白蛋白水平代表内脏的蛋白质储存，是反映病人营养状态的有用指标，大量文献报道了白蛋白与营养状态的密切相关，与死亡危险度明显相关。血清白蛋白低于 35g/L，诊断为 PEM，低于 30g/L 的低蛋白血症是死亡的最单一的指标。缺点是白蛋白反映营养状态欠敏感，受其他营养因素的影响，急性或慢性炎症的存在限制了白蛋白作为特异的营养指标。最近有人报道在疾病急性阶段(ICU)，血清白蛋白水平很难反映实际营养状况，更多地反映机体损伤的严重程度[9]。因为白蛋白体库大(4～5g/kg)，半衰期长(20d)，从肠内补充营养制剂或静脉输注外源性白蛋白，1～2 周内看不出白蛋白的变化情况，不能改善预后。同时，输注外源性白蛋白还会带来不利的生理影响：①抑制内源性白蛋白的合成；②增加白蛋白分解，增加血管负荷的危险，减弱凝血机制，钠水潴留等。但是，由于经济、易于检查，白蛋白在临床营养评估中仍得到广泛应用。

1.2.2　前白蛋白(prealbumin)

前白蛋白的体库很小，半衰期为 2d，在任何急需合成蛋白质的情况下，前白蛋白都迅速下降，故在判断蛋白质急性改变方面较白蛋白更为敏感[9]。陈焕伟等的实验也证明血清前白蛋白浓度在肠外营养(PN) 1 周后呈显著升高($P < 0.001$)，而白蛋白则无改变[10]。前白蛋白在体内总含量极少，其更新率高且半衰期短，可敏感地反映机体营养状况改变[11]。正常值为 3g/L 以上。为国际上评价营养和监测营养支持效果的重要指标之一。

1.2.3　体重(weight，W)

与体内能量平衡密切相关，是营养评价中最简单、最直接、最可靠的指标，在历史上沿用已久[12]。但在很多情况下不容易得到准确数据，如病人昏迷、瘫痪、水肿、巨大肿瘤等，而其他的测量手段，一般有经验的营养医师均采用估计体重。另外体重的个体差异比较大，故在营养评价过程中重要的是观察体重变化情况。理想体重(kg) =［身长(cm)−100］×0.9。一般认为体重减少是营养不良的最重要的指标之一。

1.2.4 体重指数(BMI)[13]

体重指数=体重 W(kg)/身高 m^2,被认为是反映蛋白质能量营养不良以及肥胖症的可靠指标。亚洲人 BMI 的正常值为 18.5~24,若 BMI>24 为超重,BMI<18.5 为慢性营养不良,BMI<14 的危重症病人存活的可能性很小。

1.2.5 氮平衡(Nitrogen Balance,NB)

反映一定时间内蛋白质合成与分解代谢动态平衡的一个重要指标,是评价机体蛋白质营养状况的最可靠与最常用指标。对住院病人,在一般膳食情况下,大部分氮的排出为尿氮,约占排出氮总量的 80%,所以氮平衡=蛋白质摄入量(g)/6.25–[尿素氮(g)+3.5]。尽管 24h 尿素氮容易被测定,但缺少精确度。无论采用何种营养支持,氮平衡是检测营养支持合理与否的重要指标[14]。

消化率

$$真消化率(TD,\%) = \frac{氮吸收量}{氮摄入量} \times 100\%$$

$$= \frac{摄入氮-(粪氮-粪代谢氮)}{摄入氮} \times 100\%$$

$$表观消化率(AD,\%) = \frac{氮吸收量}{氮摄入量} \times 100\%$$

$$= \frac{摄入氮-粪氮}{摄入氮} \times 100\%$$

利用率

$$生物学价值(BV) = \frac{氮潴留量}{氮吸收量} \times 100\%$$

$$= \frac{摄入氮-(粪氮-粪代谢氮)-(尿氮-尿内源氮)}{摄入氮-(粪氮-粪代谢氮)} \times 100\%$$

1.2.6 免疫功能测定[15]

淋巴细胞总数(白细胞总数×淋巴细胞百分数)用瑞氏染色法测定。体液免疫检测 IgA,IgG,IgM,采用 ARRAY360 免疫仪测定,T 细胞亚群(CD3$^+$,CD4$^+$,CD4$^+$/CD8$^+$)采用流式细胞仪测定,细胞因子(IL-1,IL-2R,IL-6,IL-8,TNF-α)采用酶联免疫吸附(ELISA)和放射免疫法测定。

2 主观全面营养评估法(Subjective Global Assessment,SGA)

SGA 是 Detsky(德国人)在 1987 年首先提出,是根据病史和体格检查的一种主观评估方法,其主要特点是简单可靠、重复性强,不需要复杂的实验室方法,医生和护士评价吻合率达 90% 以上。缺点是重点在营养物质摄入及身体组成的评估[16],没有考虑到内脏蛋白质水平。

SGA 评估内容:(1)体重下降程度,A:<5%,B:5%~10%,C:>10%,并参考体重下降曲线。(2)饮食变化,A:无变化,B:减少不明显,C:明显减少>2w。(3)消化道症状主要包括厌食、恶心、呕吐、腹泻等,A:无,B:偶有,C:持续>2w/频繁出现。(4)生理功能状态,A:无明显乏力,B:明显乏力,活动减少,C:活动不便,多卧床。(5)皮脂、肌肉消耗程度,主要根据体检及体表测量结果进行判断[17]。

结果判断为：A=营养良好，B=轻、中度营养不良，C=重度营养不良。

3　微型营养评定法(mini-nutrition assessment，MNA)[18]

90 年代初，Vellas 等创立和发展了新型的营养状况评定方法。国外经过大样本临床随机试验得出该方法的敏感度和特异度分别为 0.96 和 0.98。但是，国内至今尚缺乏科学而全面地评价住院病人，特别是老年住院病人营养状况及 PEM 发病率的数据。北京协和医院于康医师首次研究采用 MNA 法调查显示，外科老年住院病人营养不良发病率高达 41.6%，有发生营养不良危险者占 20.8%，两者均显著高于中青年患者[19]。

MNA 评价内容包括：(1)人体测量(Anthropometry)：包括体重指数(BMI)、上臂围(AC)、上臂肌围(AMC)和近 3 个月体重丧失 4 项；(2)整体评定(Global assessment)：包括生活类型、医疗及疾病状况(如消化功能状况等)、用药情况、有无神经、精神异常 6 项；(3)膳食问卷(Dietary questionnaire)包括食欲、食物数量及种类、餐次、摄食行为模式、有无摄食障碍 6 项；(4)主观评定(Subjective assessment)：包括对自身健康及营养状况的评价 2 项。上述 18 项评分相加为 MNA 总分，总分 30 分[20]。

分级标准如下：(1)若 MNA≥24，表示营养状况良好；(2)若 17≤MNA<23.5，表示存在发生营养不良的危险；(3)若 MNA<17，表示有确定的营养不良。MNA 是根据老年人特点而设计的一种营养评价方法，专门用于老年人营养状况的评价，并且能作为老年人饮食估计及营养干预的衡量指标[14]；该方法简便易行，可在床旁检测，大约 10min 完成，它既是营养筛选工具，又是评估工具；不需要进一步的侵袭性检查，且与传统的人体营养评定方法及人体组成评定方法有良好的线性相关性[21]。

4　简易营养筛选工具[22]

营养筛选的目的是确定个体处于高度的营养不良和 PEM 危险的发生率，以便尽早施行营养干预。包括两个营养筛选和评估工具。初步的 PEM 筛选工具包括 9 个危险因素，护士在病人入院 48h 内应用此工具对病人进行评估，内容见下表：

表 1　初步PEM筛选工具(Initial PEM screening tool)

危险因素		PEM 危险水平和得分		
		轻度(1 分)	中度(2 分)	重度(3 分)
体重指数(kg/m)	成年人(≤64 岁)	17.0-18.4	16.0-16.9	<16.0
	老年人(≥65 岁)	21.0-23.0	18.4-23.0	≤18.3
过去一段时间体重损失(%)	1 周	<1.0	1.0-2.0	>2.0
	1 个月	2.0	5.0	>5.0
	3 个月	5.0	7.5	>7.5
	6 个月	7.5	10.0	>10.0
无确定时间		<10.0	10.0-20.0	>20.0
白蛋白(g/L)		28-35	22-27	≤21
过去一段时间食欲丧失		≤1 周	>1 周	
每天吃饭和小吃的次数		2 餐，无小吃	1 餐和小吃	少于 1 餐，无小吃
咀嚼和/或吞咽困难		有时	经常	
口腔. 牙齿或齿龈的问题		有时	经常	

续表

危险因素	PEM 危险水平和得分		
	轻度(1分)	中度(2分)	重度(3分)
吃饭时需要协助	部分协助	完全协助	
与 PEM 有关的诊断或医疗状况	认知. 心理状况. 神经异常(排除言语困难). 风湿疾病. 胃肠炎/呕吐	肾脏和肺部疾病. 癌症. 心功能不全. 贫血. 髋部骨折. 言语困难	胃肠疾病. 营养不良. 败血症. 多发性骨折. 近期大手术.

注：总分/营养危险度划分，0 分-2 分：无 PEM 危险；3 分-5 分：轻度 PEM 危险；6 分-8 分：中度 PEM 危险；≥9 分：重度 PEM 危险.

表8-2 进一步营养评价记录表

营养指标		PEM 水平			
		无	轻度	中度	重度
BMI(kg/m)	成年人(≤64 岁)	≥18.5	17.0-18.4	16.0-16.9	<16.0
	老年人(≥65 岁)	≥24.0	21.0-23.9	18.4-20.9	≤18.3
过去一段时间体重损失(%)	1 周		<1.0	1.0-2.0	>2.0
	1 个月	<2.0	2.0	5.0	>5.0
	3 个月	<5.0	5.0	7.5	>7.5
	6 个月	<7.5	7.5	10.0	>10.0
	无确定时间		<10.0	10.0-20.0	20.0
上臂肌围(cm)		≥25	16-24	10-16	≤10
白蛋白(g/L)		>35	28-35	22-27	≤21
转铁蛋白(g/L)		>2.0	1.6-2.0	1.0-1.5	<1.0
淋巴细胞计数(×10⁹/L)		>1.8	1.6-1.8	0.9-1.5	<0.9
血红蛋白(g/L)	男性	≥130	110-129		<110
	女性	≥110	90-109		<90
血细胞比积(%)	男性	≥44	37-43		<37
	女性	≥38	31-37		<37
胆固醇(m mol/L)		≥3.9			<3.9

注：在对表中项目进行测试时，还需进行饮食评估和体检. 饮食：能量摄入量(kcal/d)和蛋白质摄入量(g/d)小于营养学会推荐量的 80%；体检：与 PEM 有关的症状和体征：头发；脱发；易折段；面色；水肿；皮肤；周围性水肿、压疮，切口愈合不良；肌肉骨骼系统；肌肉萎缩，肋骨突出，恶病质.

5 以数学公式形式表现的营养评分法

5.1 预后营养指数(prognosis nutrition index，PNI) [23]

Buzby 等将血清中白蛋白与连接蛋白浓度，三头肌皮褶厚度以及延迟型过敏反应结合成预后营养指数，如果本指数大于 40，则用以预测败血症其敏感度可达 89%，用以预测死亡其敏感度高达 93%。PNI(%)=158–16.6×白蛋白浓度 (g/L)–0.78×三头肌皮褶厚度 (mm)–0.2×连接蛋白浓度(g/L)–5.8×最大的延迟性免疫反应。在三种抗原中(风疹，葡萄球菌和链球菌)所能引发最强的延迟性免疫反应[24]。如果无反应则为 0 分，反应硬块直径 <5mm 者为 1 分，反应硬块直径>5mm 者为 2 分。

5.2　营养风险指数(Nutrition　Risk Index，NRI)[25]

本指数 NRI＞100 代表营养状况正常；NRI 为 97.5～100 表示轻度营养不良；NRI 为 83.5～97.5 之间表示中度营养不良；NRI＜83.5 表示重度营养不良。

NRI=1.519×血清中白蛋白浓度(g/L)+41.7×(目前体重÷平常体重)

5.3　预后炎症营养指数(Prognosis Infection Nutrition Index，PINI)

本营养评估法是由 Ingelbeck 和 Carpentier 两位学者提出。本指数是由营养性蛋白质(白蛋白和前白蛋白)与炎症性蛋白质(C 反应蛋白与 a_1 酸性糖蛋白浓度)之浓度所得到的函数。此数值如果＜1 表示预后良好；如果＞10 则表示发生并发症的概率大[26]。

PINI=C 反应蛋白×a_1 酸性糖蛋白浓度(mg/L)÷前白蛋白浓度(g/L)÷白蛋白(g/L)

进行营养评估的目标之一是将病人的营养不良从罹患的疾病中分辨出来，护理人员在病人入院时对其进行营养评估以便早期发现营养不良风险的病人，及早制定营养教育计划[27]。营养评估有助于制定住院老年患者的营养治疗方案，是进行营养支持的依据，采用简便、客观、有效的营养评估工具综合评估病人的营养状况是可行和可靠的，在以人的健康为中心的护理模式下，护理人员不仅限于临床护理常规，还应掌握预防保健的知识和技能，MNA 和 SGA 评估方法应在临床医护人员中推广应用[28]。

参 考 文 献

[1]于康，陈伟. 外科老年住院病人的营养状况评定[J]. 营养学报，1999，21(2)：212-214.

[2]顾景范. 老年营养与免疫[J]. 营养学报，1999，21(2)：133.

[3]陈强谱. 临床肠内营养[M]. 北京：人民卫生出版社，2003. 24-34.

[4]于康，刘燕萍，王秀荣等. 腹透患者蛋白质营养状况评价及人体组成测定[J]. 中国临床营养杂志，2003，11(3)：206- 208.

[5]朱步东，薛德联，刘淑俊等. 胃癌病人营养不良评价方法的比较[J]. 肿瘤防治研究，2001，28(3)：220-223.

[6]姜衡春，玉文武. 肿瘤住院患者营养状况调查评价[J]. 广西预防医学，2001，7(4)：207-209.

[7]李艳玲，阎安. 危重病人的营养评价及营养支持的研究进展[J]. 危重病医学，2003，23(1)：34-35.

[8]陈仁淳. 现代临床营养学[M]. 北京：人民军医出版社，1996. 57-59.

[9]何扬利，筹在金. 老年人的简易营养评价法和简易营养评价精法[J]. 中国老年学杂志，2004，24(1)：79-81.

[10]金科美，李冬，华金中等. 小型营养评价法评价老年病人营养状况[J]. 浙江预防医学，2004，16(1)：46-47.

[11]AmyJ Rosenthal. Is Malnutrition Over diagnosed in older hospitalized patients? [J]. The Journals of Gerontology，1998，53(2)：M 81-86.

[12]Manon laporte. SimpleNutritionScreeningToolsForHealthcare Facilities[J]. Canadian Journal of Dietetic Practice and Research，2001，62(1)：26-34.

[13]Bauer J，Capra S，Ferguson M. Use of the scored Patient-Generated Subjective Global Assessment as a nutrition assessment tool in subjects with cancer. Eur J of Clin Nutr. 2002，56(8)：779-785.

[14]Sue Jordan. Introducing a nutrition screening tool：an exploratory study in a district general hospital[J]. The Journal of Advanced Nursing，2003，44(1)：12-23.

[15]Beth waters. Malnutrition in the elderly：what nurses need to know[J]. The Journals of Critical Care Nursing，2002，20(6)：28-34.

[16]Mackintosh and Hankey. Reliability of a nutrition screening tool for use in elderly day hospitals [J]. The Journals of Hum Nutr Dietet，2002，11(14)：129-136.

[17]J. KONDRUP S. P，ALLISON. ESPEN Guidelines for Nutrition screening 2002 [J]. The Journals of clinical nutrition，2003，22(4)：415-421.

[18]Barbos-Silva MC and de Barros AJ. Subjective global assessment: Part 2. Review of its adaptations and utilization in different clinical specialties. Arq Gastroenterol. 2002，39(4)：248-252.

[19]McCallum PD. Patient-Generated Subjective Global Assessment. In: McCallum PD and Polisena, eds. Chicago，II: American Dietetic Association，2000，11-23.

[20]Persson C，Glimelius B. The Swedish version of the patient-generated subjective global assessment of nutritional status: gastrointestinal vs urological cancers. Clin Nutr. 1999，19(2)：71-77.

[21]McCallum PD. Nutrition Screening，Triage and Assessment. In Nutrition in Cancer Treatment. Eureka，CA: Nutrition Dimension，Inc. 2003，22(6)：615-621.

[22]Bauer J，Capra S. Use of the scored Patient-Generated Subjective Global Assessment as a nutrition assessment tool in subjects with cancer. Eur J of Clin Nutr. 2002，56(8)：779-785.

[23]Isenring E，Bauer J，Capra S. The scored Patient-generated Subjective Gobal Assessment(PG-SGA) and its association with quality of life in ambulatory patients receiving radiotherapy. Eur J Clin Nutr. 2003，5(2)：305- 309.

[24]Ravasco P，Monteiro-Grillo I，Vidal PM，Camilo ME. Cancer: disease and nutrition are key determinants of patients' quality of life. Support Care Cancer 2004，12：246-52.

[25]Kyle UG，Bosaeus I，De Lorenzo AD，et al. Bioelectrical impedance analysis--part I: review of principles and methods. Clin Nutr. 2004，23(5)：1226-43.

[26]Kyle UG，Bosaeus I，De Lorenzo AD，et al. Bioelectrical impedance analysis-part II: utilization in clinical practice. Clin Nutr. 2004，23(6)：1430-53.

[27]Heymsfield SB，Lohman TG，editors，Human body composition. 2nd ed. Champaign：Human Kinetics，2005.

[28]Wyke SM. NF-kappaB mediates proteolysis-inducing factor induced protein degradation and expression of the ubiquitin-proteasome system in skeletal muscle. Br J Cancer 2005，92：711–721.

二、应用微型营养评价法对消化系统肿瘤病人的营养评估

1. 研究者及其单位　王庆华　滨州医学院
2. 刊出单位 护理研究杂志，2006，20(3)：615-616.

　　摘　要：目的　探讨微型营养评价法(MNA)与传统营养评价指标的相关性。**方法** 应用 MNA 和传统营养评价指标同时对 94 例消化系统肿瘤住院老年病人进行营养评估。**结果**　微型营养评价法(MNA)评价消化系统肿瘤老年人营养不良的发生率为 41.5%，潜在营养不良的发生率为 40.4%，营养正常者为 18.1%；传统营养评价指标(白蛋白)评价消化系统肿瘤老年人营养不良的发生率为 40.8%，年龄、牙齿状况和疾病分期是影响老年人营养的重要因素；MNA 与传统营养评价指标之间有良好相关性($R=0.67$)。**结论**　消化系统肿瘤住院老年人营养不良的发生率高，MNA 是一种可靠、快捷、简便的老年人营养状况评价方法。

　　关键词：微型营养评价法(MNA)；老年病人；消化系统肿瘤；营养评估

Using Mini-Nutritional Assessment to Assess the Nutritional Status of the Digestive System Cancer Inpatients

　　Abstract：Objective To assess the nutritional status of the digestive system cancer aged inpatients with mini-nutritional assessment(MNA)and to confirm the correlation of MNA with the classical nutritional markers. **Methods** The nutritional status of 94 hospitalized aged people were measured by MNA and their anthropometric markers，nutritional biochemistry markers and their general conditions were also collected. **Results** the prevalence of malnutrition，the risk of malnutrition and the well nourished was 41.5%，40.4%，18.1% respectively. Age，teeth status and diseases could affect the nutritional status. The correlation of

MNA and most classical nutritional markers was well. **Conclusion** the prevalence of malnutrition of the digestive system cancer aged patients is high and MNA is a rapidly，simple and reliable tool to assess the nutritional status of the elderly. This assessment tool should be used in nursing staff and clinical practice.

　　Key words：Mini-Nutritional Assessment；nutritional status；digestive system cancer；inpatients

　　我国已经进入老龄化社会，老年人（≥60 岁）营养与健康状况是反映一个国家或地区经济与社会发展、卫生保健水平和人口素质的重要指标。老年人营养不良的发生率高、危害大，而在临床上未受到足够的重视，其原因之一是缺乏老年人营养状况的评价方法。90 年代初，Vellas 等创立和发展了专门评价老年人营养状况的微型营养评价法（Mini-Nutritional Assessment，MNA），此方法在国外得到广泛应用，经过大样本应用得出信度和效度分别是0.98、0.96，它既是营养筛选工具，又是评估工具，需要进一步的侵袭性检查。MNA 在我国虽有类似报道但数量少[1]。营养评定的发展不仅需要动态，更主要的是力求全面[2]。本研究对MNA 是否适用于护理人员应用评估老年病人及与传统营养指标相关性等方面进行研究。

1　资料与方法

1.1　研究对象

1.1.1　样本来源及研究标准划分

　　病例样本来自我院消化内科 2005 年 1～5 月因消化系统肿瘤住院老年病人，按入院顺序和研究标准收集样本 94 例，其中男性 57 例，女性 37 例，年龄 60～86 岁，平均 67±6岁。护士在病人入院 48 小时内应用 MNA 量表评估病人营养。

1.1.2　研究对象

　　纳入标准：(1)年龄≥60 岁的消化系统肿瘤住院的老年病人为研究组。(2)神志清，能站立，生命器官无严重障碍，无胸水，无腹水，无临床可凹性水肿[3]。(3)病情稳定，能够经口进食和具有语言交流能力，知情同意且愿意参加本研究者。排除标准：(1)急症、外伤、截肢的病人；(2)严重认知障碍、精神病和慢性消耗性疾病终末期的病人。

1.2　研究方法

1.2.1　微型营养评价法[4]

　　评估内容包括：(1)人体测量：包括体重指数、上臂围、小腿围和近 3 个月体重丢失 4项；(2)饮食评价：包括食欲、食物类型及液体摄入量、餐次、摄食行为模式、有无摄食障碍等 6 项；(3)整体评价：包括生活类型、医疗和用药情况、活动能力、有无应激和急性疾病、神经、精神异常、对自身健康和营养状况的评价等 18 个项目，每项有 5 个等级，得分为 0、0.5、1、2、3，总分 30 分。在病人入院 48 小时内根据 MNA 量表内容逐项评估病人并记录，人体测量部分选择在 8am 或 4pm，化验检查和背景资料须查阅病人病历后记录。一次营养评估过程需要 10~15 分钟，根据评估内容逐项计算得分和总分，做出评估和营养诊断。

营养评估标准：营养状况良好：MNA≥24；

存在营养不良的危险：MNA 在 17~23.5 之间，需要每周评估和进一步生化检测；营养不良：MNA<17，需要营养支持和制定营养护理计划，根据病人病情和经济状况采用肠内营养或肠外营养。

1.2.2　营养不良传统评价法[5]：

没有单一指标能客观、准确的评价病人营养状况，综合指标如下：

(1) 轻度营养不良：近 3 月病人体重减少<5%，白蛋白 28~35g/L，淋巴细胞计数 (10^9/L) 1.3~1.5。

(2) 中度营养不良：近 3 月病人体重减少 5%~10%，白蛋白 22~27g/L，淋巴细胞计数 (10^9/L) 0.8~1.2。

(3) 重度营养不良：近 3 月病人体重减少>10%，白蛋白<21g/L，淋巴细胞计数 (10^9/L)<0.8。

本研究设定白蛋白加上其他任意 1 项符合上述标准者即认为存在营养不良。牙齿状况[6]：本研究以牙齿脱落 5 个者列入牙齿正常组，牙齿脱落≥20 个为牙齿完全缺如组，介于两者之间为牙齿部分缺如组。

1.2.3　资料分析

统计学处理采用 SPSS11.0 统计软件包进行数据处理，以均数±标准差表示，计量资料采用 t 检验、方差分析，计数资料和等级资料采用非参检验或卡方检验等方法进行统计分析[7]。各变量与传统营养不良评价指标进行相关分析。

1.2.4　测量质量控制[8]

(1) 体重采用经过质控人员校正过的人体秤，应用 RGZ120 型体重计(中国无锡市衡器厂，感量 0.1kg；最大量度 120kg；测定前均已经过标定)，称量时病人空腹、排空大小便，赤脚、着医院衣服测量。身高、上臂围和小腿围均采用经过质控人员校正过的尺，精度到 0.5cm 和 0.1cm。

(2) 体重指数(BMI)[9]：BMI<18.5 有营养不良风险，BMI>24 为超重，BMI>28 为肥胖。

(3) 血清白蛋白(g/L)：采用速率散射比浊法[10]。淋巴细胞计数采用全血自动分析仪。

2　结果

根据 MNA 评分标准，消化系统肿瘤住院老年人中营养不良发生率为 41.5%(39/94)，潜在营养不良为 40.4%(38/94)，营养正常者占 18.1%(17/94)；传统营养评价指标(白蛋白)评价消化系统肿瘤老年人营养不良的发生率为 40.8%(38/94)，MNA 与传统营养评价指标(白蛋白)之间有良好相关性(R=0.67)。

年龄、牙齿状况和疾病分期是影响老年人营养的重要因素；年龄：高龄 32 例(大于 75 岁)老年病人营养不良的发生率(56.3%)远远高于低龄老年人 62 例的发生率(36.0%)，(P<0.05)。年龄与 MNA 值呈负相关(R=−0.343，P<0.05)。牙齿状况[11]：牙齿完全缺如组

24例、牙齿部分缺如组43例和牙齿正常组27例的MNA评分分别为(15.6±5.7)、(18.4±5.2)和(19.5±4.9)，牙齿完全缺如组MNA值明显低于牙齿部分缺如组及正常组($P<0.05$)，而牙齿部分缺如组及正常组之间无显著性差异($P>0.05$)。疾病：MNA值与患病数目无相关性($R=0.053$，$P>0.05$)。与疾病的分期有高度的正相关性($R=0.75$，$P<0.05$)。本研究中消化系统恶性肿瘤分期、合并慢性阻塞性肺病、曾行胃大部全切或次全切除及甲亢患者的营养状况较差，营养不良发生率分别为41.5%、48.3%、70.0%和50.0%；潜在营养不良发生率分别是40.4%、16.7%、20.0%和40.0%。本研究表明：MNA与传统营养指标(如白蛋白)有良好的相关性[12]($R=0.67$，$P<0.05$)，间接表明MNA的可靠性。

3　讨论

自20世纪70年代国内外的研究资料均表明，老年住院病人中有40%～70%的病人存在营养不良[12]。在本研究资料中，消化系统肿瘤住院老年病人营养不良的发生率为41.5%，与文献报道结果一致。说明消化系统肿瘤住院老年病人中的营养不良问题相当普遍，其原因可能与原发病及机体对疾病的应激反应有关[13]。在消化系统肿瘤住院老年病人中除将近半数的病人存在显性营养不良外，还有相当数量的病人存在潜在的营养不良问题。因疾病及其他原因造成消化道梗阻、出血而引起消化系统功能降低，吸收障碍而导致营养不良；或因肿瘤消耗引起。老年人营养不良的发生率高，主要与各器官功能增龄性减退、各种急慢性疾病短期或长期的影响以及不良的社会心理因素的作用有关。营养不良可使机体免疫功能进一步降低，感染机会增加；加速组织器官萎缩；抑郁症患病率增高，生活质量降低等，最终导致老年人住院天数、住院费用及病死率增加[14]。现有的营养评定方法，在实际临床应用时并不尽人意，即便是客观评定法的生化指标，其核心也只是蛋白代谢，难以代表和反映机体其他功能的变化和需求。营养评价指标甚多，所不同的是MNA以量表形式进行检测，依据得分多少来评价营养状况，有明确的判定标准；而传统方法缺乏整体的评分标准，却以各个指标的参考值为标准，导致结果不一致。

MNA是依据得分多少将营养状况分为营养不良、潜在营养不良和营养正常3个等级，因而能对研究对象做出营养不良程度上的判断，有利于进行早期营养干预和制定整体营养护理计划。MNA可在床旁检测，10～15分钟即可完成，护理人员完全可以掌握和应用MNA方法，MNA是一种快捷、简便、可靠的老年人营养状况评价方法，应在临床护理人员中推广和应用[15]，营养评价有利于护士进行饮食宣教和有针对性应用营养支持方案。目前我国老年人临床营养状况的调查和评估一般仍通过传统营养指标来进行评价，尚未见国内护理人员应用MNA评价老年住院病人营养状况的报道。

参 考 文 献

[1]MacFie. 肠外营养2000年进展[J]. 临床营养进展，1994，2(4)：10～11.

[2]黄德骧，吴肇光，吴肇汉. 外科病人的营养评定[J]. 实用外科杂志，1988，8(9)：462～464.

[3]吴兆敏. 普外住院患者的营养调查[J]. 中国临床营养杂志，1993，1(2)：65～67.

[4]于康，陈伟. 外科老年住院病人的营养状况评定[J]. 营养学报，1999，21(2)：212～214.

[5]朱步东，薛德联. 胃癌病人营养不良评价方法的比较[J]. 肿瘤防治研究，2001，28(3)：220～223.

[6]姜衡春，玉文武. 肿瘤住院患者营养状况调查评价[J]. 广西预防医学，2001，7(4)：207～209.

[7]何扬利，蒡在金. 老年人的简易营养评价法和简易营养评价精法[J]. 中国老年学杂志，2004，24(1)：79～81.

[8]金科美，李冬. 小型营养评价法评价老年病人营养状况[J]. 浙江预防医学，2004，16(1)：46～47.

[9]Mackintosh and Hankey. Reliability of a nutrition screening tool for use in elderly day hospitals [J].The Journals of Hum Nutr Dietet, 2002, 11(14): 129~136.

[10]Bonnie Callen. Understanding Nutritional Health in Older Adults[J]. The Journals of Gerontological Nursing, 2004, 30(1): 36~47.

[11]Sue Jordan. Introducing a nutrition screening tool: an exploratory study in a district general hospital [J]. The Journal of Advanced Nursing, 2003, 44(1): 108~114.

[12]Marie-Claire Van Nes. Does the Mini Nutritional Assessment predict hospitalization outcomes in older people? [J]. The Journal of age and ageing, 2001, 30(3): 221~226.

[13]Kyle UG, Bosaeus I, De Lorenzo AD, et al. Bioelectrical impedance analysis-part I: review of principles and methods. Clin Nutr. 2004, 23(5): 1226~1243.

[14]Heymsfield SB, Wang ZM.Human body composition: Advances in models and methods. Annu Rev Nutr, 1997, 17(3): 527~558.

[15]Vellas B, Gtfigoz Y. The Mini Nutritional Assessment(MNA)and its use in grading the nutritional state of elderly patients[J]. Nutrition, 1999, 15(2): 116~123.

三、老年病人围术期营养评估方法的研究

1. 研究者及其单位 王庆华 滨州医学院
2. 刊出单位 中国老年保健医学杂志，2007，5(1): 56-60.

摘 要：目的 探讨和比较四种营养评估法的优、缺点，同期使用四种营养评估法评估老年病人围手术期的营养状况和人体组成成分的变化。**方法** 本研究属于现况调查研究。选择 2005 年 4 月~10 月在我院腹部外科择期手术的老年病人 129 例，采用 MNA 量表、NRS-2002 调查表、营养传统评价法以及人体成分分析仪同期分别评估老年病人入院48h 内及术后 7 天的营养状况和人体组成成分的变化。**结果** 1.MNA 量表评估腹部外科老年病人营养不良发生率术前术后分别为40.3%和72%;潜在营养不良的发生率分别为29.5% 和 21.7%;营养状况正常者分别占 30.2%和6.3%;术前术后营养状况有显著差异($P < 0.05$)。2. NRS-2002 方法评估腹部外科老年病人营养不良的发生率术前术后分别为 35.5%和77.5%; 术前术后营养状况有显著差异($P < 0.05$)。3.营养传统评价法检测营养不良的发生率术前术后分别为41.8%和92.2%; 术前术后营养状况有显著差异($P < 0.05$)。4. 人体成分分析监测营养不良的发生率术前术后分别为 36.4%和 86.8%; 术前术后营养状况有显著差异($P < 0.05$)。老年病人术后各项营养和组成指标均较术前明显降低，体重下降 2.30±1.23 kg，人体组成变化表现为大量的瘦组织群及脂肪群显著减少，术前术后有显著差异($P < 0.05$)。**结论** 1.MNA 量表是一种简单、易行、快速、无创性的营养评估方法，与营养传统评价法有较高的符合率(90%)及良好的线性相关性($R=0.73$, $P < 0.05$)。2. NRS-2002 方法可用于住院病人营养危险因素的初步筛检，尤其在卧床不起及危重患者中应用更方便。3. 营养传统评价法用于术前病人营养状况的评价，是目前临床常用的营养评价指标。4. 应用人体成分分析仪监测老年病人围术期人体的营养状况和组成成分的变化，具有安全、无创、方便、重复性好等特点，用于动态观察人体组成的变化，特别适用于围术期病人营养状况的评价。

关键词：老年住院病人；围手术期；营养评估方法

The Study on Nutritional Assessment of Elderly Inpatients During Perioperative Period

Obstract：Objective： To investigate the body composition and the nutritional status of the hospitalized elderly using Mini Nutritional Assessment（MNA）, Nutritional Risk Screening（NRS）-2002，Traditional Nutrition Assessment（TNA）methods and body composition analysis in order to provide reliable data for nutritional support during perioperative period. **Methods：** A cross sectional survey was conducted among 129 elderly patients who were admitted to Binzhou Medical College Affiliated Hospital during 6 months（From April to October of 2005）. Body composition and nutritional status assessment were conducted to the sample by MNA，NRS-2002 assessment，TNA and body composition analysis simultaneously. All the patients answered questionnaire within 48 hours of admission and postoperative 7 days respectively. **Results：** 1. MNA mean score was 19.50±5.01 and 14.90 ± 4.49 preoperative and postoperative 7 days respectively，the incidence of malnutrition was 40.3% and 72%（n=129）. There is a significant difference between preoperative and postoperative period（$P<0.05$）.2. NRS-2002 assessment mean score was 2.10±1.45 and 3.80±1.30 preoperative and postoperative 7 days respectively，According to this scale，35.5% and 77.5%（n=129）of the patients were malnourished. There is a significant difference between preoperative and postoperative period（$P<0.05$）. 3. Traditional nutrition assessment indicated the incidence of malnutrition was 41.8% and 92.2%（n=129）preoperative and postoperative 7 days. There is a significant difference between preoperative and postoperative period（$P<0.05$）.4. Body composition analysis indicated that 36.4% and 86.8% of the elderly patients were malnourished preoperative and postoperative 7 days respectively. There is a significant difference between preoperative and postoperative period（$P<0.05$）. Mean of body weight reduced was 2.30 ± 1.23kg and lean body mass and fat mass reduced significantly during postoperative period. There is a significant difference between preoperative and postoperative period（$P<0.05$）. **Conclusions：** 1. MNA is a simple，useful and precise screening and assessment tool to exclude patients who are not malnourished. There is a significant correlation between the MNA and serum albumin（R=0.73，$P<0.01$）. 2. NRS-2002 is apt to the nutritional assessment for adult patients. It can be used to detect the risk factor of malnutrition for hospitalized patients，especially convenient to those who are critically ill and bed-attached patients.3. Traditional nutrition assessment method can be used to evaluate nutritional status of preoperative patients. 4. It was the first time to use body composition analysis to evaluate the elderly patients nutritional status during perioperative period in our country and which is a convenient，security，harmless and good repeating instrument. And the data can do as the evidence for early clinical nutritional support.

Key words： elderly inpatients；perioperative period；nutritional assessment

　　住院老年病人营养不良是目前普遍没有得到重视和处理的问题。营养不良的分类：蛋白质营养不良（恶性营养不良），蛋白质-能量营养不良（消瘦），和混合性营养不良三类。尤其是蛋白质-能量营养不良（Protein Energy Malnutrition，PEM）发生率最高。但是，由于没有公认的营养评价方法，住院老年病人的营养不良尚未得到普遍关注。本研究采用四种营养评估法对住院老年病人围手术期的营养状况进行评估，探索和比较合适的营养评估方法供临床医护人员使用。

1 研究对象

1.1 研究对象

　　研究对象来自2005年4月～10月在某院普通外科拟行腹部择期手术的老年住院病人，按入院顺序和研究入选标准随机收集样本150例，剔除无效样本21例，进入本研究的研究对象129例。研究者在病人入院48小时内、手术后7天分别应用本研究评估法评估和监测老年病人的营养状况。其中男性病人66例，女性病人63例，年龄60～85岁，平均年龄68±6岁。

1.1.1 纳入标准：

　　(1)年龄≥60岁拟行腹部择期大、中手术(手术时间1～3h)的消化系统疾病的老年病人；(2)神志清，能站立，无胸水，无腹水，无临床可凹性水肿；(3)病情稳定，能够经口进食和具有语言交流能力，知情同意并且愿意参加本研究。

1.1.2 排除标准：

　　(1)急症、外伤、截肢的病人；(2)肝、肾功能异常；高脂血症、糖尿病等代谢、内分泌异常；(3)腹部小手术(手术时间<1h，如阑尾炎，疝修补术等)或特大手术(手术时间>3h，如器官移植，联合脏器切除等)；(4)严重认知障碍、精神病和慢性消耗性疾病终末期。

2 研究方法

　　本研究同期使用四种营养评估法，分别评价老年病人围手术期的营养状况，评价时间为病人入院48小时内和术后7天。人体测量采用统一的工具和测量部位，首先向病人解释本研究目的和意义，请其在调查表上签名以示知情同意。根据MNA和NRS-2002调查内容逐项评估病人并记录。人体测量部分选择在早晨8am或下午4pm，病人进行治疗前或完成治疗后。化验检查和背景资料须查阅病人病历后记录。1次营养评估过程需要15～20分钟，根据评估内容逐项计算得分和总分，做出营养评估和判断。本研究的病人营养评估周期为10～14天，应用四种营养评估法同期对病人进行围术期营养状况和人体组成成分的评估。

2.1 营养评估工具

2.1.1 微型营养评估法(Mini Nutritional Assessment，MNA)

　　评估内容包括：①人体测量：包括体重指数(BMI)、上臂围(MAC)、小腿围(CC)和近3个月体重丢失；②饮食评价：包括食欲、食物类型及液体摄入量、餐次、摄食行为模式、有无摄食障碍等；③整体评价：包括生活类型、医疗和用药情况、活动能力、有无应激和急性疾病、神经、精神异常、对自身健康和营养状况的评价等18个项目。每项有5个等级，得分分别为0，0.5，1，2，3，总分30。研究者在病人入院48小时内根据MNA量表内容逐项评估病人并记录。根据评估内容逐项计算MNA得分和总分，做出评估和营养诊断。营养评估标准分为三级：①MNA≥24：营养状况正常；②17＜MNA≤23.5：潜在营养不良；③MNA＜17：营养不良。

2.1.2 营养风险筛检-2002（Nutritional Risk Screening-2002，NRS-2002）

营养评估分两步：第一步是营养危险因素初步筛检有 4 个问题：①病人体重指数（BMI）＜20.5？②近 3 月病人体重有减少？③近 1 周病人的饮食摄入量有减少？④病人的病情严重（例如在监护治疗中）？如果对任何 1 个问题的回答是肯定，进入下一步营养评估；如果对所有的问题回答都是否定，每隔 1 周再对病人进行营养评估[2]。第二步的营养评估包括 2 个方面：营养不良和疾病的严重程度。分 4 个等级：(1)无营养不良（0~1 分）：营养状况正常；正常营养需要量。(2)轻度营养不良（2 分）：近 3 个月体重丢失＞5%，或在过去 1 周饮食摄入量达正常需要量 50%~75%，髋部骨折、慢性疾病合并急性并发症：肝硬化，慢性阻塞性肺部疾病，慢性血液透析病人，糖尿病，肿瘤病人。

(3)中度营养不良（4 分）：近 3 月体重丢失＞5%，或 BMI 在 18.5~20.5 之间，一般情况差；或在过去 1 周饮食摄入量达正常需要量 25%~60%，腹部大手术，脑血管意外，重度肺炎，血液系统恶性疾病。

(4)重度营养不良（6 分）：近 1 月体重丢失＞5%（3 个月＞15%），或 BMI＜18.5，一般情况差；或在过去 1 周饮食摄入量达正常需要量 0~25%；头部损伤，骨髓移植，重症监护病人。总分=营养状况+疾病的严重程度；年龄校正总分：年龄＞70 岁，在总分中增加 1 分。得分≥3 的病人存在营养不良的危险，需要制定营养护理计划；得分＜3 的病人，每隔 1 周再对病人进行营养评估[3]。

营养计划针对以下情况：①严重营养不良（得分=3）；②重度疾病（得分=3）；③中度营养不良+轻度疾病（得分 2+1）；④轻度营养不良+中度疾病（得分 1+2）。

2.1.3 营养传统评价法（Traditional Nutrition Assessment，TNA）

综合指标包括近 3 个月病人体重减少，血清白蛋白（ALB）和总淋巴细胞计数（TLC）等。病人入院 48 小时内和手术后 7 天，研究者本人以及资料收集员测量病人体重，血清白蛋白和总淋巴细胞计数，随同病人的常规生化检查进行，不额外增加病人的抽血次数和痛苦。见表 1。

表1 营养传统评价法

营养不良分级	近 3 月体重减少	血清白蛋白(g/L)	淋巴细胞计数(10^9/L)
轻度营养不良	＜5%	28~35	1.3~1.5
中度营养不良	5%~10%	22~27	0.8~1.2
重度营养不良	＞10%	＜21	＜0.8

2.2 人体成分分析（Body Composition Analysis，BCA）

本研究采用滨医附院临床营养中心提供的人体成分分析仪（Biospace，Inbody3.0）（韩国百斯公司生产）。分析仪分别测量老年病人机体的组成（细胞内、外液体、蛋白质、脂肪和矿物质的量）和构成比，四肢的液体分布和腹部脂肪的比率等指标[4]。(1)时间：测量宜选择在早晨 8am 或下午 4pm，病人空腹或进食 4 小时后、赤脚、穿医院服装测量，选择病人进行治疗前或完成后进行人体成分分析。(2)测量部位：左手和右手大拇指与其他四指分别握住感应器、左足和右足分别站立在仪器的感应部分[5]。

2.3 资料分析

所有数据统计学处理均采用 SPSS12.0 统计软件包进行分析处理，计量资料数据采用均数±标准差($\bar{x}\pm s$)表示，两组之间的比较采用配对 t 检验、多组之间在方差齐性的基础上采用单因素方差分析(ANOVA)，并采用最小显著差异(LSD)法进行比较。$P<0.05$ 为差异有显著性，$P<0.01$ 为差异非常显著。

3 营养评估结果

3.1 MNA 评分法

MNA 量表评估腹部外科老年病人营养状况：MNA 得分术前术后分别为 19.50 ± 5.01 和 14.90 ± 4.49；营养不良发生率术前术后分别为 40.3%和 72%；潜在营养不良的发生率分别为 29.5%和 21.7%；营养状况正常者占 30.2%和 6.3%；术前术后营养状况有显著差异($P<0.05$)。见表 2。

表2 MNA(围术期)营养评价结果(N=129)

营养状况	术前例数及百分比(%)	术后例数及百分比(%)
营养不良	52(40.3)	93(72)**
潜在营养不良	38(29.5)	28(21.7)*
营养正常	39(30.2)	8(6.3)**

*与术前相比($P<0.05$)，**与术前相比($P<0.01$)

3.2 NRS-2002 评分法

NRS-2002 方法评估腹部外科老年病人营养状况：NRS-2002 得分术前术后分别为 2.10 ± 1.45 和 3.80 ± 1.30；营养不良的发生率术前术后分别为 35.5%和 77.5%；术前术后营养状况有显著性差异($P<0.05$)。见表 3。

表3 NRS-2002(围术期)营养评价结果(N=129)

营养状况	术前例数及百分比(%)	术后例数及百分比(%)
营养不良	46(35.5)	100(77.5)*
营养正常	83(64.5)	29(22.5)*

*与术前相比($P<0.05$)

3.3 营养传统评价法

营养传统评价法(白蛋白)检测营养不良的发生率术前术后分别为 41.8%和 92.2%，术前术后营养状况有显著差异($P<0.05$)。见表 4。

表4 营养传统评价法(围术期)营养评价结果(N=129)

营养状况	术前例数及百分比(%)	术后例数及百分比(%)
营养不良	54(41.8)	119(92.2)*
营养正常	75(58.2)	10(7.8)*

* 术前相比($P<0.05$)

3.4 人体成分分析

人体成分分析监测:得分术前术后分别为 81.50±5.40 和 75.10±5.50;监测营养不良的发生率分别为36.4%和86.8%,术前术后营养状况有显著差异($P<0.05$)。见表5。

表5 人体成分分析(围术期)营养评价结果(N=129)

营养状况	术前例数及百分比(%)	术后例数及百分比(%)
营养不良	47(36.1)	112(86.8)*
营养正常	82(63.6)	17(13.2)*

* 与术前相比($P<0.05$)

表6 术前术后人体组成成分变化分析($\bar{x}\pm s$, N=129)

指标	术前	术后	术后-术前	(术后-术前)/术前(%)
体重	59.94±9.05	55.27±9.06**	-4.66	-7.79
体重指数	22.02±2.61	20.16±2.56*	-1.88	-8.45
体细胞群(kg)	34.27±5.46	32±5.25**	-2.25	-6.64
细胞内液(kg)	22.12±3.58	20.58±3.39*	-1.54	-6.96
细胞外液(kg)	11.26±1.66	10.78±1.71*	-0.50	-4.10
全身水量(kg)	33.37±5.18	31.36±5.08*	-2.03	-6.08
细胞外液/内液	0.51±0.03	0.52±0.03*	--	--
细胞外液/全身水量	33.8±1.25	34.41±1.18*	--	--
蛋白质群(kg)	12.16±1.89	10.42±1.85**	-1.74	-6.04
矿物质群(kg)	2.68±0.32	2.55±0.31*	-0.14	-4.68
脂肪群(kg)	11.72±4.60	9.95±4.25**	-1.77	-15.09
脂肪/体重(%)	19.35±6.70	17.64±6.63*	--	--
肌肉群(kg)	45.53±7.08	42.78±6.91**	-2.76	-6.06
瘦组织群(kg)	48.22±7.38	45.32±7.23**	-2.90	-6.02

*与术前相比($P<0.05$),**与术前相比($P<0.01$)

表7 术前术后四种营养评估法营养不良检出率(N=129)

评估法	术前营养不良(%)	术后营养不良(%)
MNA	52(40.3)	93(72)*
NRS-2002	56(35.7)	100(77.5)*
ALB	54(41.8)	119(92.2)*
BCA	47(36.4)	113(86.8)*

*与术前相比($P<0.05$)

1. MNA 量表是一种简单、易行、快速、无创性的营养评估方法,既是营养筛检工具,又是营养评估工具；与营养传统评价法有较高的符合率(90%)及良好的线性相关性($R=0.73$，$P<0.05$)。MNA 量表有较好的实用性，特别推荐临床护理人员使用 MNA 量表评估老年病人的营养状况。

2. NRS-2002 方法用于成人各个年龄段的营养评估，可用于住院病人营养危险因素的初步筛检，尤其在卧床不起及危重患者中应用更方便。

3. 营养传统评价法用于术前病人营养状况的评价，是目前临床上常用的营养评价指标。但是，血清白蛋白水平很难反映实际营养状况，更多地反映机体损伤的严重程度和分解代谢的高低。

4. 国内首次应用人体成分分析监测老年病人围术期人体的营养状况和组成成分的变化。人体成分分析仪具有安全、无创、方便、重复性好等特点，用于动态观察人体组成的变化，特别适用于围术期病人营养状况的评估。为老年病人的营养支持提供客观依据，为早期进行营养干预提供科学依据。

4 讨论

4.1 围手术期老年病人的营养状况

在本研究中，应用四种营养评估法同期评估腹部外科老年病人的营养状况：营养不良的发生率：①MNA 术前术后分别为 40.3%和 72%，潜在营养不良发生率分别为 29.5%和 21.7%，营养正常者分别为 30.2%和 6.2%；②NRS-2002 术前术后分别为 35.5%和 77.5%；③营养传统评价法分别为 41.8%和 92.2%；④人体成分分析营养不良的发生率分别为 36.4%和 86.8%。四种营养评估法均提示术前老年病人有近 50%存在显性和潜在营养不良，手术后有近 80%病人存在显性营养不良。术后营养不良的发生率是术前的两倍，特别是蛋白质-能量营养不良在外科病人中普遍存在。外科病人术后由于手术创伤、应激，使能量消耗增加，同时术后早期不能进食、能量摄入减少，从而使营养状况下降。消化系统疾病手术病人由于胃肠动力受到干扰，手术、创伤导致分解代谢增强，机体处于免疫抑制状态，造成手术后营养状况进一步下降。

4.2 营养评估方法

4.2.1 MNA

MNA 是根据老年人特点设计，专门用于老年人营养状况的评价，以量表形式进行检测，有明确的判定标准，并且依据得分多少将营养状况分为营养不良、潜在营养不良和营养正常 3 个级别，尤其是潜在营养不良的评估，能对老年人的营养状况做出早期判断，有利于进行早期的营养护理计划和干预。MNA 不需要生化检测，可在床旁使用，简便、快捷，只需 10 分钟即可完成。MNA 能作为老年人饮食估计及营养干预的衡量指标[6]。Onyike[7] 等应用 MNA 调查了 100 例 75 岁以上的内科住院病人营养不良的发生率为 50%($n=100$)，并且他们中 32%($n=32$)的病人有潜在营养不良。Pickering[8] 应用 MNA 调查 400 例在综合性医院住院的外科老年病人的营养不良发生率 36.1%，潜在营养不良为 46.5%，营养状况正常者占 17.4%。

4.2.2 NRS-2002

2003 年，临床营养杂志（clinical nutrition）发表欧洲肠外肠内营养学会（ESPEN）推荐的营养危险因素筛检-2002（NRS-2002）方法[10]，国外经过大样本临床随机对照试验，证明该方法具有较好的信度（0.67）和效度（0.99），可以作为住院病人营养评估的工具。该方法是根据病人的营养状况和疾病的严重程度分两步评估；评价标准分为营养不良、营养正常两个等级，以量表形式进行测量，无需生化项目检测。评估步骤分营养危险因素初步筛检和营养评估两步[11]。评估时间 3～5 分钟，用于成人各个年龄段的营养危险因素筛检[12]，尤其在卧床不起及危重患者中应用更方便。

4.2.3 营养传统评价法

由于营养状况涉及机体的总体情况，营养传统评价法存在如下不足。(1)适用于整个人群，并非针对老年人。(2)缺乏整体的评分标准，却以各个指标的参考值为标准，导致结果不一致，如本研究中传统方法对老年人营养不良检出率从 40.2%到 92%不等。(3)传统指标多需进行人体测量或生化测定，如人体测量指标波动较大，在反映营养状况改变方面不够灵敏等，费时耗财，短期内难以反映营养状况的变化。

4.2.4 人体成分分析

(1)人体成分分析仪的特点：8 点接触电极；频率检测身体阶段分析；测量精确，再现性高。通过手部和脚部共 8 个点传入体内，能对人体进行节段分析[13]。评估病人时输入性别、年龄、身高、体重等参数后，人体组成分析仪进行回归方程运算，得出受检者脂肪和非脂肪的含量。(2)生物电阻抗法测定人体组成是简便、可行的，有助于临床医护人员客观地评价机体营养状况[16]。由于本研究选择的是腹部消化系统的病人，手术创伤大，术后病人体重较术前平均减轻达 2.30±1.3kg。其中以瘦组织群丢失最多（2.90kg），表明术后蛋白质分解代谢增强，特别是骨骼肌和结缔组织的蛋白质分解明显增加，出现所谓的"自身相食"[14]，从而为机体提供氮源。创伤程度越重，蛋白质合成率低于分解的情况越严重。

进行营养评估的目标之一是将病人的营养不良从罹患的疾病中分辨出来，如果拥有适当评估工具，医护人员在病人入院时就对其进行营养评估以便早期发现营养不良风险的病人。营养评估有助于制定住院老年患者的营养治疗方案，是进行营养支持的依据，采用简便、客观、有效的工具综合评估病人的营养状况是可行和可靠的，MNA 和人体成分分析法应在临床建立并推广应用。

参 考 文 献

[1]Guigoz Y，Vellas B，Garry PJ. Mini Nutritional Assessment：a practical assessment tool for grading the nutritional state of elderly patients。Paris：Serdi Publishing Company 1994，15-59.

[2]Cederholm T，Jagren C，Hellstrom K. Outcome of protein-energy malnutrition in elderly medical patients. JAMA 1995，98(1)：67-74.

[3]De Mendonca Lima CA，Pertoldi W，Delgado A，et al. Nutritional assessment in patients attending a psychogeriatric hospital[J]. Age Nutr 1999，10(1)：9-13.

[4]Pirlich M，Lochs H. Nutrition in the elderly[J]. Best Pract Res Clin Gastroenterol 2001，15：869-884.

[5]Morley JE. Anorexia，sarcopenia and aging [J]. Nutrition 2001，17(10)：660-663.

[6]Johnston E，Johnson S，McLeod P，Johnston M. The relation of body mass index to depressive symptoms [J]. Public Health 2004，95(2)：179-183.

[7]Onyike CU，Crum RM，Lee HB，et al. Is obesity associated with major depression? Results from the Third National Health and Nutrition Examination Survey. Am J Epidemiol 2003，158(12)：1139-1147.

[8]Pickering G. Frail elderly nutritional status and drugs[J]. Arch Gerontol Geriatr 2004，38(2)：174-180.

[9]Visvanathan R，Macintosh C，Callary M，et al. The nutritional status of 250 older Australian recipients of domiciliary care services and its association with outcomes at 12 months [J]. Am Geriatr Soc 2003，51(12)：1007-1011.

[10]Guigoz Y，Lauque S，Vellas BJ. Identifying the elderly at risk for malnutrition. The Mini–Nutritional Assessment[J]. Clin Geriatr Med 2002，18(10)：737-757.

[11]Omran ML，Morley JE. Assessment of protein energy malnutrition in older persons examination，body composition，and screening tools[J]. Nutrition 2000，16(1)：50-63.

[12]Pablo AM，Izaga MA，Alday LA. Assessment of nutritional status on hospital admission：nutritional scores. Eur J Clin Nutr 2003，57(10)：824-831.

[13]Schneider SM，Veyres P，Pivot X，et al. Malnutrition is an independent factor associated with nosocomial infections. Br J Nutr 2004，92(2)：105-111.

[14]Correia MI，Waitzberg DL. The impact of malnutrition on morbidity，mortality，length of hospital stay and costs evaluated through a multivariate model analysis[J]. Clin Nutr 2003，22(4)：235-239.

四、老年结肠癌患者围术期营养状况与肠外营养支持效果研究

1. 研究者及其单位　王庆华　　滨州医学院
2. 刊出单位　护理学杂志，2008，23(18)：70-72.

　　摘　要　目的　探讨老年结肠癌患者围术期营养状况及肠外营养支持(parenteral nutrition，PN)的效果。**方法**　采用 MNA(Mini Nutritional Assessment，MNA)量表对某三甲医院 2004 年 1 月～2007 年 11 月普外科住院 128 名老年结肠癌患者进行营养状况评估和肠外营养支持效果研究。其中 64 例患者作为观察组，术后行 PN 治疗 7d，另 64 例常规治疗(对照组)。**结果**　MNA 量表评估老年结肠癌患者营养不良发生率观察组术前术后分别为 28.1%和 45.3%；对照组营养不良发生率术前术后分别为 26.5%和 71.8%；术前术后营养状况有显著差异(P＜0.05)；观察组术后并发症发生率为 10.9%，对照组并发症发生率为 25.0%；观察组患者术后体重和生化指标增加显著高于对照组(P＜0.05)。潜在营养不良的发生率术前术后分别为 29.7%和 34.4%；两组无明显差别(P＞0.05)。**结论**　老年结肠癌患者术后应用 PN 具有改善营养状态，增加手术耐受力、促进切口愈合和减少术后并发症的作用。围术期进行营养评估及营养支持对老年结肠癌患者术后恢复有重要作用。

　　关键词：结肠癌；老年患者；围术期营养评估；肠外营养

Perioperative assessment and nutritional support for aged patients with colon carcinoma

　　Abstract：Objective To evaluate the nutritional condition of perioperative older patients and nutritional support for colon carcinoma . **Methods** The clinical data of 128 cases of colon carcinoma over 60 years old studied from January 2004 to November 2007 were analyzed. **Results** All the 128 cases received surgical operation treatment，among the observe groups，the incidence of malnutrition perioperative period　was 28.1% and 45.3%. The malnutrition of control groups was 26.5% and 71.8%.There is a significant difference in nutritional status and biochemistry index between preoperative and postoperative period(P＜0.05). **Conclusion** The application of the MNA of each patients and nutritional support are very important for aged patients with colon carcinoma，to raise the resection rate，to reduce complications and to decrease the death rate contain aggressive meaning. It is vital to nutritional assessment and nutritional support to reduce complications in perioperative for aged patients with colon carcinoma.

Key words：colon carcinoma；aged patients；perioperative；nutritional assessment；parenteral nutrition

全国肿瘤每年新发患者约为 160 万，其中 50%癌症患者发生在老年人，当今社会老龄化趋势加剧，老年结肠癌患者的发生比例逐年升高[1]，结肠癌患者围术期多数有营养不良，由于手术、创伤、应激和其消化、吸收功能降低更加重营养不良，营养评估与营养支持作为结肠癌围术期重要组成部分越来被重视[2]。本研究探讨老年结肠癌患者围术期营养状况和肠外营养支持对患者治疗的重要性和合理性。

1　研究对象与方法

1.1　研究对象

选择 2004 年 1 月～2007 年 11 月某三甲医院普外科病区收治的结肠癌患者，纳入标准：60 岁以上；经结肠镜检查确诊为结肠癌的老年患者，拟行手术治疗。排除标准：急诊手术患者；术前重度营养不良（血浆白蛋白＜20g/L）；肝肾功能严重障碍以及合并内分泌、代谢性疾病患者。符合标准者 128 例，男 67 例、女 61 例，年龄 60～85（68.6±5.5）岁。病理与分期：管状腺癌 76 例，乳头状腺癌 19 例，黏液腺癌 16 例，未分化腺癌 9 例，腺鳞癌 8 例。Duke 分期：B 期 29 例，C1 期 57 例，C2 期 25 例，D 期 17 例。将符合条件的老年患者按住院单号、双号随机分成观察组与对照组，其中观察组和对照组各 64 例，观察组给予肠外营养支持，对照组给予常规治疗；两组患者性别、年龄、术前营养状态、肿瘤病理分期比较，差异无显著性意义（均 $P>0.05$）。

1.2　研究方法

1.2.1　营养评估方法——微型营养评估法（mini nutritional assessment，MNA）

评估内容包括：①人体测量：包括体重指数（BMI）、上臂围（MAC）、小腿围（CC）和近 3 个月体重丢失；②饮食评价：包括食欲、食物类型及液体摄入量、餐次、摄食行为模式、有无摄食障碍等；③整体评价：包括生活类型、医疗和用药情况、活动能力、有无应激和急性疾病、神经、精神异常、对自身健康和营养状况的评价等 18 个项目，总分 30。研究者在患者入院 48h 内根据 MNA 量表内容逐项评估患者营养状况并记录，做出评估和营养诊断。营养评估标准分为三级：①MNA 得分≥24：营养状况正常；②17＜MNA≤23.5：潜在营养不良；③MNA＜17：确实营养不良。研究者评估患者前，首先向患者解释本研究目的和意义，根据 MNA 评估内容逐项评估患者情况。人体测量采用统一的工具和测量部位。人体测量部分选择在 8am 或 4pm，患者进行治疗前或完成治疗后。化验检查和背景资料需查阅患者病历后记录。1 次营养评估过程需要 15～20min，根据评估内容逐项计算得分和总分，做出营养评估和判断。

1.2.2 营养支持方法

观察组根据患者营养状况给予肠外营养支持(parenteral nutrition，PN)，肠外营养液由10%葡萄糖溶液 1000ml，50%葡萄糖溶液 100ml，7%复方氨基酸 500ml，10%脂肪乳剂250ml，微量元素钾、钠、钙、镁等组成，胰岛素按1U：6～10g 葡萄糖加入肠外营养液。磷制剂(格利福斯)、水溶性维生素(水乐维他)、脂溶性维生素(维他利皮特)分别加入 3L 静脉营养袋[3]，应用静脉输液泵，持续 12～24h 匀速输注，从外周静脉、PICC 或中心静脉输入，PN 为 7d。对照组给予常规液体疗法。

1.3 统计学方法

采用 SPSS13.0 统计软件处理数据，计量资料采用 t 检验，计数资料采用 χ^2 检验，$P<$ 0.05 为有统计学意义。

2 结果

2.1 MNA 评估结果

见表 1。

表1 两组患者手术前后营养不良发生率比较(n=128，%)

	观察组(n=64，%)		对照组(n=64，%)	
	术前	术后	术前	术后
营养不良	18(28.1)	29(45.3)*	17(26.5)	46(71.8)**
潜在营养不良	19(29.7)	22(34.4)	18(28.1)	23(35.9)

χ^2=3.46，*与术前相比($P<$0.05)，**与术前相比($P<$0.01)

MNA 评估老年结肠癌患者营养不良发生率观察组术前术后分别为 28.1%和 45.3%；对照组营养不良发生率术前术后分别为 26.5%和 71.8%；术前术后营养状况有显著差异($P<$0.05)。潜在营养不良发生率分别为 29.7%和 34.4%；两组患者术前术后营养状况无显著差异($P>$0.05)。

2.2 手术后并发症

见表 2。

表2 观察组和对照组术后并发症发生率比较(n=128)

	切口感染	切口裂开	尿路感染	肺部感染	造瘘口感染	死亡	合计
观察组	2	0	1	3	1	0	7
对照组	3	1	3	4	3	2	16

χ^2=1.03，观察组术后并发症发生率为 10.9%(7/64)，对照组为 25.0%(16/64)，组间比较差异显著($P<$0.05)

2.3 手术前后营养指标观察比较

见表 3。

表3 两组手术前后营养指标的观察比较

	观察组(*n*=64)		对照组(*n*=64)	
	术前	术后	术前	术后
体重(kg)	54.9±9.8	52.6±7.9**	54.2±8.6	49.9±5.7
血红蛋白(g/l)	136.8±13.5	135.4±13.2	135.1±14.3	134.0±12.4
血清蛋白(g/l)	37.3±3.3	35.6±2.9**	37.9±3.8	31.1±3.5
血清总蛋白(g/l)	61.9±5.7	56.2±4.7**	61.2±5.8	54.9±5.1
前白蛋白(mg/l)	134.43±35.63	197.84±45.11**	133.27±34.92	135.76±36.23
转铁蛋白(g/l)	2.36±0.32	2.57±0.45*	2.35±0.31	2.38±0.33
血钾(mmol/l)	3.37±0.42	3.58±0.39*	3.36±0.39	3.38±0.37
血钠(mmol/l)	136.4±12.1	144.4±11.6	136.8±11.8	136.3±11.3

*$P<0.05$, **$P<0.01$

两组患者手术后体重均有降低，但观察组术后体重减轻低于对照组（$P<0.05$）。观察组术后血清蛋白、血清总蛋白、前白蛋白、转铁蛋白、血清钾和血清钠均显著高于对照组（$P<0.05$），但术后血红蛋白两组无明显差别。

2.4 手术前后生化指标比较

见表 4。

表4 两组手术前后生化指标比较

	观察组(*n*=64)		对照组(*n*=64)	
	术前	术后	术前	术后
AKP(U/L)	46.54±14.07	58.49±15.26**	45.01±12.32	46.88±13.14
r-GT(U/L)	14.49±6.28	60.78±22.96**	12.34±5.09	13.87±6.33
SGPT(U/L)	15.39±8.57	24.47±8.91**	16.38±7.41	16.55±6.59
胆红素(mmol/l)	9.89±4.17	9.68±3.26*	9.21±4.37	9.55±3.14
胆固醇(mmol/l)	4.09±0.85	4.02±0.69*	3.92±0.93	3.79±0.64
甘油三酯(mmol/l)	0.85±0.38	1.15±0.43	0.81±0.28	0.86±0.23
尿素氮(mmol/l)	6.03±1.28	6.61±1.57	5.96±1.21	6.01±1.23
肌酐(μmmol/l)	70.44±13.69	82.32±22.43**	70.03±13.41	72.55±13.33
血糖(mmol/l)	5.08±0.49	6.41±1.29**	5.56±0.48	5.78±0.66

*$P<0.05$, **$P<0.01$

观察组术后 AKP，r-GT，SGPT，甘油三酯，尿素氮，肌酐和血糖显著高于术前（$P<0.05$），对照组指标手术前后无明显统计学意义。胆红素、胆固醇在两组中手术前后都无明显改变。

3 讨论

老年结肠癌患者术前有 30%～50%存在显性营养不良，手术后有近 40%～70%患者存在显性营养不良。术后营养不良的发生率高，特别是蛋白质-能量营养不良在外科老年患者中普遍存在[4]。外科患者术后由于手术创伤、应激，使能量消耗增加，同时术后早期不能进食、能量摄入减少，从而使营养状况下降。结肠癌患者由于胃肠动力受到干扰，手术、创伤导致分解代谢增强，机体处于免疫抑制状态，造成手术后营养状况进一步下降[5]。

3.1　老年结肠癌患者的营养状况

应用 MNA 法评估营养不良的发生率：① MNA 术前术后分别为 28.1%和 45.3%；对照组营养不良发生率术前术后分别为 26.5%和 71.8%；术前术后营养状况有显著差异（$P<0.05$）；潜在营养不良的发生率分别 29.7%和 34.4%；两组患者术前术后营养状况无显著差异（$P>0.05$）；Pickering [6] 应用 MNA 调查 400 例在综合性医院住院的外科老年患者营养不良发生率 36.1%，潜在营养不良发生率为 46.5%；Visvanathan [7] 等应用 MNA 调查 100 例 75 岁以上的内科住院患者营养不良的发生率为 50%（$n=100$），并且 32%患者有潜在营养不良。与国外研究有一定差距，与所选研究对象的病种、手术时间、切除部位和营养支持等综合因素有关。

3.2　老年结肠癌患者围术期肠外营养支持的必要性

营养支持目的不是单纯提供能量，主要是使细胞获得所需的营养底物进行正常或近似正常的代谢以维持其功能才能保持或改善器官组织的功能、结构、达到利于康复目的。在结肠癌术后初期，由于机体激素分泌发生变化，引发高代谢状态，此时提供热量的底物之间均衡是营养支持的重要环节之一。本研究显示观察组术后血清蛋白和血清总蛋白均显著高于对照组（$P<0.05$），但术后血红蛋白两组无明显差别。说明 PN 明显减少患者术后负氮平衡，在一定程度上阻止血浆白蛋白水平的下降，能缓解术后早期严重分解代谢的病理过程，改变了患者术后负氮平衡状态。多数结肠癌患者，术前已经存在营养不良，患者在此基础上接受手术，加上术中术后的负氮平衡，若无 PN 支持，其负氮平衡难以纠正，以合成为主的代谢就难以做到，其结果必然是术后恢复缓慢，术后营养不良相关的并发症增加。本研究显示：①观察组术后并发症发生率为 10.9%（7/64），对照组为 25.0%（16/64）。②观察组术后体重显著高于对照组（$P<0.05$）。说明术后给予 PN 能降低患者术后并发症的发生率，减少患者术后体重的丢失，加快切口愈合过程，促进患者健康的恢复。

3.3　老年结肠癌患者围术期肠外营养的合理性

老年结肠癌患者存在胃肠功能障碍，禁食和胃肠减压导致或加重消化液丢失，造成不同程度的水、电解质失衡。PN 作为围术期的主要营养方式，针对老年患者代谢并发症多、葡萄糖耐量下降、脂肪降解能力低等特点，PN 采用低热量、低脂、低糖、适量蛋白质的原则[8]，有利于老年患者的代谢。本研究显示观察组术后各项指标均有变化，其中前白蛋白、转铁蛋白改善明显（$P<0.05$），低钾、低钠状况也有显著改善（$P<0.05$）。3.4 低脂、低糖肠外营养的安全性和有效性主张"低热量供给"，总热量 104. 6kJ/（kg·d），对营养不良者则提供 125. 5～146. 4kJ/（kg·d）。蛋白质 0. 8～1. 2g/kg，热氮比为 460～522 kJ：1g，采用中心静脉或外周静脉输入。但是对严重应激状态下的老年危重病人供给过多热量，容

易发生呼吸衰竭、淤胆、肝功能损害等并发症[9]。营养供给中应增加氮量，减少热量，降低热氮比，每日提供的热氮比不超过 418kJ：1g。对胃肠道肿瘤病人的营养支持，有促使肿瘤细胞增殖、扩散、引起转移复发等潜在危险性，但对改善高龄营养不良病人的营养状况、增强免疫能力、提高手术切除率、减少术后并发症更具有临床价值。术中对血糖进行监测，术后可采用更符合生理需要的胰岛素泵控制血糖水平，使血糖稳定在 10mmol/L，每天葡萄糖量控制在 100g/L，如血糖过高则加用胰岛素对抗。同时术前必须积极纠正可能存在的水、电解质紊乱及酸碱平衡。从本研究中 PN 支持前后生化指标观察到，血糖和甘油三酯与术前和对照组相比均有不同程度的升高，肝功能的指标如 SGPT、AKP、r-GT 也有明显的升高。老年人随着年龄的增加，机体构成成分发生变化，器官功能减退，对各种营养物质的需求和代谢能力也随之减退[10]，在对老年结肠癌患者实施营养支持的过程中遵循低糖、低脂饮食即低能量供给的原则。

老年结肠癌患者年龄大，体质弱，消耗重，长时间消化吸收功能差，大部分有不同程度的营养不良。进行围术期营养评估是将患者的营养不良从罹患的疾病中分辨出来以便早期进行针对性营养干预[11]。对于老年结肠癌患者在维持水、电解质平衡的前提下，给予低热量、低脂、低糖、适量蛋白质为原则的 PN 支持，可提供足够的热量，使患者达到氮平衡，增加手术的耐受性，保证吻合口愈合，防止肠瘘的发生，促进患者顺利康复。

参 考 文 献

[1]Chung A. Perioperative nutrition supprot[J]. Nutrition，2002，18(2)：207-209.

[2]万燕萍，沈婉善. 肠外营养支持在老年病人中的临床应用[J]. 肠外营养与肠内营养，2000，7(3)：125-128.

[3]黎介寿. 围手术期营养支持[J]. 普外临床，1990，5(1)：1-5.

[4]周先亭，孙广荣. 结肠癌急性梗阻手术 39 病历分析[J]. 中国实用外科杂志，1996，16(7)：427-429.

[5]HeslinBrennan ME，Advances in perioperative nutrition cancer[J]. World Surg，2000，24(12)：1477-1485.

[6]Pickering G. Frail elderly nutritional status and drugs[J]. Arch Gerontol Geriatr 2004，38(2)：174-180.

[7]Visvanathan R，Macintosh C，The nutritional status of 250 older Australian recipients of domiciliary care services and its association with outcomes at 12 months [J]. Am Geriatr Soc 2003，51(12)：1007-1011.

[8]李宏伟，周光文. 重视合并肝功能不全外科病人的围手术期处理[J]. 中国使用外科杂志，2005，25(12)：705-707.

[9]曹志新，杨传永，周邵荣. 高龄结、直肠癌病人并存病的围手术期处理[J]. 中国实用外科杂志，2004，24(2)：107-108.

[10]王舒宝. 重视和正确开展胃肠道肿瘤的术前治疗[J]. 中国实用外科杂志，2005，25(5)：257-258.

[11]江志伟，李宁，黎介寿. 消化道肿瘤病人术前肠内免疫营养支持[J]. 中国实用外科杂志，2005，25(5)：305-306.

五、肠内营养对胰十二指肠切除患者术后营养、免疫和预后的影响

1. 研究者及其单位　王庆华　　滨州医学院
2. 刊出单位 中国老年学杂志，2008，34(24)：6953-6955.

摘　要：目的　探讨肠内营养(EN)支持对老年胰十二指肠切除(PD)患者术后营养、免疫和预后影响。方法　90 例研究对象随机分为术后 EN 组和肠外营养(PN)组，给予营养支持 7～10d。术前、术后 1d、7d 分别检测营养指标、免疫指标和机体变化。结果　与术前比较，术后 1d 两组患者体质量下降，人体前白蛋白和转铁蛋白含量降低；CD3、CD4 阳性细胞数及 CD4/CD8 比值降低，CD8 阳性细胞数升高($P < 0.05$)。术后 7d，EN 组 CD3、CD4 阳性细胞数及 CD4/CD8 比值恢复至术前水平，且明显高于 PN 组($P < 0.05$)，而 CD8 阳性细胞数低于 PN 组($P < 0.05$)，两组患者术后并发症发生率、住院时间和住院费用有

显著差异(P<0.05)。**结论** EN 干预可纠正老年 PD 患者术后营养、免疫状况和促进机体康复。

关键词：肠内营养；老年患者；胰十二指肠切除术；营养指标；免疫；预后

Influence of enteral nutrition on nutritional status and immunity and prognosis in elderly patients after pancreaticoduodenectomy

Abstract：Objective To study the effect of early enteral nutrition on nutritional status and immunity and prognosis in elderly patients after pancreaticoduodenectomy. **Methods** The patients with pancreatic cancer were respectively treated for 7 days by parenteral nutrition(PN group)and early enteral nutrition(EN group).The changes of nutritional status and immunity before operation and postoperative 1，7 days was determined. **Results** Compared with the PN group and EN group，the body weight was reduced，plasma albumin，transferrin，prealbumin levels were increased($P<0.05$).The number of CD3 and CD4 positive cells and CD4/CD8 value were decreased significantly，and CD8 positive cell number was increased markedly in patients of all groups at the 1st day after operations($P<0.05$). At the 7th days after operation，the numbers of CD3 and CD4 positive cells and CD4/CD8 value in EN group recovered gradually to the preoperative level and were higher than those of in PN group($P<0.05$)，but CD8 positive cells were lower than the PN group($P<0.05$). **Conclusions** Early enteral nutrition can enhance nutritional status and T-lymphocyte immune function and improve lymphocytic immunosuppression in elderly patients with cancer after operations.

Key words：enteral nutrition；elderly patients；pancreaticoduodenectomy；nutritional index；immunity；prognosis

胰十二指肠切除术(pancreaticoduodenectomy，PD)是胰头癌和壶腹周围癌患者常用治疗方法，手术操作复杂，创伤大，手术时间长，手术涉及除肝脏以外的右上腹大部分脏器切除，导致术后并发症发生率高达 40%以上；同时，由于患者术前常伴有营养不良、免疫功能异常，术后机体易出现严重应激反应和多器官障碍综合征[1]，且易发生胰瘘、胆瘘、出血、感染、胃潴留等严重并发症，导致住院时间延长和治疗费用增加。术后早期给予肠内营养(enteral nutrition，EN)支持，能改善患者营养状况，提高免疫功能，减少并发症和病死率，缩短住院时间。本研究探讨老年 PD 患者术后 EN 支持对患者营养、免疫和预后的影响。现报道如下。

1 资料与方法

1.1 一般资料

2008 年 1 月至 2011 年 12 月，选取滨州市某三级甲等医院肝胆胰腺外科中心经影像学和病理组织学检查确诊癌症患者 90 人作为研究对象，随机分为实验组(EN 组)45 例和对照组(parenteral nutrition，PN 组)45 例，年龄>60 岁，择期手术患者，其中，男 68 例，女 22 例，年龄 60～78(67.8±8.5)岁，其中胰腺癌 37 例，壶腹周围癌 15 例，胆总管癌 13 例，十二指肠癌 5 例。排除标准：术前 1 周有感染征象：体温>37.5℃，WBC>$10.0×10^9$L-1 或<$4.0×10^9$L-1 或未成熟 WBC>0.1%；肿瘤远处转移；合并其他器官或多器官功能不全；

严重营养不良；有肝、肾功能障碍；合并免疫系统疾病者排除在外。两组患者具有可比性。

1.2　方法

1.2.1　EN 管放置方法

术中空肠上段置营养管，取直径 0.2～0.3cm、长 70～110cm 硅胶管 1 根，一端剪 2～3 个侧孔，手术完成操作步骤后，于空肠距吻合口 35cm 以下处取一切口，置入硅胶营养管，另一端经腹壁戳孔引出，缝线固定于腹壁。

1.2.2　营养支持方法

EN 组：患者术后 20～24h 开始行肠内营养，营养液为能全素(荷兰纽迪希亚公司出品，听装 400g，成分为每 500ml 含蛋白质 20.0g，脂肪 95.0g，碳水化合物 61.5g，纤维 7.1g，矿物质 3.0g，维生素 0.2g，热氮比为 131∶1。起始浓度 5%，速度 20～30ml/h，用量 50～500ml/d，根据患者耐受情况逐步增加浓度及用量，3～5d 后增至患者所需营养量(20%能全素 1500～2000ml/d，6225～8300 kJ/d)。肠内营养应用遵守循序渐进原则，浓度从低到高、量由少到多、速度由慢到快。每次输注前、后用 20ml 生理盐水冲洗营养管，输注过程中每隔 4h 冲洗 1 次，保持营养管通畅；胆汁和胰液回收过滤后由空肠营养管回输入空场内；营养泵(福尔凯 800)控制速度、时间和用量，所有操作由临床营养中心专职护士完成。连用 7～10d，每日营养液在 16～24h 输入，现用现配，配好肠内营养液放冰箱冷藏。PN 组(对照组)：术后 1d 经外周静脉中心置管(peripherally inserted central catheter，PICC)或中心静脉(颈外静脉、锁骨下静脉)开始应用 PN。营养制剂选用全套华瑞公司产品，三升袋由医院静脉配置中心配置，每日供给热量 125.4 kJ/(kg·d)，氮量 0.18 g/(kg·d)，其他营养素全面提供，热量 1/3 由脂肪提供。术后 1d、2d 分别给予所需营养量 1/3 和 2/3，3d 起全量应用，连用 7～10d。术后两组患者常规应用抗生素、生长抑素 5～7d，禁食 7d 后逐渐恢复经口进食，密切观察患者病情变化和术后恢复情况。

1.2.3　评价方法

①并发症。患者术后 1～7d 内观察有无肺部感染(诊断标准为呼吸音粗、痰鸣音，痰液细菌培养、胸片证实)，切口感染(诊断标准为切口局部红肿、有脓肿形成、切口不愈合)，胰瘘、胆瘘(诊断标准为发热、腹部疼痛及引流管中有大量混浊样液体引出)，排空障碍(诊断标准为腹胀不适、大量呕吐、残胃内大量胃液潴留，残胃黏膜及吻合口水肿炎症，残胃无蠕动和收缩波。) ②营养、免疫指标测定。分别于术前、术后第 1d、第 7d 晨收集患者外周血，应用日立 7080 全自动生化分析仪测定血清白蛋白(ALB)、前清蛋白(PA)、转铁蛋白(TFN)；用碱性磷酸酶—抗碱性磷酸酶法检测 CD3、CD4、CD8 阳性细胞数，计算阳性细胞百分比及 CD4/CD8 比值。

1.2.4　统计学方法

采用 SPSS16.0 软件包进行统计分析，计量资料采用($\bar{x}\pm s$)，行 t 检验，计数资料采用百分率，行 χ^2 检验，检验水准 α=0.05。

2　结果

2.1　两组患者术后并发症发生率、住院时间和住院费用比较

见表 1。

表1 两组患者术后并发症、住院时间和费用比较($n=45$，%)

组别	切口感染	肺部感染	腹腔感染	吻合口瘘	排空障碍	合计	住院时间(d)	费用(元)
EN 组	3	2	2	3	4	14(31.11)	14-18	48760
PN 组	4	3	3	4	6	20(44.44)	16-21	59890

注：两组比较，$\chi^2=6.37$，$P<0.05$

2.2 两组体质量、白蛋白、转铁蛋白、前白蛋白及 T 细胞亚群比较见表 2。

表2 两组患者术前、后营养、免疫指标变化($\bar{x}\pm S$)

指标	EN 组	PN 组	P
体质量(kg)			
术前	48.94±9.85	45.48±7.91	>0.05
术后 1d	42.85±6.63	41.26±7.92	>0.05
术后 7d	43.61±8.38	40.98±9.58*	<0.05
白蛋白(g/l)			
术前	36.88±3.13	36.62±4.28	>0.05
术后 1d	31.29±7.84	30.46±7.39*	<0.05
术后 7d	34.78±3.13	31.62±4.93*	<0.05
前白蛋白(mg/l)			
术前	138.46±35.63	138.19±37.41	>0.05
术后 1d	132.27±34.92	129.16±34.57*	<0.05
术后 7d	135.78±45.63	131.14±37.49*	<0.05
转铁蛋白(g/l)			
术前	2.68±0.37	2.65±0.98	>0.05
术后 1d	1.65±0.75	1.42±0.59*	<0.05
术后 7d	2.26±0.36	1.65±0.91*	<0.05
CD3+			
术前	64.68±5.38	64.37±5.64	>0.05
术后 1d	54.67±9.35	52.28±5.38*	<0.05
术后 7d	63.36±7.63	60.29±9.71*	<0.05
CD4+			
术前	39.27±4.56	39.67±4.36	>0.05
术后 1d	34.64±5.79	31.39±5.76*	<0.05
术后 7d	37.26±4.56	34.76±4.33*	<0.05
CD8+			
术前	27.63±5.72	27.38±5.39	>0.05
术后 1d	24.36±5.97	20.58±4.92*	<0.05
术后 7d	25.17±5.72	22.64±5.39*	<0.05
CD4+/CD8			
术前	1.48±0.49	1.42±0.76	>0.05
术后 1d	1.22±0.56	0.92±0.83*	<0.05
术后 7d	1.42±0.86	1.16±0.86*	<0.05

3　讨论

壶腹周围癌和胰头癌患者常伴有营养不良、免疫功能异常，PD 术后机体易出现严重应激反应，术后并发症发生率高达 40%～50%，营养不良是造成患者术后并发症发生率和病死率增高主要原因之一。而围手术期的 EN、PN 支持可有效改善机体营养状况，降低术后并发症发生率。目前认为，术后 EN 能明显刺激肠黏膜细胞的增殖和修复，可以避免因长时间 PN 而造成肠黏膜萎缩变薄，有效地增强肠黏膜屏障功能，从而避免菌群易位而引起严重感染或二重感染。

胰十二指肠切除术（PD）患者术后长时间禁食、手术创伤等应激反应使患者机体处于高分解代谢状态，从而加重营养不良，导致并发症增加。PN 是临床普遍使用营养治疗方式，但具有较多并发症，如导管性并发症、代谢性并发症、肝损害和胆汁淤积、肠屏障功能损害、免疫抑制和细菌移位等[2]；而且价格较昂贵。近年来，PD 病人术后施行早期 EN 有诸多优点，能直接为肠道供应能量及营养物质，保持小肠黏膜细胞的结构及功能完整，提高肠道黏膜免疫功能，有效降低机体炎症反应，缩短全身性炎症反应综合征的持续时间，提高机体免疫力，降低手术后的机体蛋白消耗，增加蛋白合成率，提高蛋白水平，改善病人营养状态，且可促进肠蠕动、防止肠内菌群移位，有助于预防肠源性感染和多器官功能障碍。

本研究发现两组患者术后体质量、人体白蛋白量均有降低，但 EN 组术后 7d 体质量显著高于 PN 组（$P<0.05$）。EN 组术后 7d 血清白蛋白、前白蛋白、转铁蛋白均显著高于术前和 PN 组（$P<0.05$）。PD 患者术后禁食和胃肠减压导致或加重消化液丢失，造成不同程度水、电解质失衡。早期 EN 能维持肠屏障功能，改善患者营养状况、增强免疫力，降低并发症的发生率，促进术后康复，缩短住院时间和降低住院花费。

由于手术创伤，加上术前患者出现消瘦，营养状况差，患者术后第 1d CD3、CD4 细胞明显降低，CD8 升高，CD4/CD8 比值降低，表明手术、创伤加重患者免疫功能障碍。如何维护和改善 PD 患者术后免疫功能是围术期处理的重要课题。EN 是腹部手术后一种营养支持方法，在胃肠道患者术后应用研究表明，其对营养改善、代谢调理及免疫调节均有良好作用[3]。同时该组患者术后第 7d 时 CD3[+]、CD4[+]细胞数及 CD4[+]/CD8[+]比值接近术前水平，说明 EN 能有效改善 PD 患者术后 T 细胞亚群紊乱状态，促进免疫功能恢复，其改变量与 PN 组比较差异（$P<0.05$）。术后第 7d EN 组和 PN 组 CD3[+]、CD4[+]、CD4[+]/CD8[+]百分率的改变量比较差异（$P<0.05$）。手术创伤使机体在细胞免疫方面不同程度地受到抑制。术后早期肠内营养，能刺激肠蠕动，加快肠道激素合成和释放，从而使消化器官血流量增加，促进切口愈合，有利于机体功能恢复及提高免疫力[4]。

老年 PD 患者围术期存在免疫功能障碍，是患者术后并发症发生较高原因之一。EN 组并发症发生率 31.11%，PN 组并发症发生率 44.44%，两组发生率有显著差异（$P<0.05$）。目前，围术期 PD 患者免疫功能障碍发生机制尚不清楚，但营养不良、手术创伤、肠道屏障功能障碍、内毒素血症等起重要作用。EN 组术后第 7d 时，血浆白蛋白、体质量丢失、人体白蛋白量等营养指标明显改善，表明 PD 老年患者术后应用 EN 安全可行，明显改善营养状况[5]。本研究还发现，EN 组和 PN 组均能改善患者营养状况，

但是 PN 组不能很快纠正患者术后免疫紊乱，表明 EN 对免疫功能改善作用并非营养状况改善所致。近年来，肠黏膜免疫功能受到重视，肠道被认为是机体最大免疫器官，其功能好坏不仅关系到肠黏膜屏障功能，而且与全身免疫功能有关。EN 供给肠黏膜免疫细胞足够营养基质，激活肠道神经内分泌免疫轴，有助于维持肠黏膜免疫和全身免疫功能[6]。EN 改善 PD 患者术后 T 淋巴细胞免疫功能机制可能通过促进肠黏膜免疫功能实现的，但其确切机理有待于深入研究。

参 考 文 献

[1]王磊，周亚男，张强，等. 不同途径营养支持对胃肠道恶性肿瘤术后患者免疫功能的影响[J]. 中国临床营养杂志，2007，15（1）：58-60.

[2]陈强谱，管清海，张帆，等. 胃癌术后早期肠内营养对 T 淋巴细胞亚群的影响[J]. 山东医药，2008，48（34）：21-23.

[3]Yermilov I，Jain S，Sekeris E，et al. Utilization of parenteral nutrition following pancreaticoduodenectomy: is routine jejunostomy tube placement warranted[J]. Dig Dis Sci，2009，54（7）：1582-1588.

[4]Hermsen JL，Sano Y，Kudsk KA. Food fight! Parenteral nutrition，enteral stimulation and gut—derived mucosal immunity[J]. Langenbecks Arch Surg，2009，394（1）：17-30.

[5]Nagata S，Fukuzawa K，1washita Y，et al. Comparison of enteral nutrition with combined enteral and parenteral nutrition in post pancreaticoduodenectomy patients: a pilot study[J]. Nutr J，2009，8：24-31.

[6]Mizock BA，Sriram K. Perioperative immunonutrition. Expert Rev Clin hnmunol，2011，7（1）：1-3.

六、自制双腔 T 形管在胆道术后行肠内营养的应用研究

1. 研究者及其单位　王凤 王庆华（通讯作者）滨州医学院
2. 刊出单位　解放军护理杂志，2009，26（1）：3-5.

摘　要：目的　探讨自制双腔 T 形管在胆道疾病患者术后行肠内营养的应用效果。**方法**　将 75 例胆道疾病术后患者分为两组，使用自制双腔 T 形管行肠内营养 39 例为实验组，使用常规空肠置营养管行肠内营养 36 例为对照组。对两组患者的并发症发生情况、肠内营养使用量及营养过渡所需时间、肛门排气时间、营养相关指标进行比较，同时观察 T 形管引流和术后患者康复情况。**结果**　胆道疾病术后患者经双腔 T 形管与常规空肠营养管两种不同置管方式行肠内营养在腹痛、腹胀、腹泻、营养管堵塞、胆瘘等并发症发生率、达到肠内营养最大使用量及营养过度所需时间、肛门排气时间、术后相关营养指标和免疫指标差异均无显著性意义（$P>0.05$），对 T 管引流无影响（$P>0.05$）。**结论**　自制双腔 T 形管具有引流、冲洗、肠内营养及留置支架等多种用途，取材容易，操作简便，应用自制双腔 T 形管行肠内营养安全可行，值得临床推广应用。

关键词：双腔 T 形管；胆道术后；肠内营养

Study on the effect of the enteral nutrition that administered through double lumen T tube nutrient canal after the biliary tract surgery

Abstract：Objective　To explore the result of the enteral nutrition administered through self-made double lumen T tube after biliary tract surgery. **Methods** 75 patients undergoing biliary tract diseases were enrolled in this study and then were separated to two groups. 39 patients with self-made double lumen T tube as the experimental group，the rest 36 patients who received enteral nutrition through the jejunum canal as the control group. The incidence of complications，the maximum quantum of the enteral nutrition，the course of recovery of the peristaltic movement of the intestinal tract，the index related to the patients nutrition status and the drainage of the T tube were investigated. **Results** There was a big difference in the patients who received enteral nutrition through self-made double lumen T tube than jejunum nutrient canal after biliary tract surgery in many aspects，such as the incidence of abdominal distension，diarrhea，blockage of nutrient canal，biliary fistula etc and there were no differences in the time to reaching the maximum quantum of the enteral nutrition，recovery course of passing the gas by the ass and the index related to the patients nutritional status after surgery（$P > 0.05$），furthermore the drainage function of the self-made double lumen T tube was not influenced by administer enteral nutrition（$P > 0.05$）. **Conclusions** It is a safety and feasible method to administer enteral nutrition through self-made double lumen T tube in patients undergoing biliary tract disease.

Key words Double lumen T tub；Postbiliary Operation；Enteral Nutrition

胆道疾病患者由于胆汁排泄、利用障碍，消化、吸收功能受到不同程度影响，大部分患者存在不同程度的营养不良，术后营养状况进一步降低，术后早期行肠内营养支持可以为患者提供充足而全面的营养[1]。目前国内常用的肠内营养途径为鼻十二指肠或空肠置管，而经鼻置管因管道刺激咽喉部而引起咳嗽、咽部疼痛、恶心等不适，患者往往不愿接受[2]。我科通过多年的临床实践，根据胆道手术患者需要放置 T 形管支撑、引流这一治疗特点，对普通 T 形管进行改进后制成集引流、营养途径于一体的双腔 T 形管，2006 年 1 月至 2009 年 6 月共 75 例胆道疾病患者分别使用自制双腔 T 形管和空肠造口置管行肠内营养，对其效果进行比较，现报道如下。

1 资料与方法

1.1 一般资料

选择滨州市某三级甲等医院肝胆外科 2006 年 1 月至 2009 年 6 月住院胆道疾病患者 75 例作为研究对象，其中男 46 例，女 29 例，年龄 35～71 岁，平均年龄 55.2 ± 9.67 岁。肝内外胆管结石 21 例，胆管癌 25 例，壶腹癌 18 例，重症胆管炎 11 例。其中行胰十二指肠切除消化道 Child 重建术 15 例，胆总管十二指肠吻合术 23 例，胆总管空肠 Roux-Y 吻合术 11 例，胆总管切开取石 26 例。使用双腔 T 形管行肠内营养的 39 例为实验组，使用空肠置营养管行肠内营养的 36 例为对照组，两组在年龄、性别、疾病、手术方式等方面均无显著性差异（$P > 0.05$）。

1.2 方法

（1）双腔 T 形管的制作、放置方法[3]。取普通乳胶 T 形管（F24～F26 号）1 根，修剪短臂，距长臂末端 10cm 处剪一小侧孔，另取直径 0.2～0.3cm、长 50～90cm 的硅胶管 1 根，一端剪 2～3 个侧孔，将该端经 T 管长臂上的侧孔插入 T 管腔内，从 T 管短臂穿出，外露 30～50cm（该长度可根据情况适当调整），制成肠内营养用的双腔 T 管，T 管为外管，硅胶管为内管。手术中完成胆道手术主要操作步骤后，外管短臂放于胆总管内，内管依据不同胆道手术方式放于十二指肠或空肠内：胆总管切开取石术，内管经十二指肠乳头插入十二指肠或空肠内，胆总管十二指肠吻合术，内管经胆管十二指肠吻合口插入十二指肠远端或空肠内；胆总管空肠 Roux-Y 吻合术，内管经胆管空肠吻合口及桥袢空肠插入空肠—空肠吻合口下 20～30cm；胰十二指肠切除消化道 Child 重建术，内管经胆管空肠吻合口、输入袢空肠、胃空肠吻合口插入输出袢空肠内 20～30cm，胃管放于输入袢内。术后双腔 T 形管外接引流袋引流胆汁，内管行肠内营养，见图 1。

(2)空肠营养管的放置方法。取直径 0.2～0.3cm、长 50～90cm 的硅胶管 1 根，一端剪 2～3 个侧孔，手术中完成胆道手术操作步骤后，于空肠距吻合口 30cm 以下处取一切口，置入硅胶管，另一端经腹壁戳孔引出，缝线固定于腹壁。见图示。

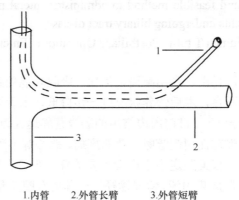

1.内管　2.外管长臂　3.外管短臂

图 1　双腔 T 形管结构示意图

(3)使用方法。75 例患者均于手术后 20～24 小时开始进行肠内营养，实验组使用双腔 T 形管营养管，对照组使用空肠营养管。营养液为能全素，起始浓度 5%，速度 30ml/h，50～500ml/d，根据患者的耐受情况逐步增加浓度及用量，3～5d 后可增至患者所需营养量（20% 1500～2000ml/d，6225～8300kJ/d）。遵守循序渐进的原则，浓度从低到高、数量由少到多、速度由慢到快。每次输注前、后用 20ml 生理盐水或温开水(40℃左右)冲洗营养管，输注过程中每隔 4h 冲洗 1 次，保持通畅；喂养泵控制速度，输液加温仪控制营养液温度在 38～42℃；胆汁、胰液回输速度为 30～40 滴/min。所有操作均有临床营养中心工龄 5 年以上护士完成。

1.3　观察指标

(1)观察使用肠内营养期间两组患者腹痛、腹胀、腹泻、营养管堵塞等肠内营养的常见并发症及胆瘘发生情况。

(2)记录达到肠内营养最大使用量及过度所需时间、肛门排气时间。

(3)检测手术前 1d 及术后第 1、7d 外周静脉血清白蛋白(ALB)、前清蛋白(PA)、转铁蛋白(TFN)水平。

(4)观察 T 形管引流情况。

1.4　统计学方法

采用 SPSS14.0 统计软件包进行数据处理，计量资料以均数±标准差($\bar{x}\pm s$)表示并进

行 t 检验。计数资料用百分率表示，行卡方检验，$P<0.05$ 为差异有显著性意义。

2　结果

2.1　并发症情况，见表 1。

表1　两组患者并发症发生情况(n，%)

组别	n	腹胀(n)	腹痛(n)	腹泻(n)	营养管堵塞(n)	胆瘘(n)	并发症发生率(%)
实验组	39	4	3	1	3	1	30.8
对照组	36	4	2	1	2	1	27.8
χ^2值		0.065	0.086	0.896	0.083	0.896	
P 值		>0.05	>0.05	>0.05	>0.05	>0.05	

2.2　两组患者肠内营养应用，见表 2。

表2　两组患者肠内营养应用比较($\bar{x}\pm s$)

组别	EN 最大量(ml/d)	过度至 TEN 的时间(d)	术后肛门排气时间(h)
实验组	1590.8±232.4	4～8	45.27±14.04
对照组	1657.2±212.6	3～9	50.32±15.37

2.3　营养相关指标，见表 3。

表3　两组患者营养相关指标比较($\bar{x}\pm s$)

检测项目	实验组			对照组		
	术前一天	术后第一天	术后第七天	术前一天	术后第一天	术后第七天
ALB(g/L)	33.12±4.53	32.21±6.03	35.55±5.76*	31.22±4.16	30.21±4.99	35.65±5.36*
PA(mg/L)	223.27±45.43	201.52±52.13	321.12±66.10*	232.14±42.15	225.58±57.43	333.11±61.25*
TFN(g/L)	2.7±0.6	2.6±0.3	3.1±0.9*	2.5±0.9	2.4±0.7	3.2±0.7*

注：与术前及术后第 1 天比较，＊$P<0.05$

3　讨论

营养支持是现代外科领域的重大进展，对于改善患者的营养状况，提高患者存活率有重要作用。近年来，随着营养支持研究的进一步发展，人们逐渐认识到肠内营养可维持肠道黏膜细胞的正常结构，维持肠道固有菌群的正常生长，刺激消化液及胃肠道激素的分泌，促进肠蠕动，增加内脏血流，使代谢更符合生理过程，同时由于肠内营养有助于维护肠黏膜结构与功能，降低细菌移位和应激后的高代谢，因而较肠外营养更能促进切口愈合和降低危重患者的感染率和死亡率。因此"当肠道能工作，且能安全使用时，使用它"已成为当前选择营养支持途径的格言[4]。胆道疾病患者大部分存在不同程度的营养不良，术后营养状况进一步降低，导致组织抗感染能力及组织修复能力下降，并发症的发生率增加，术后早期肠内营养支持为患者提供充足而全面营养，以满足患者能量代谢的需要。

3.1 并发症发生情况

使用肠内营养期间，两组患者无一例死亡，无误吸发生，并发症以腹胀发生率较高，其次为腹痛、腹泻、营养管堵塞等。实验组并发症发生率30.8%，对照组并发症发生率 27.8%，两组患者并发症发生率差异无显著性（$P < 0.05$）。选择对患者侵入最小、简单安全的置管方法是置管的最重要原则[5]。目前国内临床上常用的肠内营养途径为鼻十二指肠或空肠造口置管，而经鼻置管因管道刺激咽喉部而引起咳嗽、咽部疼痛、恶心等不适，长期放置后可引起鼻翼部糜烂、咽喉部溃疡、声音嘶哑、鼻窦炎、中耳炎等并发症，患者往往不愿接受；对胆道疾病患者，在手术过程中做胃或空肠造口，不但增加手术时间，而且增加创伤。双腔 T 形管制作、放置简单，使用安全方便，对患者无创伤，效果良好。所有患者 T 管引流通畅，均按计划顺利拔管。实验组有 4 例患者分别在应用肠内营养第 3、4 天出现 T 管有营养液引出，但未出现反流性胆管炎表现，经减慢营养液输注速度后恢复正常。

3.2 两组患者肠内营养应用比较

两组患者肠内营养最大使用量及过渡所需时间、术后肛门排气时间比较，实验组患者最大使用量为 20% 2000ml/d，最小使用量 20% 800ml/d，过渡所需时间最短 4d，最长 8d；对照组患者最大使用量为 20% 2000ml/d，最小使用量 20% 600ml/d，过渡所需时间最短 3d，最长 9d。在使用肠内营养期间并发症发生率越高，患者耐受的肠内营养总量越小（20% 600～1 000ml/d），达到全量时间越长，术后肛门排气时间较晚，反之，可耐受的肠内营养总量越大，过渡到全量时间越短，术后肛门排气时间较早。两组患者肠内营养最大使用量及过渡所需时间、术后肛门排气时间无明显差异（$P > 0.05$）。营养相关指标：两组患者 ALB、PA、TFN 在肠内营养支持后均显著升高（$P < 0.05$），两组间无显著差异。

由于手术后正常的解剖生理结构发生改变，在肠道功能恢复初期，营养液输入速度过快可发生反流，T 管有营养液引出，经减慢营养液输注速度后可恢复正常，在输入过程中要注意遵守循序渐进的原则，逐渐增加营养液浓度和用量。

观察结果表明对胆道疾病术后患者经双腔 T 形管与空肠营养管两种不同置管方式行肠内营养在腹痛、腹胀、腹泻、营养管堵塞、胆瘘等常见并发症发生率、达到肠内营养最大使用量及过度所需时间、肛门排气时间、术后相关营养指标差异均无显著性差异。胆道疾病患者术后应用双腔 T 形管行肠内营养安全可行，值得临床推广使用。

参 考 文 献

[1]江志伟，李宁，黎介寿. 消化道肿瘤患者术前肠内免疫营养支持[J]. 中国实用外科杂志，2005，25(5)：305 - 306.

[2]陈月英. 外引流胆汁回输在恶性梗阻性黄疸患者肠内营养支持中的应用与护理[J]. 肠外与肠内营养，2006，13(5)：383-384.

[3]周希环，燕爱凤，王凤. 自制双腔 T 形管在胆道术后行肠内营养的应用及护理[J]. 中国实用护理杂志，2006，22(11C)：22-23.

[4]黄晓曦，王兴鹏，吴恺，等. 肠屏障功能障碍临床评估指标建立的初步研究[J]. 中华消化杂志，2006，28(8)：519-622.

[5]王磊，周亚男，张强，等.不同途径营养支持对胃肠道恶性肿瘤术后患者免疫功能的影响[J].中国临床营养杂志，2007，15(1)：58-60.

[6]陈凌云，蔡东联，林健，等.复合乳酸菌对不同营养治疗途径的重症急性胰腺炎大鼠肠屏障功能的影响[J].世界华人消化杂志，2007，15(10)：1079-1081.

七、某三甲医院护士营养学知识、态度和行为影响因素分析

1. 研究者及其单位　徐宁　王庆华(通讯作者)　滨州医学院
2. 刊出单位　齐鲁护理杂志，2010，16(16)：47-48.

摘　要：目的　了解某三甲医院护士的营养学知识、态度、行为和营养知识来源的现况，为护理营养学继续教育提供依据。方法　采用问卷调查法，对滨州市某三甲医院429名护士进行调查分析。结果　护士营养知识得分较低，与学历有关，教育程度越高的对象知识得分越高($P<0.05$)(研究生优于本科、本科优于大专、大专优于中专)；从事护理工作的科室有关；重症监护室护士营养知识、态度和行为平均得分最高；急症科护士营养知识、态度和行为平均得分最低，差异有显著性($P<0.05$)；非手术科室护士的营养知识、态度和行为平均得分高于手术科室($P<0.05$)；营养态度和营养行为得分均优于营养学知识，且主要来源于报纸、杂志、他人经验传授及护理学课程。结论　提示护士的营养学知识欠佳，临床护理人员营养学继续教育有待加强。

关键词：护士；营养知识；态度；行为

Abstract：Objective To study the knowledge，attitude and behavior on nutrition among nurses in a teaching hospital of medical university and to provide a basis for developing nutritional health education and diet instruction. **Methods** By questionnaires with KAP questions，the knowledge，attitude and behavior on nutrition，and nutritional status among 429 nurses in a teaching hospital were investigated. **Results** nurses in a teaching hospital were lack of nutrition knowledge and the attitude as well as the nutritional behaviors revealed to be a lower level，while which showed to be good attitude about nutrition. The knowledge and attitude about nutrition was increased with higher certificate. The nurses in a teaching hospital are short of nutritional knowledge. **Conclusion** The nurses in a teaching hospital were investigated are short of knowledge about nutrition，and with non- scientific diet behaviors，but most of them showed active attitude about nutrition. It is suggestion that nutrition education activities should be implemented and reasonable clinical nutrition training and nutrition guide should be carried out.

Key words： nurses；nutrition knowledge；attitude；behavior

　　合理营养是健康的基石，营养因素对疾病的发生、发展以及预后有很大影响。多项调查发现营养是人们达到良好健康状况和防治疾病的重要手段。营养教育主要目的是引导人们建立良好的营养行为。护士的营养行为不仅影响其自身，而且对病人营养教育起到重要作用，护士与病人接触时间较多，影响力较大，其本身营养知识、态度及行为是否正确会影响到对此工作胜任程度及对病人帮助[1]。了解临床护士的营养知识、态度、行为及营养知识来源尤为重要，为临床护理营养学继续教育提供参考依据。

1 对象和方法

1.1 研究对象

2009 年 6 月随机抽取某大学教学医院内科、外科、妇科、儿科及其他科室 429 名护理人员进行问卷调查。研究对象均为女性，年龄 18~56 岁，平均年龄 32±8.5 岁。从事护理工作时间(年资)<1 年 96 名，1~5 年 181 名，>10 年 134 名，>20 年 145 名。中专学历43 名，大专学历 149 名，本科学历 358 名，研究生学历 6 名。

1.2 调查方法

依据营养学文献和教学医院护士的具体情况自行设计调查表，包括 3 部分：①营养知识测试 20 题，含有基础营养知识 12 题，疾病营养知识 8 题，每题 1 分，共 20 分。并设营养知识来源的调查项目由被调查者进行选项，可选 1 项或多项，计算各项所占总人数的百分数。②营养态度 12 题，每题 1 分，共 12 分。包括对营养学知识感兴趣的程度；对自身饮食营养问题关心的程度；与工作相关的营养态度如对营养知识的追求，对病人饮食营养的工作职责，对医院营养师工作的认可与配合态度等。③营养行为 25 题，每题 1 分，共 25 分。包括自身营养与饮食习惯和与临床护理工作相关的营养行为等问题。对调查员进行培训，合格者作为正式调查员。调查采用按科室整群抽样的方法，问卷经调查员讲解后由被调查者自己填写，共发问卷 460 份，回收有效问卷 429 份，问卷回收率为 93.3%。

1.3 统计学处理

采用 SPSS14.0 软件对所得数据进行统计学分析，计量资料采用 t 检验，计数资料采用卡方检验、率和百分比。

2 结果

表1 临床护理人员营养知识问卷调查结果(n，$\bar{x} \pm s$)

项目	重症监护室(38)	内科(100)	妇产科(47)	外科(146)	儿科(49)	急症科(49)
营养知识	16.76±3.68	15.63±4.22	11.62±8.32	12.32±7.31	16.63±3.21	10.36±8.32*
营养态度	11.32±0.65	11.31±0.68	9.63±3.45	8.69±3.31	11.38±0.72	7.37±4.63*
营养行为	18.85±6.15	18.53±6.47	15.91±5.02	15.75±8.25	18.32±6.62	15.15±8.96*

注：急症科与其他科室比较 *$P<0.05$

表2 营养知识获取途径及来源(n=429，%)

项目	人数
报纸、杂志	96(22.4%)
他人经验传授	82(19.1%)
护理学课程	71(16.6%)
基础医学课程	63(14.7%)
科普书籍	46(10.7%)

续表

项目	人数
媒体、培训	41(9.6%)
工作中总结积累	30(6.9%)

表3　不同学历组护士营养知识得分比较(n, $\bar{x} \pm s$)

学历	人数(%)	营养学知识(20)	营养态度(12)	营养行为(25)
中专组	43(10%)	14.12±5.88*	9.17±2.83	19.85±5.05
大专组	149(34.7%)	16.06±3.94	10.62±1.46	20.32±4.78
本科组	358(83.5%)	16.53±3.47	10.92±1.53	20.68±4.32
研究生组	6(1.4%)	18.61±1.39	11.12±0.88	22.52±2.48

注：中专组与其他学历组比较　*$P<0.05$

3　讨论

随着现代医学模式的转变，科学的营养知识作为预防保健的重要部分，已经引起人们的普遍重视，护士在一定程度上对病人承担教育者、帮助者、咨询者的角色，护士只有掌握充分的营养知识，才能满足病人需求。而国内多家医院大规模临床问卷调查结果显示：护士营养知识普遍掌握不足，且对基础营养学知识掌握情况较临床营养知识好。本次调查结果与之相符。了解教学医院临床护理人员对营养知识、态度和行为现状，为今后开展护理营养学继续教育提供参考依据。根据健康教育知-信-行模型理论，健康行为的转变过程由知识→态度→行为的转变，只有具有一定的知识和良好接受教育的态度，才有可能实现行为转变。营养态度和行为与营养知识呈正相关，提高营养知识水平可以影响到营养态度，进而引导其采取正确的饮食行为，端正营养态度，有利于提高护士自身和整个人群的营养健康水平。

3.1　不同科室的护士营养学知识、态度和行为有差异

本次调查结果表明：重症监护室护士营养知识、态度和行为平均得分最高；急症科护士营养知识、态度和行为平均得分最低，差异有显著性($P<0.05$)；非手术科室护士的营养知识、态度和行为平均得分高于手术科室，这可能与如糖尿病、肾病、高血压等疾病的饮食调控是治疗的关键，临床护士为了满足工作需要，通过查找资料等方式获得知识有关。外科护士得分较低，可能是由于患者主要接受手术治疗，住院期间大部分时间禁食或流质、半流饮食，实施肠内营养或肠外营养，从而导致护士对患者饮食重视不够有关，认为营养知识与临床护理关系不大，营养知识教育是医生和营养师的责任。

3.2　护士的营养知识得分较低

与学历有关；学历越高，营养学知识得分越高，差异有显著性($P<0.05$)；可能与下列因素有关：①护理大专学历教学多设有营养学课程，并具有较深的基础医学理论知识，而中专学历尚未开设营养学课程，知识的深度和广度受限，自主学习的能力不足。②与自身文化基础和他人经验传授有关，如中专学历生源多为初中毕业，相对基础理论知识和接受

能力较为欠缺，而大专以上学历者一般是具有一定基础医学知识和临床工作经验以后考入大专或高中毕业直接升入本科。营养态度和营养行为得分均优于营养知识。护士的营养学知识来源不足，主要来源于报刊、杂志、他人经验传授及护理学相关课程，提示护理教育中临床营养学教育有待加强；医院的继续教育应增设疾病营养及营养指导的课程，以提高护士营养知识和临床营养指导能力，强化护士的临床营养知识，应在规范化护理继续教育中独立设置临床营养护理课程，举办营养护理学习班和定期开展患者营养教育讲座等，以加强临床护士的临床营养知识。

3.3　营养态度

在 429 名调查对象中，普遍对营养知识的接受态度良好，大多数护士认为营养重要，愿意为了自己的健康改变饮食习惯，使自己的饮食更加符合营养要求。表 3 可见不同组别的护士营养态度得分均较高，表明她们对营养知识感兴趣，关心自身的营养问题，认为有必要学习营养学课程和掌握更多营养学知识，有良好的营养态度。护理工作应包含营养、饮食方面的护理，应指导病人正确地进行饮食搭配、饮食治疗等。

3.4　护士学习营养知识的意识欠缺

根据营养知识来源的调查结果，429 名护士营养知识的主要来源依次排列顺序：①报纸、杂志占 22.4%；②他人经验传授占 19.1%；③护理学课程占 16.6%；④基础医学课程占 14.7%；⑤科普书籍占 10.7%；⑥媒体、培训占 9.6%；⑦工作中总结积累占 6.9%。大多数调查对象希望通过医院定期组织营养医生授课以获取相关知识，提倡成立以营养医生为主体的营养教育小组，定期对临床护理人员开展健康教育，而书籍、网络、电视、专题讲座应作为开展营养教育的途径被广泛使用。

护士营养知识分布不均衡，与学校课程设置不合理、护士毕业后相关继续教育不足、护士学习营养知识意识欠缺有关。要改善目前状况，必须采取系统的培训，发挥护士学习的主动性，更新观念，树立终身学习的习惯，才能确保护理工作适应时代的发展，确保患者得到高质量、高水平的护理服务。

参 考 文 献

[1]王南平. 大学生饮食行为及其干预研究[J]. 中华医学丛刊, 2003, 3(6)：76-77.

[2]朱明元, 黄忆明, 方继, 等. 医学生营养知识、态度、行为的调查[J]. 实用预防医学, 2002, 9(5)：465-467.

[3]杨正云. 海口地区大学生营养状况与饮食行为的调查分析[J]. 海南大学学报, 2003, 21(2)：168-176.

[4]柯雪琴. 学生早餐质量对血糖水平的影响[J]. 中华预防医学杂志, 1997, 31(4)：218-220.

[5]王素芳, 高永清, 宋玉梅, 等. 安徽医科大学学生营养知识、态度及饮食行为调查[J]. 中国学校卫生, 2002, 23(5)：401-402.

[6]陈萍萍, 王旗, 崔玲玲, 等. 郑州某技术学院医学生营养知识、态度及饮食行为调查[J]. 郑州大学学报, 2006, 41(6)：1089-1092.

[7]刘晓燕, 毛代武, 吴爱莲. 某艺术中专学生营养知识、态度、行为调查分析[J]. 实用预防医学, 2004, 11(1)：77-78.

[8]武颂文, 杨年红, 王重建, 等. 医学生营养知识及饮食行为对营养状况的影响[J]. 中国学校卫生, 2006, 27(2)：103-104.

八、早期肠内营养对老年结肠癌患者术后营养状况及免疫功能的影响

1. 研究者及其单位　王庆华　滨州医学院

2. 刊出单位 护理学杂志，2009，24(10)：74-76.

　　摘　要：目的　探讨早期肠内营养对老年结肠癌患者术后营养状况及免疫功能的影响。方法　将 116 例老年结肠癌患者随机分为观察组和对照组各 58 例，观察组术中置穿刺式空肠造口管，术后 20～24h 开始进行肠内营养。对照组术后进行常规的静脉液体输入治疗和普外科术后常规护理，两组患者分别于术前和术后第 1 天、第 7 天测定营养指标、免疫指标和生化检查，并观察术后并发症发生情况。结果　观察组术后第 1 天、第 7 天营养指标、生化指标、免疫指标(CD3$^+$，CD4$^+$，CD8$^+$，CD4$^+$/CD8$^+$及 NK 细胞)与术前及对照组比较，差异有统计学意义(均 $P<0.05$)；且术后并发症发生率(15.52%)显著低于对照组(29.31%)($P<0.05$)。结论　早期肠内营养改善老年结肠癌患者术后营养状况和免疫功能，降低术后并发症的发生。

　　关键词：肠内营养；结肠癌术后；老年；营养状况；免疫功能

　　Effect of early enteral nutrition on immune function and nutritional status in Post-Operative elderly Patients with colon carcinoma

　　Abstract：Objective To evaluate the effect of early enteral nutritional support on nutritional condition and immune function of postoperative patients for colon carcinoma. **Methods** The clinical data of 116 patients of colon carcinoma over 60 years old studied from October 2006 to October 2008 were analyzed. 58 patients as the EN group gave the EN support，the other 58 patients gave the routine treatment and nursing as the control group. All the patients received surgical operation，The nutritional status and immune function(T cell)index and other biochemistry index have been analyzed preoperative and postoperative 1，7 day respectively between the two groups. **Results** The clinical effects were compared between the two groups. nutritional status and immune function(T cell)index and biochemistry index have been used preoperative and postoperative respectively，the incidence of infective rates in observe group postoperatively was 15.52%；In control group was 29.31%；There is a significant difference in nutrition index and biochemistry index between preoperative and postoperative period($P<0.05$). the levels of BW，PA and Alb，CD3$^+$，CD4$^+$，CD8$^+$，CD4$^+$/CD8$^+$，NKcell in EN group were higher than in control group($P<0.05$). **Conclusion** The application of early enteral nutritional support are very important for postoperative patients of colon carcinoma，to raise the nutritional condition and immune function and reduce complications and to decrease the infective rate . It is vital to nutritional support to reduce complications in postoperative for aged patients with colon carcinoma. EN support is an effective，safe and easy way in aged patients with colon carcinoma after cancer operation.

　　Key words： enteral nutrition；postoperative for colon carcinoma；aged patients；nutritional status；immune function

结肠癌是消化道常见的恶性肿瘤，占胃肠道肿瘤第 3 位，且发病率逐年升高，其中 50% 发生在 60 岁以上老年人。由于手术、创伤、应激、禁食和其消化、吸收功能降低，老年结肠癌患者围术期营养不良发生率高达 20%～80%[1]。肠内营养(Enteral Nutrition，EN)可维持肠黏膜细胞的正常结构，维持肠道固有菌群的正常生长，刺激消化液及胃肠道激素的分泌，促进肠蠕动，增加内脏血流，使代谢符合生理过程，降低细菌移位和应激后的高代谢，能促进切口愈合和降低患者术后的感染率和并发症的发生率。在机体免疫系统中，T 淋巴细胞是最重要的免疫细胞，T 淋巴细胞亚群作用，维持机体正常的免疫功能。为探讨早期 EN 对老年结肠癌患者手术后营养状况、免疫功能和生化指标的影响，对 116 例患者进行了对比研究，现报告如下。

1　资料与方法

1.1　一般资料

选择 2006 年 10 月至 2008 年 10 月某三甲医院普外科病区收治结肠癌患者，纳入标准：经结肠镜检查确诊为结肠癌，年龄＞60 岁，拟行手术治疗。排除标准：急诊手术患者；术前重度营养不良(血浆白蛋白＜20g/L)；肝肾功能严重障碍以及合并内分泌、代谢性疾病患者。符合标准者 116 例，其中男 58 例、女 58 例，年龄 60～85(68.6±5.5)岁。其中管状腺癌 56 例，乳头状腺癌 29 例，黏液腺癌 17 例，未分化腺癌 9 例，腺鳞癌 5 例。肿瘤位于升结肠 38 例，横结肠 21 例，降结肠 29 例，乙状结肠 28 例。Duke 分期[2]：B 期 25 例，C1 期 38 例，C2 期 36 例，D 期 17 例。按住院单号、双号随机分为观察组与对照组各 58 例，两组患者性别、年龄、术前营养状态、手术方式、肿瘤病理分期比较，差异无统计学意义(均 P＞0.05)。

1.2　方法

1.2.1　营养护理方法

观察组和对照组术后均进行普外科结肠癌术后常规护理，观察组于手术中空肠上段置穿刺式空肠造口管。于术后 20～24h 开始进行 EN，营养液为能全素(荷兰纽迪希亚公司出品，成分为每 500ml 含蛋白质 20g、脂肪 95g、碳水化合物 61.5g、纤维 7.115g、矿物质 3g、维生素 0.15g、能量 412kJ/ml，热氮比为 131∶1)，起始浓度为 5%，速度 20～30ml/h，用量 200～500ml/d，用肠内营养泵控制总量和滴速，根据患者的耐受情况逐渐增加浓度及用量，遵守循序渐进的原则，浓度从低到高、用量由少到多、速度由慢到快，3～5d 后增至患者所需营养量(20%能全素 1500～2000ml/d，6225～8300kJ/d)。谷氨酰胺 10g 用 20ml 生理盐水溶解后从营养管注入，每日 2 次，每次输注前、后用 20ml 生理盐水(40℃左右)冲洗营养管，输注过程中每隔 4 小时冲管 1 次，保持营养管通畅；输液加温仪控制营养液温度在 38～42℃；所有操作有临床营养中心专职护士完成，严格遵守操作规程。对照组术后进行常规的静脉液体输入。

1.2.2　观察指标

①术后并发症发生率。注意有无肺部感染、切口感染、造瘘口周围感染、尿路感染的征象发生。感染的诊断标准为：患者的临床表现及血常规提示有感染迹象者(肺部感染有

胸片依据)，收集患者分泌物、引流液(痰液、腹腔引流液、切口脓汁、腹腔穿刺抽取物、尿液)等标本进行病原菌培养，出现 2 次以上或 2 处以上阳性并为相同菌种者则诊断为术后并发感染。

②营养指标、生化指标和免疫指标监测。分别于术前、术后第 1 天 和第 7 天收集患者外周血，测定血清白蛋白(ALB)、前白蛋白(PA)、转铁蛋白(TFN)、生化指标和淋巴细胞亚群包括 T 淋巴细胞(CD3$^+$)，T 辅助细胞(CD3$^+$，CD4$^+$)，T 抑制细胞(CD4$^+$/CD8$^+$)和 NK 细胞等。

1.2.3 统计学方法

采用 SPSS14.0 统计软件处理数据，计量资料以均数±标准差($\bar{x}\pm s$)表示，采用重复测量的方差分析。计数资料用百分率表示，行卡方检验。$P<0.05$ 有统计学意义。

2 结果

2.1 两组术后并发症发生率比较，见表 1。

表1 两组术后并发症发生率比较

	切口感染	切口裂开	尿路感染	肺部感染	造瘘口周围感染	死亡	合计
观察组(58)	2	0	2	4	1	0	9
对照组(58)	4	1	3	6	3	0	17

注：χ^2=3.47，两组间的并发症发生率比较差异($P<0.05$)

2.2 两组患者手术前后免疫指标变化，见表 2。

表2 两组患者手术前后T细胞亚群和NK细胞的变化($\bar{x}\pm s$)

指标	术前		术后 1d		术后 7d	
	观察组	对照组	观察组	对照组	观察组	对照组
CD3$^+$	64.68±5.32	64.37±5.62	57.56±5.95*	54.67±9.32	64.68±5.32**	60.12±5.39
CD4$^+$	39.47±4.56	39.61±4.33	34.68±5.62*	31.64±5.79	38.39±5.71**	31.68±5.92
CD8$^+$	27.63±5.72	27.68±5.39	24.08±4.64*	21.36±5.97	26.68±4.92**	22.48±5.63
CD4$^+$/CD8$^+$	1.48±0.76	1.56±0.72	1.24±0.35*	1.08±0.39	1.62±0.27*	1.43±0.32
NKcell	21.68±6.36	20.23±8.27	14.92±7.39*	15.68±6.82	22.56±7.17*	19.61±7.89

注：与对照组比较 $^*P<0.05$，$^{**}P<0.01$

2.3 两组患者手术前后营养指标、生化指标比较，见表 3。

表3 手术前后营养指标、生化指标比较($\bar{x}\pm s$)

	观察组(n=58)			对照组(n=58)		
	术前	术后 1d	术后 7d	术前	术后 1d	术后 7d
体重(kg)	54.91±9.82	50.98±7.98**	52.66±7.52*	54.25±8.63	50.26±7.92**	49.29±55.71**
血红蛋白(g/L)	136.81±13.25	135.36±11.93	134.24±13.82	135.16±14.83	134.76±15.69	134.09±12.48
白蛋白(g/L)	37.83±3.13	32.62±7.93*	34.51±2.96*	37.29±3.84	30.46±7.39**	32.39±3.58*
血清总蛋白(g/L)	61.90±5.37	53.26±7.39**	56.72±4.07*	61.62±5.58	51.69±7.94**	54.91±5.13*

续表

	观察组（*n*=58）			对照组（*n*=58）		
	术前	术后 1d	术后 7d	术前	术后 1d	术后 7d
前白蛋白 （mg/L）	134.43±35.63	130.16±37.49**	132.84±45.11*	133.27±34.92	128.16±74.9*	130.72±36.23*
转铁蛋白 （g/L）	2.36±0.32	1.65±0.91**	2.57±0.45*	2.35±0.31	1.32±0.91**	2.38±0.33*
血钾（mmol/L）	3.37±0.42	3.62±0.19*	3.45±0.39*	3.36±0.39	3.56±0.69*	3.38±0.37
血钠（mmol/L）	136.4±12.1	133.66±14.9*	142.46±11.64	135.83±11.87	131.65±17.51*	138.13±11.63
AKP（U/L）	46.54±14.07	49.36±7.39*	58.49±15.26*	45.01±12.32	49.63±7.94*	54.88±13.14
SGPT（U/L）	15.39±8.57	13.46±7.39*	24.47±8.91*	16.38±7.41	12.36±7.09**	16.55±6.59*

注：与对照组比较 *$P<0.05$，**$P<0.01$

3 讨论

老年结肠癌患者术后由于手术创伤、应激，使能量消耗增加，同时术后早期不能进食、能量摄入减少，使营养状况下降。结肠癌患者由于胃肠动力受到干扰，手术、创伤导致分解代谢增强，机体处于免疫抑制状态[3]，手术后早期应用 EN 具有改善营养状态，增加手术耐受能力和减少术后并发症的作用。"当肠道能工作且能安全使用时，使用它"已成为当前选择营养支持途径的格言[4]。

3.1 早期肠内营养提高患者机体免疫力

术前两组患者免疫指标差异无统计学意义，术后第 1 天两组患者 T 淋巴细胞（CD3+），T 辅助细胞（CD3+、CD4+），T 抑制细胞（CD4+、CD8+）和 NK 细胞水平均显著下降（$P<0.05$）。术后第 7 天观察组 CD3+、CD4+、CD8+较术后第 1 天有所恢复，其改变量与对照组比较差异有统计学意义（$P<0.05$）。两组术后 1 天 CD3+、CD4+、CD4+/CD8+及 NK 细胞百分率均较术前显著下降（$P<0.05$）。术后第 7 天两组 CD3+、CD4+、NK 细胞及观察组 CD4+/CD8+和 NK 细胞百分率改变与对照组比较差异有统计学意义（均 $P<0.05$）。可能由于结肠癌患者手术切除范围广，加上术前患者出现全身消瘦，营养状况差，术后早期开始肠内营养，能刺激肠蠕动，加快肠道激素的合成和释放，从而使消化器官的血流量增加，促进切口愈合，有利于机体功能恢复及提高全身免疫力。肠道是人体最大的外周免疫器官，易受炎症细胞（介质）损伤。谷氨酰胺通过维护肠道相关淋巴组织，正向调节人体的免疫细胞功能，促进细胞生长，促进蛋白质合成，减少分解代谢期体蛋白和体细胞群丢失[5]。手术创伤使机体在细胞免疫方面不同程度地受到抑制。T 辅助细胞与 T 抑制细胞之间平衡通过 CD4+与 CD8+细胞之间的百分比表现，CD4+/CD8+作为衡量术后患者免疫抑制程度的重要指标。自然杀伤（NK）细胞，是免疫监视的重要效应细胞，其功能特点是能杀伤表达弱抗原的肿瘤细胞。结肠癌患者胃肠原发灶局部具有一定的自然免疫功能。早期肠内营养能保护包括机械屏障、生物屏障和局部的免疫屏障在内的肠道黏膜，促进肠功能的恢复，减少肠道细菌和内毒素移位，对维持机体的免疫功能、防治感染有重要作用[6]。

3.2 营养指标、生化指标的变化

两组患者术后体重均有降低，但观察组术后体重显著高于对照组（$P<0.05$）。观察组术

后血清蛋白、血清总蛋白、前白蛋白、转铁蛋白、血清钾和血清钠均显著高于术前和对照组($P<0.05$)，但术后血红蛋白两组无明显差别($P>0.05$)。观察组术后肝功能指标如 SGPT、AKP、r-GT 显著高于术前和对照组($P<0.05$)。观察组术后各项指标均有变化，其中前白蛋白、转铁蛋白、低钾、低钠状况有显著改善($P<0.05$)。早期肠内营养对改善高龄营养不良患者的营养状况、增强免疫力、减少术后并发症具有临床价值。老年结肠癌患者存在胃肠功能障碍，禁食和胃肠减压导致或加重消化液丢失，造成不同程度的水、电解质失衡。早期肠内营养作为术后主要营养方式，针对老年人代谢并发症多、葡萄糖耐量下降、脂肪降解能力低等特点，有利于老年患者的代谢。营养支持目的不是单纯提供能量，而是使细胞获得所需的营养底物进行正常或近似正常的代谢以维持其功能才能保持或改善器官组织的功能、结构、达到利于康复目的[7]。在结肠癌术后初期，由于机体激素分泌发生变化，引发高代谢状态，此时提供热量的底物之间均衡是营养支持的重要环节之一。早期肠内营养减少患者术后负氮平衡，在一定程度上阻止血浆白蛋白水平的分降，缓解术后早期分解代谢过程，改变负氮平衡和机体免疫状态。

3.3　减少术后并发症

观察组发生肺部感染 4 例，尿路感染 2 例，切口感染 2 例，造瘘口周围感染 1 例。对照组发生肺部感染 6 例，尿路感染 3 例，切口感染 4 例，切口裂开 1 例，造瘘口周围感染 3 例。并发症的发生率 EN 组为 15.52%，对照组为 29.31%($P<0.05$)。由于结肠癌患者体质差，长期低蛋白血症，加上手术造成局部血供差或肠道准备不充分可导致吻合口瘘，早期肠内营养可改善患者蛋白质代谢，抑制分解，加快切口的愈合，减少并发症的发生。肠内营养一般可在手术后 20～24h 开始，尽管术后病人胃和结肠功能可能减弱，但小肠功能通常在术后数小时已恢复正常，术后早期应用 EN 支持并不会增加胃肠道的负担。肠黏膜是机体代谢最旺盛、更新最快的组织，对缺血和营养供应不足最为敏感。肠黏膜不仅可从血液中摄取营养素，而且还可从肠内容物中直接摄取谷氨酰胺(Gln)、葡萄糖和短链脂肪酸等，以维持自身的生长和修复，增强肠黏膜的屏障功能。对结肠癌术后病人进行 EEN，有助于改善其全身营养状况，缓解分解代谢，促进肠功能恢复，保护肠黏膜屏障。EN 支持不仅符合生理需求，而且还因营养液中添加 Gln，具有保护胃肠黏膜的功能，减少肠道细菌移位和肠源性感染的发生[8]。

由于老年结肠癌患者年龄大，体质弱，消耗重，长时间不能进食，大部分有不同程度的营养不良。早期肠内营养提供足够的热量，促进肠黏膜功能恢复，使患者达到正氮平衡，增加机体免疫力，保证吻合口愈合，防止肠瘘的发生。术后早期肠内营养支持可为老年患者提供充足而全面的营养，满足患者能量代谢的需要，促进术后康复。

参 考 文 献

[1]黎介寿. 临床肠外及肠内营养支持[M]. 北京，人民军医出版社，1993. 173-176.

[2]李艳玲，阎安. 危重患者的营养评价及营养支持的研究进展[J]. 危重病医学，2003，23(1)：34-35.

[3]曹志新，杨传永，周邵荣. 高龄结、直肠癌患者并存病的围手术期处理[J]. 中国实用外科杂志，2004，24(2)：107-108.

[4]Pickering G. Frail elderly nutritional status and drugs [J]. Arch Gerontol Geriatr 2004，38(2)：174-180.

[5]王敏，詹利永，宋永茂，等. 低热量营养支持对胃癌术后营养和免疫功能的影响[J]. 中华胃肠外科杂志，2005，8(2)：77-78.

[6]黄晓曦，王兴鹏，吴恺，等. 肠屏障功能障碍临床评估指标建立的初步研究[J]. 中华消化杂志，2006，28(8)：519-622.

[7]王磊，周亚男，张强，等. 不同途径营养支持对胃肠道恶性肿瘤术后患者免疫功能的影响[J]. 中国临床营养杂志，2007，

15(1)：58-60.

[8]金颖，潘黎明.晚期结肠癌术后病人早期肠内营养的护理[J].肠外与肠内营养杂志，2008，15(4)：252-254.

九、早期肠内营养对急性重症胰腺炎营养状况和预后影响

1. 研究者及其单位 王庆华 滨州医学院
2. 刊出单位 肠外与肠内营养杂志，2010，17(5)：274-276.

　　摘　要：目的　探讨早期鼻空肠营养管进行肠内营养对急性重症胰腺炎(SAP)营养和预后的影响。**方法**　回顾分析本院近4年收治38例SAP患者，经综合治疗加早期经鼻空肠营养，监测其相关并发症及临床生化指标变化，判断临床效果。**结果**　空肠营养组在感染、并发症和生化指标等方面低于对照组，同时在缩短病程、降低费用、改善机体营养方面有较好临床效果($P<0.05$)。**结论**　急性重症胰腺炎患者早期空肠内营养支持改善患者营养状况和预后，促进肠蠕动恢复，降低感染和并发症的发生；对SAP治疗安全有效，值得临床提倡。

　　关键词：急性重症胰腺炎；早期空肠内营养；营养状况；预后

The effect and nutritional status of early jejunal tube feeding on the severe acute pancreatitis

　　Abstract：Objective To evaluate the effect of early jejunal tube feeding support on nutritional condition and prognosis of the Severe Acute Pancreatitis patients. **Methods** The clinical data of 76 patients of the Severe Acute Pancreatitis studied from October 2006 to October 2009 were analyzed respectively between the two groups. **Results** The clinical effects were compared between the two groups. 1. nutritional status and the incidence of infective rates in observe group postoperatively was 15.52%；In control group was 29.31%；There is a significant difference in nutrition index and biochemistry index between two groups($P<0.05$). The mental status and physical capacity were better in EN group than in control group and the levels of BW，PA and Alb in EN group were higher than in control group($P<0.05$). The restoring time of normal bowl movement and inpatient days was significantly shortened in EN group as compared with control group($P<0.05$). **Conclusion** The application of the early jejunal tube feeding support are important to the Severe Acute Pancreatitis，to raise the nutritional condition and reduce complications and to decrease the infective rate . It is vital to nutritional support to reduce complications in the Severe Acute Pancreatitis patents. Nutritional support is one of the major constituents of the conservative therapy protocol.

　　Key words：early jejunal tube feeding；severe acute pancreatitis；nutritional condition；prognosis

　　急性重症胰腺炎(Severe Acute Pancreatitis，SAP)是临床常见严重急腹症疾病，是胰腺消化酶被激活后导致胰腺自身消化所引起急性化学性炎症。其中 5%～20%为急性重症胰腺炎，其发病急，病情重、进展快、病死率高。SAP患者长期禁食能诱发加重肠道屏障破坏，引起菌群内毒素移位，促进炎性介质和细胞因子释放，诱发或加重全身炎症反应综合征(SARS)甚至出现多脏器功能障碍综合征(MODS)。空肠内营养作为重要治疗手段在提供能量支持同时，避免上述不良作用，使病人顺利度过急性期，缩短住院时间、降低治疗

费用。我科对 38 例 SAP 患者进行规范治疗基础上进行早期空肠内营养取得满意疗效，现报告如下。

1 对象与方法

1.1 研究对象

2006 年 10 月至 2009 年 10 月，我科收治急性重症胰腺炎(Severe Acute Pancreatitis，SAP)患者 76 例，将 76 例患者随机分为两组，早期鼻肠管行空肠内营养支持组 38 例，其中男性 20 例，女性 18 例，年龄 17～65 岁，平均年龄(55.3±12.5 岁)，其中胆源性胰腺炎 21 例，暴饮暴食 12 例，其他 5 例；对照组 38 例，男性 21 例，女性 17 例，平均年龄(56.6±11.5 岁)，其中胆源性胰腺炎 23 例，暴饮暴食 11 例，其他 4 例；所有患者均符合急性重症胰腺炎诊断标准[1]。将患者按住院单号、双号随机分成观察组与对照组，其中观察组和对照组各 38 例，观察组给予空肠内营养支持，对照组给予常规治疗；两组患者性别、年龄、营养状态、疾病病理分期比较，差异无显著性($P > 0.05$)。

1.2 研究方法

入院后所有急性重症胰腺炎患者采用非手术保守治疗，空肠内营养支持组(观察组)在入院时即在内镜下经鼻腔置入三腔喂养管，采用德国费森尤斯卡公司生产的三腔喂养管，其中胃腔内有二腔，一腔作胃肠减压用，一腔作测压用，肠腔管置入屈式韧带下方空肠内备用，插管时让患者半卧位或坐位，鼻肠管先端置于胃内，并在内镜协助下插管，把鼻肠管先端送过幽门屈式韧带以下 30cm。对照组给予抑制胰腺分泌、应用胰酶制剂、抗生素预防感染、纠正水电解质紊乱、中医中药等治疗。肠内营养支持组除常规治疗外，入院 3～5 d 内，如患者血、尿淀粉酶基本正常，生命体征稳定，肠功能恢复，在腹胀减轻的情况下，予以肠内营养支持。肠内营养整个过程分为三个阶段。①起始阶段：选用 5%葡萄糖氯化钠液，使废用较久的肠道适应喂饲；②适应阶段：选用低脂和以氨基酸或混有短肽链水解蛋白为氮源的制剂百普素，此期喂养量逐渐增加；③稳定期：停用肠外营养，全部营养物质经由空肠营养管供应，如病情稳定，可改用混合奶喂饲，逐步减量至停用。

1.3 观察指标

观察两组患者并发感染、假性囊肿和转外科的病例。比较血尿淀粉酶恢复正常时间、腹痛缓解时间、首次排便时间、住院时间和平均住院费用。检测治疗前 1d 及治疗后第 1、7d 外周静脉血清白蛋白(ALB)、前清蛋白(PA)、转铁蛋白(TFN)水平和生化指标的变化。

1.4 统计学方法

采用 SPSS14.0 软件包进行统计分析，计量资料以均数±标准差($\bar{x} \pm s$)表示并进行 t 检验。计数资料用百分率、卡方检验。$P < 0.05$ 为有统计学意义。

2 结果

2.1 并发症情况

对照组治愈率 61.7%，肠内营养支持组 89.4%。两组患者并发感染率、治愈率、血尿淀粉酶恢复正常时间、腹痛缓解时间、首次排便时间以及住院天数、平均住院费用比较均差异显著(均 $P<0.05$)，见表 1。

表1 两组病人常见并发症发生情况

组别	n	腹胀(n)	腹痛(n)	腹泻(n)	营养管堵塞(n)	胆瘘(n)	并发症发生率(%)
实验组	38	4	3	1	3	1	30.8
对照组	38	4	2	1	2	1	27.8
x^2 值		0.065	0.0086	0.896	0.0086	0.896	
P 值		>0.05	>0.05	>0.05	>0.05	>0.05	

2.2 营养相关指标

两组病人的 ALB、PA、TFN 在肠内营养支持后均显著升高($P<0.05$)，两组间无显著差异，见表 2。

表2 两组病人营养相关指标比较

检测项目	实验组			对照组		
	治疗前第 1 天	治疗后第 1 天	治疗后第 7 天	治疗前第 1 天	治疗后第 1 天	治疗后第 7 天
ALB(g/L)	33.12±4.53	32.21±6.03	35.55±5.76*	31.22±4.16	30.21±4.99	35.65±5.36*
PA(mg/L)	223.27±45.43	201.52±52.13	321.12±66.10*	232.14±42.15	225.58±57.43	333.11±61.25*
TFN(g/L)	2.7±0.6	2.6±0.3	3.1±0.9*	2.5±0.9	2.4±0.7	3.2±0.7*

注：与治疗前及治疗后比较 $*P<0.05$

3 讨论

营养支持是现代外科领域的重大进展，对于改善患者的营养状况，提高患者的存活率都有重要作用。近年来，随着营养支持研究的进一步发展，人们逐渐认识到肠内营养可维持黏膜细胞的正常结构，维持肠道固有菌群的正常生长，刺激消化液及胃肠道激素的分泌，促进肠蠕动，增加内脏血流，使代谢更符合生理过程，同时由于肠内营养有助于维护肠黏膜结构与功能，降低细菌移位和应激后的高代谢，因而较肠外营养更能促进愈合和降低危重患者的感染率。因此"当肠道能工作，且能安全使用时，使用它"已成为当前选择营养支持途径的格言[4]。急性重症胰腺炎早期行空肠内营养支持可以为患者提供充足而全面的营养，以满足患者能量代谢的需要，促进康复。

3.1 并发症发生情况

对照组治愈率 61.7%，肠内营养支持组 89.4%。两组患者并发感染率、治愈率、血尿淀粉酶恢复正常时间、腹痛缓解时间、首次排便时间以及住院天数、平均住院费用比较差异显著($P<0.05$)。

SAP营养支持要点：为使胰腺休息，减少胰腺分泌，禁食是SAP早期治疗基本原则，但禁食可迅速导致营养不良，因此SAP患者需早期给予营养支持。尽管PN不会刺激胰腺分泌，但高血糖和感染合并症发生率明显增高。EN不仅能维护肠道结构和肠黏膜屏障的完整性，从而有助于降低感染性并发症发生率，利于高血糖控制，而且价廉。

营养支持治疗在SAP中的作用已得到普遍肯定，长期的TPN有一定的并发症，且费用大，EN能维持肠屏障功能，是防止肠道衰竭的重要措施。研究表明[5]，胰腺分泌受复杂的神经内分泌激素调节，其中肠相是最重要的部分，主要是营养中的蛋白质、多肽进入十二指肠及邻近空肠后，使小肠黏膜I细胞、S细胞释放胆囊收缩素CCK和促胰液素SEC，可反馈调节刺激胰腺细胞，引起分泌增多。在正常生理情况下CCK和SEC的分泌主要在十二指肠和近段空肠，远段空肠分泌极少。因此从理论上分析，若将营养素直接经近段空肠向远段空肠输入，不会刺激胰腺外分泌增加。另外观察胰腺炎病人肠内饮食对内分泌影响时发现SAP病人胰腺分泌与健康人对照比较显著降低，说明饮食对病变胰腺正常刺激作用消失。SAP发生不久，腺泡细胞分泌功能即受阻断。实验证明，避开胃和十二指肠将营养液直接注入空肠胰腺外分泌无明显影响，距Treitz韧带30cm以上时对胰腺无刺激。在建立经肠营养前先向肠道内滴注生理盐水与葡萄糖，使胃肠道有一个适应的过程，肠营养液的浓度、剂量、速度应缓慢增加，直至病人适应肠内营养支持。

3.2　两组患者血尿淀粉酶恢复时间、住院费用和营养支持比较

实验组血尿淀粉酶恢复时间短、住院花费低，两组患者比较有显著性差异($P<0.05$)，鼻肠管放置简单，使用安全方便，对患者无创伤，效果良好。采用三腔鼻肠管予以肠内营养，使胃肠减压与肠内营养得以同时进行，既降低了腹压，又解决了重复置管，保证营养液能完全进入屈式韧带以下的空肠。有研究表明，选择对胰腺分泌刺激最小的空肠途径给予要素饮食可避免头胃肠三相的胰腺分泌，使胰腺保持静止状态，符合胰腺炎的治疗要求。急性重症胰腺炎(SAP)，由于高代谢高分解，或者不能进食7～10天以上，需进行人工营养支持；病人由于胃肠功能损害较严重，恢复胃肠道解剖结构和功能，并最终恢复经口饮食是漫长的过程，因此营养支持常常贯穿SAP的整个过程，如何利用有功能的肠道进行营养支持，并保护肠黏膜屏障功能，降低感染性并发症在近年备受关注。有研究表明[6]，在发病后48h内经鼻空肠管输注肠内营养，患者也能很好的耐受，并未发现有不良的临床反应，与TPN相比，早期肠内营养明显降低感染等并发症，无论从有效性患者耐受程度、临床结果、住院费用等方面，均提示这种营养途径更有利于急性重症胰腺炎。

EN作为营养治疗手段与TPN无明显差异，但EN能明显降低住院费用，是安全、有效、经济的营养手段，EN目的不仅在于纠正和防止SAP患者的营养不良，而且还包括维持肠黏膜屏障功能的完整性，增加肠黏膜血流灌注和促进肠蠕动，预防肠源性感染和多器官功能障碍综合征MODS[7]。放弃肠道途径的应用可产生许多问题。如长期TPN时，可导致谷氨酰胺Glu的缺乏。现已证实在全身感染时，Glu池中进入肝脏的Glu增加，而进入肠道内的Glu最低，导致细菌移位，增加医源性感染、败血症及器官功能衰竭的机会。虽然临床应用抗生素，但感染率未下降，同时腹泻明显增加，与出现肠道菌群失调、伪膜性

肠炎、肠道真菌感染有关。在急性反应期，大部分 SAP 患者经过抗休克、改善血流动力学变化、抑制胰酶分泌、预防性抗生素治疗、早期预防性透析减少炎症因子等治疗后，MODS 可缓解[8]。早期空肠内营养支持是治疗急性重症胰腺炎的有效手段，能降低并发症、病死率、减轻经济负担，符合患者生理心理，促进患者康复。

参 考 文 献

[1]王兴鹏，许国铭，袁耀宗，等. 中国急性胰腺炎诊治指南草案[J]. 中华消化杂志，2004，24(3)：190-192.

[2]白春洋，宋艳敏，雷素萍. 急性胰腺炎患者血清细胞因子和炎症介质的变化[J]. 军医进修学院学报，2006，27(2)：112-113.

[3]邱园玉，刘玲. 重症急性胰腺炎患者早期空肠管营养支持的护理[J]. 临床和实验医学杂志，2006，5(12)：2083-2085.

[4]陈月英. 外引流胆汁回输在恶性梗阻性黄疸病人肠内营养支持中的应用与护理[J]. 肠外与肠内营养，2006，13(6)：383-384.

[5]McClave SA，Chang WK，Dhaliwal R，Heyland DK. Nutrition support in acute pancreatitis：a systematic review of the literature. JPEN J Parenter Enteral Nutr 2006，30：143-156.

[6]Pupelis G，Plaudis H，Grigane A，Zeiza K，Purmalis G. Continuousveno-venouse haemoltration in the treatment of SAP：6-year experience. HPB 2007，9(4)：295-301.

[7]周金君. 重症急性胰腺炎肠内、外营养研究进展[J]. 国际内科学杂志，2008，35(2)：106 - 107.

[8]么改琦，安卫红，朱曦，等. 肠内和肠外联合阶段性营养对重症急性胰腺炎患者治疗效果的影响[J]. 中国临床营养杂志，2008，16(1)：33 - 34.

十、空肠管喂养与十二指肠切除术

1. 研究者及其单位　王庆华 陈强谱　滨州医学院
2. 刊出单位 希腊肝胆胃肠杂志，2012，59(11)：10273-10279.

Jejunal tube feeding and Pancreatoduodenectomy

SUMMARY

Jejunal tube feeding is an important and promising method to the nutrition support in the Pancreatoduodenectomy. The indications for this kind of feeding are increasing and include a variety of clinical conditions，such as gastroparesis，acute pancreatitis，gastric outlet stenosis，hyperemesis(including gravida)，recurrent aspiration，tracheoesophageal fistula and stenosis in gastroenterostomy. This review discusses the Jejunal tube feeding indications and contraindications，advantages and disadvantages，and provides an overview of the techniques of placement of various devices. Nutritional support is one of the major constituents of the support therapy protocol. We completely agree with evidence-based recommendation that enteral feeding should be preferred whenever possible. Jejunal tube feeding could be successfully applied in cases when tube feeding is indicated in the pancreatoduodenectomy.

INTRODUCTION

Pancreatoduodenectomy is the most common operation performed for pancreatic cancer and may be used to treat other cancers such as small bowel cancer. Surgeons remove the head of the pancreas，most of the duodenum(a part of the small intestine)，a portion of the bile duct and sometimes a portion of the stomach. Pancreatic cancer is a common severe illness of the digestive tract with variable involvement of other regional tissues and/or remote organ systems [1]. After the pancreatoduodenectomy，the surgeon reconstructs the digestive tract and insert the jejuna tube for the enteral nutrition. Patients leave the hospital in an average of 14 days. Surgery，radiation，and palliative care may each be needed. Pancreatic cancer was based on the clinical picture supported by the radiological evidence of pancreatic necrosis and/or involvement of the peripancreatic tissue on the contrast-enhanced CT scan considering the period of at least 96 hours after the onset of the disease. First contrast-enhanced CT scan was postponed until the patient was transferred from ICU to the surgical department when the clinical diagnosis of pancreatic cancer was evident and conservative treatment was effective. Repeated contrast-enhanced CT scan was performed in cases of suspected infection or clinical deterioration. Because of improvements in the management including better diagnostics and treatment, disease-related mortality has declined during the past 2 decades despite an increase in the overall incidence of pancreatic cancer in many countries [2]. It likely to require a multidisciplinary treatment that includes Nutritional support. Nutritional support in the patients with pancreatic cancer is both critical and more complex. But recently, significant progress has been achieved in the field of Enteral Nutrition(EN). Clinical research has shown that early delivery of Nutrition via the gastrointestinal tract after severe injury can reduce septic morbidity in critically injured patients [3]. Enteral diets have been reported to decrease Gut permeability and maintain mucosal immunity and Gut-associated lymphatic tissue(GALT). Enteral nutrition prevents GI mucosal atrophy, keeps intestinal integrity and prevents bacterial translocation from the GI lumen to the rest of the body, by maintaining normal permeability of the GI mucosal barrier [4]. Therefore, more and more clinicians have begun to use this technique for patients with pancreatic cancer. This review examines effects on pancreatic secreration of EN, evaluates the indications, feeding access and formulas of EN in Pancreaticoduodenectomy.

Effects of EN on pancreatic secretion

The key pathological mechanism of pancreatic cancer is unclear. Oral and nasogastric feeding increases pancreatic secretion by stimulation of the cephalic and gastric phase, and it is suggested that early oral feeding may lead to recurrence of symptoms, elevations of serum amylase and lipase, and delayed complications. In a study of 8 patients with pancreatic cancer, it was found that the interdigestive secretions of the exocrine pancreas were not different, within 72 h of the onset of mild to moderate disease, from those in 26 normal controls [5]. Based on this evidence, the authors propose early inhibition of pancreatic secretion with somatostatin in the acute phase of the illness. Animal studies show that "pancreatic rest" reduces pancreatic synthetic activity and basal proteolytic and bicarbonate secretions, but evidence from human studies is less certain. A retrospective study suggests that early oral feeding predisposes patients to major peripancreatic infections, while prolonged nasogastric suction reduces the incidence of these infections. However, the definition of the pancreatic rest is variable. There are three main fluid volumes of pancreas juice: protein enzymes, and bicarbonate, which have different functions and reactions to stimulations. One study showed that reducing the protein enzyme output from pancreas while stimulating fluid volume and bicarbonate output put the pancreas to rest. From the available studies, in spite of some controversies, the reduction of pancreatic secretion or "putting the pancreas to rest" is necessary when dealing with the patients with pancreatic cancer in clinical practice. Jejunal tube feeding showed no increase in any of the three components of pancreatic secretion. Other studies of dogs [6] also show that the intraduodenal delivery of elemental diets or pure amino acid solutions significantly increases pancreatic secretions, suggesting that the amino acid content of elemental diets is responsible for the stimulatory effects. In contrast, intrajejunal administration of nutrients is not associated with a significant change in the volume, protein content, or bicarbonate content of pancreatic secretions compared with controls. Another factor affecting pancreatic secretion is the kind of feeding formulas. A study on volunteers fed either an elemental diet or a food homogenate(via a nasoenteral tube placed at the duodenojejunal flexure)indicates that the latter has a greater stimulatory effect on the secretion of pancreatic lipase and chymotrypsin than the former. The authors suggest that this difference might be related to the greater nitrogen content of the food homogenate. Grant et al demonstrated the effect of jejunal infusion of a formula with long-chain fat in a postoperative patient with an isolated duodenal fistula. Infusion of Osmolite into the jejunum resulted in a significant increase in lipase output, but no changes in amylase, bicarbonate, or fluid volume. Infusion of either Vinonex or Criticare, which are nearly fat-free, showed no significant increase in any component of pancreatic secretion. It showed that an intact protein blended diet infused into the jejunum increased volume enzyme output, while an elemental formula increased only volume and bicarbonate with no change in protein enzyme output[7].Recently, a study compared the effects of an elemental diet with an immune-enhancing formula administered by a jejunal route on pancreatic secretions after Whipple Pancreaticoduodenectomy. The authors found a small but significant increase in pancreatic enzyme and bicarbonate secretion after jejunal feeding compared with the fasting state, but there was no significant difference in pancreatic enzyme output when the effects of the elemental and immune-enhancing feeds were compared. Summarizing available evidence from studies, one may conclude that oral, intragastric and intraduodenal feeding produce a significant stimulation of pancreatic secretions. In contrast, intrajejunal feeding has a smaller stimulatory effect. Elemental formulas(with individual amino acids and nearly fat-free)clearly cause less stimulation than standard formula with intact protein and long-chain fat. Therefore, intrajejunal feeding is the rational route of EN for patients with Pancreaticoduodenectomy.

EN necessity and pancreatic cancer

The patients admitted with pancreatic cancer tend to have a more protrated hospital course, these patients have a more prolonged gastroduodenal atony, an increased risk for complications, and require surgical operations. This group is more likely to require Nutritional support by the Enteral and/or Parenteral route. While the nasojejunal route, which is more inconvenient as compared with a nasogastric position of the tube. The jejunal route or alternatively fasting the patients is that nutrients passing the duodenum induce acholecystokinin release that stimulates pancreatic enzyme secretion. The intrajejunal route of enteral feeding is the appropriate rout to supply the nutrition to Pancreaticoduodenectomy, unless patients present with shock, massive bleeding of the gastrointestinal tract, intestinal obstruction, or severe enteroparalysis.

Enteral access and pancreaticoduodenectomy

There are three main categories of enteral access for patients with pancreaticcoduodenectomy:

(1)nasojejunal tube, (2)percutaneousgastrostomy/jejunostomy tube and(3)surgical jejunostomy with gastrostomy. The choice of the route depends upon the phase of the disease and available expertise. During the early phase, resuscitation is the priority, and obtaining the access at this time must be weighed against the risk. Once the patient is believed to be stable, initial attempts at enteral feeding are probably reasonable. The first choice should be placement of a nasojejunal tube, because this technique is not invasive and easy to perform. The tube can be placed by using blind, pH, fluoroscopic and endoscopic-assisted techniques. However, the endoscopic technique is a more popular method in clinical practice. One distinct advantage of endoscopic placement is that it can be performed at the bedside. Traditional nasojejunal feeding tubes were placed without endoscopy. The position of both types of tubes was determined by fluoroscopy with the aid of contrast media. The results showed that the endoscopic placement method was simple and the tube was placed beyond the ligament of Treitz in all patients. No traditional tube was placed in the jejunum and contrast media filled the duodenum in all cases. The authors suggest that nasojejunal tubes can be easily placed beyond the ligament of Treitz with endoscopic aid and can be used for enteral feeding in patients with Pancreaticoduodenectomy. Patients with gastroparesis and high nasogastric tube outputs may be good candidates for a combined gastric decompression / nasojejunal feeding tube. However, this kind of tube is more difficult to place and can be easily dislodged. Patients who develop complications (pneumonia, ARDS) with protracted needs for enteral support may be candidates for percutaneuos enteral access. For mostpatients with Pancreaticoduodenectomy, a combination of percutaneuos endoscopic gastrostomy and jejunostomy should be used for simultaneous gastric decompression and jejunal feeding. The percutaneuos gastrojejunostomy can also be performed by radiologically-guided method, which has a higher success rate and fewer complications [8].In some patients, a direct percutaneuos endoscopic jejunostomy technique, which allows placement of tubes directly in the jejunum with a success rate of around 85% and a minimal complications, is also a choice forenteral feeding.

Surgical jejunostomy is indicated for the patients requiring operations. There are many techniques used for jejunostomy: Banks PA, open gastrojejunostomy, needle catheter technique, and laparoscopy[9]. Among them, needle catheter jejunostomy is attractive for short-term (<4-6 wk) use. One advantage of the large-bore tube is the easy administration of both enteral feedings and medications. Also, once the tube has been in place for approximately a week, it can be easily replaced should it become occluded or inadvertently dislodged. No matter which kind of jejunostomy technique is used, it is necessary to perform a gastrostomy, allowing simultaneous gastric decompression and jejual feedings .

Enteral formulas and pancreaticoduodenectomy

Numerous enteral formulas are available today to meet various needs. They are generally classified as elemental (monomeric), semi-elemental (oligomeric), polymeric or specialized formulas. All of these formulas contain varying concentrations of proteins, carbohydrates, and fats, depending on the patient disease state. A number of factors such as paralyticileus, glucose intolerance, fat intolerance with hypertriglyceridemia, and pancreatic enzyme deficiency should be considered when selecting the enteral products for the patients with Pancreaticoduodenectomy. In view of the metabolic features of Pancreaticoduodenectomy, elemental diets (so-called chemically defined diets) should be considered as the first option. Although there is some variation among products, most elemental diets are lactose-free, are nearly fat-free (only 2%-3% of calories are derived from long-chain fat), and contain protein almost entirely in the form of individual amino acids. Examples include Precision HN (Sandoz, 1.3% calories as fat), Criticare HN (Mead Johnson, 3% calories as fat), and Vivonex High Nitrogen (Norwich Eaton, 0.87% calories as fat). These diets cause less stimulation of pancreatic exocrine secretion than standard formulas, and can lower pancreaticactivity, which is beneficial for treatment of the Pancreaticod-uodenectomy. There is rational for use of a second category of formulas for patients with Pancreaticoduodenectomy, that of seminelemental diets. One advantage of these diets is that the nutrients are more easily absorbed in the absence of digestive enzymes. An animal study on a ligated model of the pancreatic duct and a human study with cystic fibrosis patients have shown that protein in the form of small peptide chains may be absorbed more efficiently than individual amino acids. Although seminelemental formulas usually contain a higher percentage of fat calories than the elemental diets, only a small percentage is composed of long-chain fat. Most of the fat is in the form of medium-chain triglycerides(MCT), which can be directly absorbed across the small intestinal mucosa into the portal vein in the absence of lipase or bile salts.

The enteral products such as Criticare HN(Mead Johnson, 5% of calories as fat, MCT), Pepti-2000(Nutricia, 10% of calories as fat, MCT), and Vital HN(Ross, 11% of calories as fat, MCT)are all seminelemental formulas, and can be used effectively in clinical practice. Another category of formulas is polymeric diets, which contain 50% to 55% carbohydrates, 15% to 20% intact proteins, and 30% fats. These diets are frequently used in patients with functional gastrointestinal tracts. Many polymeric diets have recently been added to the novel nutrient substrates, such as glutamine, arginine, Ψ-3 fatty acids, nucleotides, and fiber, which play important roles in some critically ill patients in the maintenance of mucosal integrity and immune status. A recent study reported that, an average critically ill patients who received a glutamine-enhanced enteral feed required a shorter stay in the hospital than patients who were fed a standard isocaloric is on itrogenous enteral feed. The authors also documented a significant reduction in post intervention costs; the cost per survivor was 30% less in the glutamine fed group. The beneficial effects of immune-enhancing formulas have also been observed in critically ill patients. Randomized, controlled studies reported that patients who received immune-enhancing enteral feeds containing arginine, nucleotides and Ψ-3 fatty acids(fish oil)after operation and trauma had a lower rate of postoperative infections and wound complications compared with patients receiving isocaloric, is onitrogenous control feeds. Two recent meta-analyses of randomized controlled trials comparing patients receiving standard EN with those receiving commercially available immune-enhancing feeds reported that, although immuno Nutrition has no effect on mortality rate, there is a significant reduction in infection rates, ventilator duration and length of hospital stay in these patients. At present, there are no available reports on the clinical effects of immune-enhancing diets on patients with Pancreaticoduodenectomy. But recently, there was a case report comparing the pancreatic output with respect to different feeding regimens in a patient who underwent a partial pancreatectomy for carcinoma. There was no difference in pancreatic exocrine secretion when the patient was fed jejunally with a polymeric immune-enhancing formula or supported with two different formulations of TPN. The authors suggest that jejunal feeding of polymeric immune-enhancing diet may be safe to administer patients with Pancreaticoduodenectomy. Therefore, considering the above advandages, polymeric diets, particularly those containing glutamine, rginine, Ψ-3 fatty acids, nucleotides, and fiber, may be used in Pancreaticoduodenectomy patients, but the beneficial effects require further study [10].

No patient developed a relapse, hypertriglyceridaemia or abnormalities of liver function, indicating that jejunal feeding can be used safely in Pancreaticoduodenectomy patients without reactivation of the inflammatory process. Seventeen additional patients who had major abdominal operations for other conditions were also given EN and intravenous fluids and comprised the control group. Nutritional intake，duration of stay in the intensive care unit(ICU)，hospital morbidity，mortality，and outcome were observed. Ten of the 11 patients given EN combined with conventional intravenous fluids survived，whereas 5 of the 17 given fluids alone died. The pattern of bowel transit in the fed group did not differ from that in the control group. The authors suggest that postoperative EN seems to be safe and effective in patients with pancreaticoduodenectomy and may improve survival. However，another randomized，controlled study of EN vs conventional therapy(i.e. no Nutritional support)in patients with pancreaticoduodenectomy provided no evidence of improved outcome in patients receiving Nutritional support in terms of organ dysfunction score or inflammatory markers such as antiendotoxin core antibody，IL-6，TNF receptor 1 and CRP. Patients receiving enteral feeding had significantly worse abnormal intestinal permeability on the 4th day of therapy. However，this trial involved a total of only 27 patients and a median of 1.8 MJ/day was delivered over the first 4 d by EN，which constituted 21% of daily caloric requirements. So，the results may be deliberated. Thirty-eight patients were divided into an early group(start EN 3 to 4 days after operation)and a late group(start EN 7days after operation). All patients received PN at first，and then were transferred to EN. The results indicated that patients tolerated the therapy well in both groups[11]. In addition，early correction of hypoalbuminemia with more quickly improved serum albumin was observed in the group of early enteral feeding. Effective conservative treatment consequently resulted insignificantly decreased number of surgical interventions in the second period demonstrating even higher success rate compared to recently reported data[12].

CONCLUSIONS

Patients with Pancreaticoduodenectomy have a hypermetabolic and hypercatabolic state，resulting in malnutrition. Nutritional support for patients with Pancreaticoduodenectomy is needed. Jejunal feeding is well tolerated and，unlike gastric and duodenal feeding，does not stimulate pancreatic secretions. EN by the jejunal route is feasible and safe，even in the early stage of Pancreaticoduodenectomy. The elemental or semi-elemental formulas should usually be used. Although there is no definite evidence that EN support alters clinical outcome or the natural history in most patients with Pancreaticoduodenectomy，at present，the beneficial effects of EN towards improving the Nutritional condition，protecting Gut barrier function，reducing translocation of bacteria and endotoxins，modulating the inflammatory and septic response，and decreasing the cost have been observed. Therefore，the EN rather than PN should be used to provide nutrional support for patients with Pancreaticoduodenectomy. PN should be reserved for the patients in whom jejunal feeding is not possible. Furthermore，larger sample multi-center trials are needed to identifly the effects of EN on clinical outcome and the natural history in patients with Pancreaticoduodenectomy，and the beneficial effects of formulas containing the novel nutrient substrates also require further study in the patients with Pancreaticoduodenectomy. No patient developed a relapse，hypertriglyceridaemia or abnormalities of liver function，indicating that jejunal feeding can be used safely. It may very well be that future EN management could be "tailored" as comes to specific composition of the nutritional formula to patients identied as being at high risk for complications.

In some cases，it is the only feasible way of maintaining enteral input and avoiding parenteral nutrition. Knowledge on the indications，contraindications，advantages and disadvantages and experience with the placement and replacement of different kinds of jejunal feeding devices should be an essential part of training of gastroenterologists and nutritionists. Further research on the physiological differences between intragastric and intra-jejunal food supply，including hormonal and enzymatic changes is warranted.

REFERENCES

[1]Chen QP，Ou K．Tube feeding technique of enteral nutrition．Shijie Huaren Xiaohua Zazhi 2000，8：1391-1393.

[2]Balcom JH，Rattner DW，Warshaw AL，et al．Ten-year experience with 733 pancreatic resections．Arch Surg 2001，136：391-398.

[3]Farnell MB，Nagorney DM，Sarr MG．The Mayo clinic approach to the surgical treatment of adenocarcinoma of the pancreas．Surg Clin North Am 2001，81（3）：611-623.

[4]Ohtsuka T，Takahata S，Ohuchida J，et al．Gastric phase 3 motility after pylorus-preserving pancreatoduodenectomy．AnnSurg 2002，2354：17-23.

[5]O'Keefe SJ，Lee RB，Anderson FP．Physiological effects of enteral and parenteral feeding on pancreaticobiliary secretion in humans．Am J Physiol Gastrointest Liver Physiol 2003，284：G27-G36.

[6]Marik PE，Zaloga GP．Gastric versus post-pyloric feeding：a systematic review．Crit Care 2003，7：R46-R51.

[7]Baradi H，Walsh RM，Henderson JM，et al．Postoperative jejunal feeding and outcome of pancreaticoduodenectomy．J Gastrointest Surg 2004，8：428-33.

[8]Kaushik N，Pietraszewski M，Holst JJ，O'Keefe SJ．Enteral feeding without pancreatic stimulation．Pancreas 2005，31：353-359.

[9]Lochs H，Dejong C，Hammarqvist F．ESPEN Guidelines on Enteral Nutrition：Gastroenterology．Clin Nutr 2006，25：260-274.

[10]Ho KM，Dobb GJ，Webb SA．A comparison of early gastric and post-pyloric feeding in critically ill patients：a meta-analysis．Intensive Care Med 2006，32：639-649.

[11]Han SS，Jang JY，Kim SW，Kim WH．Analysis of long-term survivors after surgical resection for pancreatic cancer．Pancreas 2006，32（3）：271-275.

[12]Topal B，Aerts R，Hendrickx T，Fieuws S，Penninckx F．Determinants of complications in pancreaticoduodenectomy．Eur．J．Surg．Oncol 2007，33：488-492.

十一、免疫营养制剂的临床应用

1. 研究者及其单位　管清海　张长习　陈强谱　滨州医学院
2. 刊出单位　临床药物治疗杂志，2013，21（5）：260-263.

摘　要：随着临床营养支持治疗的不断发展，免疫营养因具有改善机体免疫功能的突出优势而备受关注，临床应用日趋广泛，本文结合文献对各种免疫营养制剂种类、应用及临床选择进行综述。

关键词：免疫营养；谷氨酰胺；精氨酸；ω-3多不饱和脂肪酸

Clinical application and Indications for the immunonutrition

Abstract：With the development of clinical nutrition therapy，more attention was paid to the immunonutrition for its outstanding benefits in improving immune function；therefore，the clinical practice of immunonutrition became increasingly widespread. This article reviewed domestic and overseas documents on the formulas as well as the indications and clinical application of the immunonutrition.

Key words：immunonutrition，arginine，glutamine，Omega-3 polyunsaturated fatty acids

1990 年 Gottschlich 等[1]报道了应用含精氨酸和 ω-3 多不饱和脂肪酸的免疫强化制剂治疗烧伤病人，能有效地减少病人伤口的感染、降低死亡率和缩短住院时间。研究表明，在标准营养配方中添加具有一些特殊营养素，如谷氨酰胺、精氨酸、ω-3 多不饱和脂肪酸、核苷酸及膳食纤维等，在提供能量的同时还可增强机体免疫功能、减轻有害或过度的炎症反应、保护肠黏膜屏障功能完整性、促进创伤的愈合，此即免疫营养（immunonutrition）[2-3]。Bengmark[4]于 1998 年对有关文献进行综述，提出了生态免疫营养的概念，即在免疫营养治疗的基础上，添加以益生菌为主的微生态制剂以增强营养支持的效果，利用肠道有益菌群抑制致病菌的过度生长，以维护肠道微生态及肠屏障功能。

1　免疫营养制剂的种类、作用及临床应用评价

免疫营养制剂的种类较多，研究较多和应用较广的是谷氨酰胺、精氨酸和 ω-3 多不饱和脂肪酸类制剂，其他还有核苷酸、膳食纤维、牛磺酸类制剂等。

1.1　谷氨酰胺类免疫营养制剂

谷氨酰胺（glutamine，Gln）属于半必需氨基酸，在体内合成较慢，机体在创伤、感染、手术等应激时，对其需要量增加，可导致 Gln 缺乏，引起免疫功能下降、肠道细菌移位、全身感染等，肌肉组织加速释放 Gln 入血，发挥细胞保护及免疫调节作用[5]。研究报道[6]Gln 可增强危重患者的免疫功能，如调节细胞代谢及修复基因表达，刺激 T 淋巴细胞合成细胞因子，促进细胞内热休克蛋白表达。

含 Gln 的免疫营养制剂较多，可分别应用于肠外营养和肠内营养。因为 Gln 的水溶性差，在水溶液、热消毒及长期储存时化学稳定性差，临床上供肠外营养用的 Gln 制剂是以丙氨酰-谷氨酰胺二肽的形式制备而成的，可以避免 Gln 单体水溶液的以上缺点，其成品制剂有力肽、莱美活力等。供肠内营养用的 Gln 制剂可以制成组件型制剂，如安凯舒（谷氨酰胺颗粒）；也可以作为成分直接添加到各种类型的肠内营养制剂中，如氨基酸型制剂（如维沃、爱伦多）、整蛋白型制剂（如瑞高、士强、力衡高、雀巢佳膳纤维）和短肽型制剂（如立适康短肽型）。含 Gln 的免疫营养制剂在临床上广泛应用，如围手术期患者、创伤和烧伤、急性胰腺炎、消化道肿瘤、器官移植、肝硬化、危重患者等，取得了较好的治疗效果。Cerantola[7] 通过荟萃分析，发现胃肠道手术患者围手术期给予含 Gln、Arg（精氨酸）、ω-3 PUFA（ω-3 多不饱和脂肪酸）等的免疫营养制剂，能降低术后并发症的发生率、降低术后感染率、缩短住院日，但对死亡率没有影响。Klek 等[8]通过前瞻性、随机、双盲试验发现，应用 Gln、Arg、DHA（二十二碳六烯酸）和 EPA（二十碳五烯酸）强化的免疫营养制剂治疗合并营养不良的胃癌或胰腺癌手术患者，较标准营养治疗组能缩短术后住院时间、减少感染并发症发生率，但在器官功能及治疗耐受性方面没有差异。Zou 等[9]通过动物实验发现，应用含 Gln、Arg 的免疫营养制剂治疗猪重症胰腺炎，能降低其肠道通透性、血浆内毒素浓度，并增加回肠黏膜厚度、绒毛高度、隐窝深度等。Beale 等[10]通过前瞻随机对照双盲研究发现，伴脓毒症的危重患者添加 Gln、β-胡萝卜素、维生素 C 和 E、硒、锌等的免疫肠内营养制剂能更快恢复器官的功能。

1.2　精氨酸类免疫营养制剂

精氨酸(arginine，Arg)广泛参与细胞代谢，能改善细胞免疫功能，提高机体抗感染能力。还可通过刺激生长激素、胰岛素等分泌，促进蛋白质及胶原合成，加快创面愈合。Arg能通过一氧化氮合成酶催化生成一氧化氮，引起组织血管的扩张，维持血流通畅并能调控机体免疫反应[11]。一些多中心临床研究证实，合理剂量的 Arg 能显著降低病人感染率、病死率和缩短住院时间[12-13]。

Arg 多以成分添加到营养制剂中制成相应的免疫强化营养制剂(如爱伦多、士强)，用于肠内营养。含 Arg 的免疫营养制剂也被广泛应用于围手术期患者、创伤和烧伤、急性胰腺炎、胃肠道肿瘤、器官移植、危重患者等。Meta 分析表明，高危大手术患者围手术期经肠内补充 Arg 和鱼油后能降低获得性感染、切口并发症发生率和缩短住院时间[14]。Mauskopf 等[15]荟萃分析发现，口服或肠内应用添加 Arg、ω-3 PUFA 和核苷酸的免疫营养制剂，能通过减少感染并发症和缩短住院时间来节省费用，使用免疫营养对接受择期胃肠癌手术的患者是一个有效的和节省成本的干预。Buijs 等[16]进行了双盲随机对照试验发现，应用 Arg 强化的免疫营养制剂和标准肠内营养制剂治疗患有营养不良的头颈部癌患者，前者在远期生存率和肿瘤局部复发率方面优于后者。

1.3　ω-3 多不饱和脂肪酸类免疫营养制剂

多不饱和脂肪酸分为 ω-3 多不饱和脂肪酸(ω-3 poly-unsaturated fatty acid，ω-3 PUFA)和ω-6 多不饱和脂肪酸(ω-6 poly-unsaturated fatty acid，ω-6 PUFA)，均属人体必需脂肪酸，后者主要来源于大豆油和菜籽油，以α-亚油酸形式存在，具有促进炎症反应及免疫抑制的作用，与休克、感染及器官功能障碍的发生有关；前者主要源自海洋鱼油，以α-亚麻酸、DHA(docosahexaenoic acid)和 EPA(eicosapentaenoic acid)的形式存在，可增强机体抗应激及抗感染的能力。ω-3 PUFA 的代谢产物能竞争性抑制花生四烯酸的代谢，减轻促炎性介质的作用，减轻机体炎症反应。ω-3 PUFA 能迅速进入细胞膜，影响细胞运动、受体形成、受体与配体的结合等，能从细胞水平抑制细胞因子产生，并减少细胞因子释放。ω-3 PUFA 可通过改变信号传导的过程，控制炎症反应中相关基因的表达，调节黏附分子的表达等来调控免疫功能[17]。在应激状态下，ω-3 PUFA 还能减轻胰岛素阻抗、高脂血症和维持氮平衡。

含 ω-3 PUFA 的免疫营养制剂，有肠外营养制剂(如尤文)，也有肠内营养制剂(如瑞能、瑞先、能全力)。Wilhelm[18]等进行 Meta 分析发现，术前和术后经肠内应用 Arg 和 ω-3 PUFA免疫营养制剂可以降低感染率和缩短住院时间，但对死亡率没有影响。Marik 等[19]进行了一项 Meta 分析，结果显示在伴有 SIRS(全身炎症反应综合征)、ARDS(急性呼吸窘迫综合征)和脓毒症的 ICU 住院患者中，应用含 ω-3PUFA 的免疫肠内营养制剂能降低患者死亡率，降低继发性感染的发生率，缩短住院时间；而对于严重感染性休克、严重烧创伤患者应慎用免疫营养支持，以免造成免疫调节系统紊乱。

1.4　膳食纤维类免疫营养制剂

膳食纤维是非淀粉类粘多糖和木质素的统称，被称为人类第七营养素，它不被小肠中的消化酶所消化，进入结肠后可被厌氧菌酵解，产生短链脂肪酸(SCFA)。膳食纤维的主要作用：吸收及保存水分，稀释肠道内有害物质，促进肠蠕动；促进结肠黏膜细胞的增殖，改善肠黏膜屏障功能[20]，其酵解产生的 SCFA 是结肠黏膜细胞的主要能量来源，对维持肠绒毛的形态及功能有重要作用；改善肠道有益菌的繁殖环境，维持肠道微生态的平衡及稳定；调节血脂及血糖，改善胰岛功能。有文献报道[21]，膳食纤维能缩短黄曲霉毒素、亚硝胺等有害物质在体内的停留时间，起酸化消毒作用。

许多肠内营养制剂都添加了不同比例的膳食纤维，以促进胃肠蠕动减少便秘、维护肠屏障功能、胃肠道正常菌群及延缓血糖波动。临床常用的含膳食纤维的营养制剂有：能全力、士强、纽纤素、瑞代、佳维体、益力佳、瑞先、瑞能、立适康纤维多糖、立适康营养流食纤维型等。能全力、士强添加的膳食纤维较全面，多达 6 种，包括低聚果糖、菊粉、阿拉伯胶、大豆纤维、耐消化淀粉、纤维素，可以分别作用于结直肠的不同部位。纽纤素中含的水溶性、非水溶性膳食纤维的比例为 1∶1，前者可酵解产生 SCFA，益于双歧杆菌生长，后者可刺激肠蠕动防止便秘。立适康纤维多糖是含膳食纤维的组件制剂。

1.5　核苷酸类免疫营养制剂

核苷酸是组成 DNA 和 RNA 的基本单位，广泛参与了体内的诸多生化反应，如蛋白质合成及分解代谢、磷脂的生物合成等，并在酶的活性调控及免疫调节等方面发挥重要作用。核苷酸能刺激淋巴细胞增生，对其正常成熟至关重要，还能增强巨噬细胞及 NK 细胞的免疫功能。在创伤、手术及感染等应激情况下，补充外源性的核苷酸，对蛋白质缺乏引起的免疫功能缺失能起到修复作用[22]。

1.6　微生态制剂

微生态制剂包括益生菌、益生元、合生元。益生菌是指给予一定数量的、能对宿主健康产生有益作用的活的微生物。比如含乳酸菌和双歧杆菌的各种活菌制剂，其能维持肠黏膜的生物屏障功能。益生元是指既能选择性刺激宿主肠道内的一种或几种有益菌活性或生长繁殖，又不能被宿主所消化和吸收的成分。合生元是益生菌和益生元制成的复合制剂。微生态制剂能改善肠道微生态和肠功能，但增强机体免疫功能的能力有限，常需联合应用免疫营养，使二者形成优势互补，故被称作生态免疫营养。生态免疫营养既能利用益生菌的生物拮抗作用，抑制致病菌过度生长，又能通过其中的免疫营养素提高机体的免疫能力。有临床报道证实，生态免疫营养能减少术后感染并发症的发生，并具有减少抗生素使用、缩短住院时间和 ICU 治疗时间的潜力[23-24]。

1.7　其他

1.7.1　半胱氨酸

作为谷胱甘肽的前体物质参与体内的氧化还原反应，可通过提高体内谷胱甘肽水平，改善机体免疫功能。

1.7.2　牛磺酸

参与膜稳定和钙离子跨膜转运，有正性肌力、抗心律失常及抗脂质过氧化的作用，具有抗炎及免疫调节效应。益菲佳、益力佳、佳维体是含牛磺酸的肠内营养制剂。

1.7.3 维生素

VitE 和 VitC 通过防止脂质过氧化的作用，改善机体的免疫功能。

1.7.4 微量元素

如硒、锌、铜等，通过参与机体抗氧化应激酶及蛋白质的合成，调节机体免疫功能。

2 免疫营养制剂的临床选择

免疫营养制剂虽然有着诸多益处，但是应用不当也会无益，甚至引起严重后果，一定要掌握好指征。免疫营养制剂的临床选择应注意：①输注途径的选择 尽管也有专门供静脉输注应用的免疫营养制剂，但因肠内营养比肠外营养有着难以比拟的优点，并已被诸多文献[25-29]证实，而静脉应用免疫营养的报道较少；因此，只要肠道有功能应首选肠内免疫营养制剂进行肠内输注，无法施行肠内营养时可以考虑静脉途径输注免疫营养；②应用时机的选择 与早期肠内营养一样，肠内免疫营养也应早期开始；有报道[30]发现对于多发创伤的患者早期施行免疫营养，最好在伤后 72h 内进行，能避免早期的过度炎症反应；③剂量的选择 应用免疫营养制剂需要达到最低限量，才能发挥其免疫调节作用，但是应用过量会带来不良后果，具体应用多大剂量合适尚需进一步研究验证；剂量过低可导致免疫营养治疗无效，不能达到免疫调节的作用，此为影响免疫营养治疗效果的主要因素之一[31]；若应用过量的 Arg，尤其是对于重症患者，会导致机体一氧化氮升高，引起免疫调节系统紊乱，造成不良的后果；④疾病的严重程度也是影响免疫营养选择的一个重要因素；对于病情不严重的患者施行免疫营养可获益，对于重症患者尤其是伴有严重脓毒症、严重休克、多器官功能不全者施行免疫营养，会加重病情，是死亡率上升；有报道[32]发现，重症患者应用含 Arg 的免疫营养制剂后，既不能降低感染的发生率，也不能降低病死率，甚至使病死率升高。Fujitani 等[33]报道对营养状况良好的择期全胃切除的胃癌患者术前分别施行为期 5d 的免疫营养治疗和常规营养治疗，发现免疫营养治疗组在早期临床治疗效果或改善全身急性炎性反应方面没有明显优势；⑤联合应用的选择 因为 Gln、Arg、ω-3PUFA 等免疫营养素的作用机制各不相同，从理论上讲，联合应用的效果应该优于单独使用，但是应该合理组合，其剂量应达到最低治疗限量。Zhang[34]等对围手术期进行免疫营养治疗的胃肠道癌症患者荟萃分析发现，Arg、ω-3FA 联合 RNA 或 Gln 进行围手术期免疫营养是安全的，并能有效降低术后感染率、减少非感染性并发症及缩短住院时间。

为了更好地指导免疫营养制剂在临床的使用，加拿大、美国及欧洲分别在循证医学基础上，对择期手术、严重创伤或烧伤、脓毒症、急性肺损伤或急性呼吸窘迫综合征等不同患病人群，在 Gln、Arg、ω-3PUFA 及抗氧化剂等免疫营养素的选择中给出了不同级别的推荐意见[35]。

总之，免疫营养主要指肠内免疫营养，既能改善机体的营养状况，又能增强机体免疫功能，减轻机体过度炎症反应，其临床应用日趋广泛，临床应用价值已得到肯定。但其在重症胰腺炎和危重患者的应用中还存在争议，也有许多问题有待进一步研究，如免疫营养治疗的最佳时机、各种免疫营养素的组合和剂量、微生态制剂的选择等。

参 考 文 献

[1]Gottschlich MM，Jenk ins M，Warden GD，et al. Differential effects of three enteral dietary regimens on selected outcome variables in burn patients[J]. J Parenter Enteral Nutr 1990，14（3）：225-236.

[2]Calder PC. Immunonutrition in surgical and critically ill patients. Br J Nutr 2007，98（S1）：133-139.

[3]Santora R，Kozar RA. Molecular mechanisms of pharmaconutrients. J Surg Res 2010，161（2）：288-294.

[4]Bengmark S. Ecoimmunonutrition：a challenge for the third millennium[J]. Nutrition，1998，14（7-8）：563-572.

[5]Santora R，Kozar RA. Molecular mechanisms of pharmaconutrients[J]. J Surg Res， 2010，161（2）：288-294.

[6]Gonzales S，Polizio AH，Erario MA，et al. Glutamine is highly effective in preventing in vivo cobalt-induced oxidative stress in rat liver[J]. World J Gastroenterol，2005，11（23）：3533-3538.

[7]Cerantola Y，Hübner M，Grass F，et al. Immunonutrition in gastrointestinal surgery[J]. Br J Surg，2011，98（1）：37-48.

[8]Klek S，Sierzega M，Szybinski P，et al. The immunomodulating enteral nutrition in malnourished surgical patients-a prospective，randomized，double-blind clinical trial[J]. Clin Nutr，2011，30（3）：282-288.

[9]Zou XP，Chen M，Wei W，et al. Effects of enteral immunonutrition on the maintenance of gut barrier function and immune function in pigs with severe acute pancreatitis[J]. JPEN J Parenter Enteral Nutr，2010，34（5）：554-566.

[10]Beale RJ，Sherry T，Lei K，et al. Early enteral supplementation with key pharmaconutrients improves Sequential Organ Failure Assessment score in critically ill patients with sepsis：outcome of a randomized，controlled，double-blind trial. Crit Care Med，2008，36（1）：131-144.

[11]Luiking YC，Engelen MP，Deutz NE. Regulation of nitric oxide production in health and disease[J]. Curr Opin Clin Nutr Metab Care，2010，13（1）：97-104.

[12]Marin EB，Lorena RO，Liana SL，et al. Controlled study of enteral arginine supplementation in burned children：impact on immunologic and metabolic status[J]. Nutrition，2006，22（4）：705-712.

[13]Cecile L，Zazzo JF，Eric D，et al. Increasing plasma glutamine in postoperative patients fed an arginine-rich immune-enhancing diet-A pharmacokinetic randomized controlled study[J]. Crit Care Med，2009，37（2）：501-509.

[14]Marik PE，Zaloga GP. Immunonutrition in high-risk surgical patients: a systematic review and analysis of the literature[J]. JPEN J Parenter Enteral Nutr，2010，34（4）：378-386.

[15]Mauskopf JA，Candrilli SD，Chevrou-Séverac H，et al. Immunonutrition for patients undergoing elective surgery for gastrointestinal cancer：impact on hospital costs[J]. World J Surg Oncol，2012，10（1）：136-141.

[16]Buijs N，van Bokhorst-de van der Schueren MA，Langius JA，et al. Perioperative arginine-supplemented nutrition in malnourished patients with head and neck cancer improves long-term survival[J]. Am J Clin Nutr，2010，92（5）：1151-1156.

[17]Santora R，Kozar RA. Molecular mechanisms of pharmaconutrients[J]. J Surg Res， 2010，161（2）：288-294.

[18]Wilhelm SM，Kale-Pradhan PB. Combination of arginine and omega-3 fatty acids enteral nutrition in critically ill and surgical patients：a meta-analysis[J]. Expert Rev Clin Pharmacol，2010，3（4）：459-469.

[19]Marik PE，Zaloga GP. Immunonutrition in critically ill patients：a systematic review and analysis of the literature[J]. Intensive Care Med，2008，34（11）：1980-1990.

[20]Romeo J，Nova E，Wärnberg J，et al. Immunomodulatory effect of fibres, probiotics and synbiotics in different life-stages[J]. Nutr Hosp，2010，25（3）：341-349.

[21]Sturtzel B，Mikulits C，Gisinger C，et al. Use of fiber instead of laxative treatment in a geriatric hospital to improve the wellbeing of seniors[J]. J Nutr Health Aging，2009，13（2）：136-139.

[22]Salvatore S，Hauser B，Vandenplas Y. Chronic enteropathy and feeding[J]. Nestle Nutr Workshop Ser Pediatr Program，2007，59（1）：115-126.

[23]Rayes N，Seehofer D，Theruvath T，et al. Effect of enteral nutrition and synbiotics on bacterial infection rates after pylorus-preserving pancreatoduodenectomy：a randomized，double-blind trial[J]. Ann Surg，2007，246（1）：36-41.

[24]Oláh A，Belágyi T，Pótó L，et al. Synbiotic control of inflammation and infection in severe acute pancreatitis：a prospective，randomized，double blind study[J]. Hpatogastroenterology，2007，54（74）：590-594.

[25]陈强谱，邢月利，欧琨，等. 早期肠内营养对胃肠癌患者术后 T 淋巴细胞亚群的影响[J]. 癌症，2001，20（3）：294-297.

[26]陈强谱. 临床肠内营养[M]. 北京：人民卫生出版社，1998：180-190.

[27]傅廷亮，郑步峰. 肠内营养与肠黏膜屏障的保护[J]. 山东医药，2008，48（31）：105.

[28]陈强谱，黄絮. 手术、创伤后的早期肠内营养[J]. 山东医药，2008，48（31）：104.

[29]黎介寿. 临床营养支持的发展趋势[J]. 肠外与肠内营养，2010，17（1）：1-4.

[30]B'Weimann A. Immunonutrition in patients after multiple tuaumia[J]. Br J Nutr，2002，87（suppl）：133-134.

[31]Mccowen KC，Bistrian BR．Immunonutrition problematic or problem solving[J]．Am J Clin Nutr，2003，77（4）：764-770.

[32]Bertolini G，Iapichino G，Radrizzani D，et al．Early enteral immunonutrition in patients with severe sepsis：results of an interim analysis of a randomized multicentre clinical trial[J]．Intensive Care Med，2003，29（6）：834-840.

[33]Fujitani K，Tsujinaka T，Fujita J，et al．Prospective randomized trial of preoperative enteral immunonutrition followed by elective total gastrectomy for gastric cancer[J]．Br J Surg，2012，99（5）：621-629.

[34]Zhang Y，Gu Y，Guo T，et al．Perioperative immunonutrition for gastrointestinal cancer：a systematic review of randomized controlled trials[J]．Surg Oncol，2012，21（2）：e87-e95.

十二、生态免疫肠内营养支持对高位肠瘘病人免疫和肠黏膜屏障功能的影响

1. 研究者及其单位 王庆华 管清海 滨州医学院
2. 刊出单位 肠外与肠内营养杂志，2014，21（5）：260-263.

摘 要：目的 探讨生态免疫肠内营养支持对肠瘘患者营养状况、免疫功能和肠黏膜屏障影响。方法 47 例研究对象随机分为生态免疫肠内营养（Ecological Immunity Enteral Nutrition，EIEN）组 24 例和肠外营养（Parenteral Nutrition，PN）组 23 例，分别给予营养支持 10～15d。营养支持后 7d、14d 分别检测营养指标、T 淋巴细胞亚群、血 D-乳酸水平和血内毒素水平变化。结果 与营养支持前比较，两组患者营养支持后 7d 血白蛋白、前白蛋白和转铁蛋白明显升高，且高于 PN 组（$P<0.05$）；血 D-乳酸水平和血内毒素水平明显降低（$P<0.05$）；营养支持后 14d，两组营养指标和 CD3、CD4 阳性细胞数及 CD4/CD8 比值基本恢复正常水平；EIEN 组血 D-乳酸水平和血内毒素水平基本恢复正常水平，且与 PN 组比较有差异（$P<0.05$）。结论 生态免疫肠内营养支持改善高位肠瘘患者营养状况和促进机体免疫功能恢复。

关键词：生态免疫肠内营养；肠瘘患者；营养状况；免疫功能；肠黏膜屏障

Influence of ecological immunity enteral nutrition on nutritional status and immunity and intestinal mucosal barrier in the gastrointestinal fistula patients

Abstract：Objective To study the effect of early ecological immunity enteral nutrition on nutritional status and immunity and intestinal mucosal barrier in the gastrointestinal fistula patients. **Methods** The 47 patients with gastrointestinal fistula were randomized to ecological immunity enteral nutrition（EIEN group）24 and parenteral nutrition（PN group）23 respectively. The changes of nutritional status and immunity index and intestinal mucosal barrier before ecological immunity enteral nutrition support and post ecological immunity enteral nutrition support in 7 days and 14days was determined. **Results** Compared with the PN group，the plasma albumin，transferrin，prealbumin levels were increased（$P<0.05$）. At the 7th days after EIEN nutrition support，the number of CD3 and CD4 positive cell and CD4/CD8 value and intestinal mucosal barrier index（plasma D-lactate levels and endotoxin levels）in EIEN group recovered gradually to the normal level and were lower than those of the PN group（$P<0.05$）. **Conclusions** ecological immunity enteral nutrition can enhance the plasma albumin，transferrin，prealbumin levels and T-lymphocyte immune function levels and enhanced intestinal mucosal barrier in the gastrointestinal fistula patients.

Key words：ecological immunity enteral nutrition；gastrointestinal fistula patients；nutritional status；immunity；intestinal mucosal barrier

1　研究对象和方法

肠瘘(gastrointestinal fistula)是指胃肠道与其他空腔脏器、体腔或体腔外有异常通道，肠内容物将循此进入其他脏器、体腔或体外，并将由此引起感染、体液丧失、内稳态失衡、器官功能受损、营养不良和免疫功能等改变[1]。高位肠瘘是指近段小肠(十二指肠、近段空肠)的肠外瘘，肠瘘的并发症有脓毒症、营养缺乏、水电解质紊乱、多器官功能障碍综合征等。本研究探讨生态免疫肠内营养支持对高位肠瘘患者营养、免疫和肠黏膜屏障功能影响。现报道如下。

1.1　临床资料

2011 年 1 月至 2013 年 6 月，选取某三级甲等医院胃肠外科住院肠瘘患者 47 例作为研究对象，男 25 例、女 22 例，年龄 26～69 岁，平均年龄(45.5±12.5)岁，病例入选标准：(1)经瘘道造影证实为肠外瘘；(2)经过充分引流，抗感染治疗，可以逐步过渡到肠内营养支持治疗患者。病例排除标准：(1)严重腹腔感染不能耐受肠内营养；(2)4 周内应用激素、生物制剂等药物。胃或食管空肠吻合口瘘 19 例，胰肠吻合口瘘 15 例，十二指肠瘘 13 例。患者肠瘘初期加用生长抑素 24h 持续静脉泵入，禁食 5～18d，平均禁食时间(8±8.5)d，将患者随机分成生态免疫肠内营养组(ecological immunity enteral nutrition，EIEN)24 例和肠外营养(parenteral nutrition，PN)组 23 例，两组患者性别、年龄、病情程度、营养状态、免疫指标比较无差异($P>0.05$)。本研究经医院伦理委员会批准，患者知情同意并签署书面知情同意书。

1.2　营养支持方法

1.2.1　生态免疫营养组(EIEN)

肠瘘患者经皮穿刺内镜下远端空肠造瘘行肠内营养，营养液为能全素(荷兰纽迪希亚公司出品，听装 320g，整蛋白型肠内营养制剂)。起始浓度 5%，速度 20～30ml/h，用量 100～500ml/d，根据患者耐受情况逐步增加浓度及用量，5～7d 后增至所需营养量(20%能全素 1500～2000ml/d，6225～8300 kJ/d)，添加谷氨酰胺类制剂安凯舒(重庆药友制药有限责任公司)进行免疫强化。安凯舒自 EIEN 支持后第 1d 开始加入营养液，每次 10g，每日 3 次，连用 10～14d。添加微生态制剂金双歧(内蒙古双奇药业股份有限公司)，每次 3 片，每日 3 次，连用 10～14d；用药时将药片碾碎，温开水溶解后自营养管注入。肠瘘患者在肠道功能恢复、腹腔感染得到有效控制后，瘘液量仍超过 600 ml/d 患者进行肠液回输，用双层无菌纱布过滤后，与 EIEN 液通过不同的输液瓶借助三通管相连，同时经空肠造瘘管匀速回输入远端肠道。肠液回输的患者在回输期间均无明显腹痛、腹胀及腹泻发生。每次输注前、后用 20ml 生理盐水冲洗营养管，输注过程中每隔 3～4h 冲洗 1 次，保持管道通畅；营养泵(福尔凯 800)控制速度、时间和用量，所有操作由临床营养中心护士完成。

1.2.2　肠外营养组（PN）

肠瘘患者入院后经外周静脉中心置管（peripherally inserted central catheter，PICC）常规输液，生命体征稳定后开始应用 PN。营养制剂选用华瑞公司产品卡文（1440ml，能量 1000kcal），连用 10～14d。两组患者常规应用抗生素 10～14d，观察患者病情变化、引流情况、营养状况、免疫指标和肠道功能恢复情况。

1.3　血液标本检测

分别于营养支持前、营养支持后第 7d 、第 14d 晨收集患者外周血，应用日立 7080 全自动生化分析仪测定血清白蛋白（ALB）、前白蛋白（PA）、转铁蛋白（TFN）和用流式细胞仪测定 $CD3^+$、$CD4^+$、$CD8^+$ 及 $CD4^+/CD8^+$；分光光度法检测血 D-乳酸水平；应用鲎试验检测血清内毒素水平，所有血标本由医院中心实验室检测完成。

1.4　统计学方法

采用 SPSS19.0 软件包进行统计分析，计量资料采用（$\bar{x} \pm s$），组间行配对 t 检验，检验水准 $\alpha=0.05$。

2　结果

两组患者营养支持前、后营养、免疫指标和肠黏膜屏障变化见附表。

附表　两组患者营养支持前、后营养、免疫指标和肠黏膜屏障变化（$\bar{x} \pm s$）

指标	EEN 组	PN 组	P
ALB（g/L）			
营养支持前	32.38±3.63	32.62±4.28	＞0.05
营养支持后 7d	35.79±7.14	32.96±7.59*	＜0.05
营养支持后 14d	37.81±5.29	35.67±6.35*	＜0.05
PA（mg/L）			
营养支持前	128.93±38.61	128.19±37.49	＞0.05
营养支持后 7d	133.75±35.49	130.76±38.67*	＜0.05
营养支持后 14d	136.38±45.63	133.84±35.49*	＜0.05
TFN（g/L）			
营养支持前	1.82±0.89	1.85±0.96	＞0.05
营养支持后 7d	2.65±0.58	2.32±0.71*	＜0.05
营养支持后 14d	2.76±0.65	2.45±0.96*	＜0.05
$CD3^+$			
营养支持前	59.63±5.48	60.17±5.66	＞0.05
营养支持后 7d	66.74±6.57	63.82±5.28*	＜0.05
营养支持后 14d	68.39±7.32	65.24±8.27*	＜0.05
$CD4^+$			
营养支持前	36.74±5.62	36.67±6.39	＞0.05
营养支持后 7d	44.65±6.69	41.96±6.76*	＜0.05
营养支持后 14d	48.43±6.78	44.66±6.27*	＜0.05

续表

指标	EEN 组	PN 组	P
CD8$^+$			
营养支持前	24.56±6.95	24.72±6.89	>0.05
营养支持后 7d	28.57±6.78	25.32±7.48*	<0.05
营养支持后 14d	30.72±8.84	28.89±8.25*	<0.05
CD4$^+$/CD8$^+$			
营养支持前	1.23±0.79	1.26±0.75	>0.05
营养支持后 7d	1.54±0.67	1.35±0.59	<0.05
营养支持后 14d	1.78±0.83	1.52±0.76*	<0.05
内毒素(pg/ml)			
营养支持前	26.91±0.78	26.87±0.72	>0.05
营养支持后 7d	18.23±0.72	22.54±0..96*	<0.05
营养支持后 14d	7.63±5.38	11.41±4.57*	<0.05
D-乳酸(ug/ml)			
营养支持前	15.67±1 .54	15.76±1 .45	>0.05
营养支持后 7d	10.59±5.24	12.86±5.73*	<0.05
营养支持后 14d	6.54±4.79	10.25±5.48*	<0.05

注：EIEN 组和 PN 组比较　 $* P < 0.05$

3　讨论

肠瘘是由于外伤、手术或其他原因造成的并发症，大量消化液从瘘口流出，机体丢失大量水、电解质，极易造成内稳态失衡和全身病理变化。随着营养支持和治疗技术的进步，生长抑素和生长激素的联合应用，肠瘘患者病死率降低，高位肠瘘的病死率仍达 20%～30%[2]；生态免疫肠内营养能明显改善免疫和刺激肠黏膜细胞的增殖和修复，避免因长时间肠外营养(PN)造成肠黏膜萎缩变薄，提高患者机体免疫功能和增强肠黏膜屏障功能[3]。

3.1　肠瘘患者血清蛋白和营养状况变化

ALB、PA、Fn 和 TF 等是机体营养状况、内脏蛋白合成有效的、客观的指标，其中 PA、Fn 的半衰期较短，可反映短期内脏蛋白的合成状况。本研究发现，长期禁食或 PN 肠外瘘病人常伴有营养不良、低蛋白血症或蛋白质的合成降低，并且多伴有水电解质失衡。在 EIEN 支持后第 7 天，水电解质纠正后，ALB 和 PA 水平逐渐恢复。随着 EN 持续进行，PA、Fn 和 TF 水平在 EN 支持后第 14 天恢复到正常水平，ALB 水平也逐渐回升，提示 EN 支持早期机体即出现肝蛋白质的合成增加。肠瘘患者营养不良发生原因主要为：①大量消化液丢失，营养物质也随之丢失；②肠瘘导致肠道完整性破坏，且由于摄食对消化液分泌的刺激，患者需禁食；③肠瘘引起的感染，导致肠瘘患者处于应激状态，导致分解代谢亢进[4]。

3.2　肠瘘患者免疫状况和肠黏膜屏障变化

本研究显示：与 EIEN 营养支持前比较，营养支持后 7d、14d 两组患者体液 CD3、CD4阳性细胞数及 CD4/CD8 比值逐渐恢复至正常水平，且高于 PN 组($P < 0.05$)。应用整蛋白型肠内营养制剂(能全素)添加安凯舒，含有谷氨酰胺(Gin)和微生态制剂(金双歧)均具有对肠黏膜

屏障保护作用，尤其是应激状态下肠黏膜快速生长和分化细胞的条件必需氨基酸，对维持和改善肠黏膜的结构与功能具有重要意义。谷氨酰胺作为肠道黏膜主要的氧化底物，能够防止肠黏膜的萎缩，降低肠道黏膜的通透性，防止肠道菌群的移位并促进肠黏膜分泌 IgA，增强肠淋巴组织（GALT）功能，改善肠道免疫功能，减少肠道细菌及内毒素的移位[5]。

微生态制剂（金双歧）能改善肠道微生态和肠功能，常需联合应用免疫营养，使二者形成优势互补，故被称作生态免疫营养。生态免疫营养既能利用益生菌的生物拮抗作用，抑制致病菌过度生长，又能通过免疫营养素提高机体免疫功能。

近年来，肠瘘患者施行 EIEN 有诸多优点，能直接为肠道供应能量及营养物质，保持小肠黏膜细胞的结构及功能完整，提高肠道黏膜免疫功能，降低机体炎症反应，缩短全身性炎症反应综合征的持续时间，降低机体蛋白消耗，增加蛋白合成率，提高蛋白水平，改善病人营养状态，促进肠蠕动、防止肠内菌群移位，有助于预防肠源性感染和多器官功能障碍[6]。但 EIEN 能增加瘘流量，故肠内营养支持的实施前提是腹腔引流通畅及腹膜炎症已经局限。EIEN 治疗后内毒素和血 D-乳酸水平显著低于 PN 组（$P<0.05$），说明肠内营养可降低肠瘘患者的内毒素和血 D-乳酸水平。内毒素血症与肠黏膜萎缩及肠道通透性增加密切相关。肠黏膜屏障功能的降低可导致细菌以及内毒素移位，最终导致细菌及内毒素进入血循环形成肠源性感染[7]。

目前，高位肠瘘患者免疫功能障碍发生机制尚不清楚，但水电解质紊乱、营养失衡、肠道屏障功能障碍、内毒素血症等起重要作用。EIEN 组第 7d 时，血浆免疫指标明显改善，表明高位肠瘘患者术后应用 EN 安全可行[8]。

研究发现，EIEN 组和 PN 组均能改善患者营养状况，但是 PN 组不能很快纠正患者术后免疫紊乱，表明 EIEN 对免疫功能改善作用并非营养状况改善所致。近年来，肠道被认为是机体最大免疫器官，EIEN 供给肠黏膜免疫细胞足够营养基质，激活肠道神经内分泌免疫轴，有助于维持肠黏膜屏障和免疫功能，但其确切机理有待于深入研究。

参 考 文 献

[1]黎介寿.临床营养支持的发展趋势[J].肠外与肠内营养，2010，17（1）：1-4.

[2]Nagata S，Fukuzawa K. Comparison of enteral nutrition with combined enteral and parenteral nutrition in post pancreaticoduodenectomy patients：a pilot study[J]. Nutr J，2009，8（1）：24-31.

[3]Derikx JP. A pilot study on the noninvasive evaluation of intestinal damage in celiac disease using I-FABP and L-FABP. J Clin Gastroenterol 2009，43（6）：727-733.

[4]王庆华，栾树荣. 早期肠内营养对老年结肠癌患者术后营养状况及免疫功能的影响[J]. 护理学杂志，2009，24（10）：74-76.

[5]Cerantola Y，Hübner M，Grass F，et al. Immunonutrition in gastrointestinal surgery. Br J Surg，2011，98（1）：37-48.

[6]谢大志，付歆颖，陈锦湘，等. 肠瘘治疗中肠外营养 24 例应用体会[J]. 中国现代药物应用，2010，4（17）：213-214.

[7]黄迎春，陈辉，彭南海. 克罗恩病缓解期肠内营养的应用进展. 中国误诊学杂志，2011，11（11）：5567-5568.

[8]朱维铭. 肠内营养的规范化问题[J]. 肠外与肠内营养，2013，20（4）：193-196.

十三、早期生态免疫肠内营养对梗阻性黄疸患者术后免疫和肠黏膜屏障功能影响

1. 研究者及其单位　王庆华　管清海　陈强谱　滨州医学院
2. 刊出单位　中国老年学杂志，2015，35（6）：1522-1524.

摘　要：目的　探讨早期生态免疫肠内营养支持对老年梗阻性黄疸患者术后免疫和肠

黏膜屏障功能影响。**方法** 48 例研究对象随机分为术后生态免疫肠内营养(EIEN)组、普通肠内营养(EN)组和肠外营养(PN)组，每组各 16 例，分别给予营养支持 7~10d。术前、术后 1d、7d 分别检测免疫指标、T 淋巴细胞亚群、血 D-乳酸水平和血内毒素水平变化。**结果** 与术前比较，术后 1d 三组患者体液免疫指标下降，血 D-乳酸水平和血内毒素指标升高明显 ($P<0.05$)；CD3、CD4 阳性细胞数及 CD4/CD8 比值降低，CD8 阳性细胞数升高 ($P<0.05$)。术后 7d，EIEN 组体液免疫指标和 CD3、CD4 阳性细胞数及 CD4/CD8 比值基本恢复至术前水平，且高于 EN 组和 PN 组 ($P<0.05$，$P<0.01$)，而三组血 D-乳酸水平和血内毒素水平仍较高 ($P<0.05$)，三组患者术后并发症发生率有差异 ($P<0.05$)。**结论** 早期生态免疫肠内营养支持可改善老年梗阻性黄疸患者术后免疫和促进肠黏膜屏障功能恢复。

关键词：生态免疫肠内营养；梗阻性黄疸；患者；免疫；肠黏膜屏障

Influence of ecological immunity enteral nutrition on immunity and intestinal mucosal barrier in patients after obstructive jaundice operation

Abstract：**Objective** To study the effect of early ecological immunity enteral nutrition on immunity and intestinal mucosal barrier in elderly patients after operation of obstructive jaundice. **Methods** The 16 patients with obstructive jaundice were treated for 7-10days by early ecological immunity enteral nutrition (EIEN group), enteral nutrition (EN group) and parenteral nutrition (PN group) respectively. The changes of immunity and intestinal mucosal barrier index before operation and postoperative 1, 7days was determined. **Results** Compared with the PN group and EN group, the serum level of IgA, IgM, IgG was reduced, but plasma D-lactate levels and endotoxin levels were increased ($P<0.05$). The number of CD3 and CD4 positive cells and CD4/CD8 value were decreased significantly, and CD8 positive cell number was increased markedly in patients of all groups at the 1st day after operations ($P<0.05$). At the 7th days after operation, the serum levels of IgA, IgM, IgG and numbers of CD3 and CD4 positive cells and CD4/CD8 value in EIEN group recovered gradually to the preoperative level and were higher than those of in EN group and PN group ($P<0.05$), but plasma D-lactate levels and endotoxin levels were higher in three group ($P<0.05$). **Conclusions** Early ecological immunity enteral nutrition can enhance serum levels of IgA, IgM, IgG and T-lymphocyte immune function and improve plasma D-lactate levels and endotoxin levels in elderly patients with obstructive jaundice after operations.

Key words：ecological immunity enteral nutrition；patients；operation of obstructive jaundice；immunity；intestinal mucosal barrier

1 研究对象和方法

梗阻性黄疸(obstructive jaundice)是由于胆红素排泄不畅而形成黄疸，可由感染、结石、寄生虫、肿瘤等因素引起，患者有皮肤、黏膜黄疸、皮肤明显搔痒、大便为陶土样、肝肿大、血胆红素升高等症状，常需手术解除梗阻。通过手术解除黄疸和早期应用生态免疫肠内营养可以改善患者机体免疫和肠黏膜屏障功能，减少患者术后并发症发生率[1]。本研究探讨老年梗阻性黄疸患者术后早期生态免疫肠内营养支持对患者免疫、肠黏膜屏障影响。现报道如下。

1.1 临床资料

2009 年 1 月至 2012 年 12 月，研究对象选取滨州市某三级甲等医院肝胆外科住院老年梗阻性黄疸患者 48 例，男 24 例、女 24 例，年龄 60～79 岁，平均年龄（64.5±7.5）岁，均符合梗阻性黄疸诊断标准，且需要手术治疗。所有患者术前心、肺、肾功能正常，无糖尿病等代谢性疾病，过去 6 月内未使用免疫抑制剂，未接受放疗和化疗。原发病为肝内外胆管结石 22 例，壶腹周围癌 23 例，慢性胰腺炎 2 例，十二指肠乳头间质瘤 1 例。手术方式为胆管切开取石加胆肠内引流术 17 例，胆管切开取石、肝左外叶切除加胆肠内引流术 5 例，胰十二指肠切除术 21 例，十二指肠乳头肿瘤局部切除术 1 例，姑息性胆肠内引流术 4 例。将患者随机分成早期生态免疫肠内营养组（ecological immunity enteral nutrition，EIEN）16 例、肠外营养（parenteral nutrition，PN）组 16 例和早期肠内营养（enteral nutrition，EN）组 16 例，三组患者性别、年龄、术前营养状态、肝功能指标、病种及手术方式比较差异无统计学意义（$P>0.05$），具有可比性。本研究经医院伦理委员会批准，患者同意并签订书面知情同意书。

1.2　营养支持方法

1.2.1　生态免疫营养组（EIEN）

患者术后 20～24h 开始行肠内营养，选用瑞能肠内营养乳剂（华瑞制药有限公司）。术后第 1d 用全量 1/3[热量 41.8 kJ/(kg·d)，氮量 0.06 g/(kg·d)]，第 2d 用全量 2/3[热量 83.6kJ/(kg·d)，氮量 0.12g/(kg·d)]，第 3d 起应用全量[热量 125.4 kJ/(kg·d)，氮量 0.18g/(kg·d)]，连用 7～10d，每日营养液在 16～24h 内输入。瑞能含有 ω-3 多不饱和脂肪酸和膳食纤维，含谷氨酰胺较少，因此添加谷氨酰胺类制剂安凯舒（重庆药友制药有限责任公司）进一步行免疫强化。安凯舒自术后第 1d 开始加入瑞能一并应用，每次 10g，每日 3 次，连用 7～10d。添加微生态制剂选用金双歧（内蒙古双奇药业股份有限公司），每次 4 片，每日 3 次，连用 7～10d；用药时将药片碾碎，温开水溶解后自营养管注入。

1.2.2　普通肠内营养组（EN）

营养液为能全素（荷兰纽迪希亚公司出品，听装 400g，成分为每 500ml 含蛋白质 20.0g，脂肪 95.0g，碳水化合物 61.5g，纤维 7.1g，矿物质 3.0g，维生素 0.2g，热氮比为 131：1）。起始浓度 5%，速度 20～30ml/h，用量 50～500ml/d，根据患者耐受情况逐步增加浓度及用量，3～5d 后增至患者所需营养量（20%能全素 1500～2000ml/d，6225～8300kJ/d）。每日供给热量 125.4kJ/(kg·d)，氮量 0.18g/(kg·d)，术后第 1d、第 2d 分别给予所需营养量 1/3 和 2/3，第 3d 起全量应用，连用 7～10d，每日营养液在 16～24h 内输入。

两组患者均于术中空肠置入营养管，肠内营养应用遵守循序渐进原则，浓度从低到高、量由少到多、速度由慢到快。每次输注前、后用 20ml 生理盐水冲洗营养管，输注过程中每隔 4h 冲洗 1 次，保持营养管通畅；营养泵（福尔凯 800）控制速度、时间和用量，所有操作由临床营养中心专职护士完成，现用现配营养液。

1.2.3　肠外营养组（PN）

术后第 1d 经外周静脉中心置管（peripherally inserted central catheter，PICC）或中心静脉（颈外静脉、锁骨下静脉）开始应用 PN。营养制剂选用全套华瑞公司产品，三升袋由医院静脉配置中心配置，每日供给热量 125.4kJ/(kg·d)，氮量 0.18 g/(kg·d)，其他营养素全面提供，热量 1/3 由脂肪提供。术后 1d、2d 分别给予所需营养量 1/3 和 2/3，3d 起全量应用，连用 7~10d。术后三组患者常规应用抗生素 3~5d，禁食 7d 后逐渐恢复经口进食，密切观察患者病情变化、血液指标、肠黏膜屏障和术后恢复情况。

1.3　评价方法

1.3.1　血液指标检测

分别于术前、术后第 1d、第 7d 晨收集患者外周血，应用酶联免疫法测定血 IgA、IgM、IgG 水平和分光光度法检测血 D-乳酸水平；用流式细胞仪测定 $CD3^+$、$CD4^+$、$CD8^+$ 及 $CD4^+/CD8^+$；应用鲎试验检测血清内毒素水平，所有血标本由医院中心实验室检测完成。

1.3.2　感染和并发症监测

患者术后 1~7d 内观察有无肺部感染(诊断标准为呼吸音粗、痰鸣音，痰液细菌培养、胸片证实)，切口感染(诊断标准为切口局部红肿、有脓肿形成、切口不愈合)，胆瘘(诊断标准为发热、腹部疼痛及引流管中有大量混浊样液体引出)，排空障碍(诊断标准为腹胀不适、大量呕吐、残胃内大量胃液潴留，残胃黏膜及吻合口水肿炎症，残胃无蠕动和收缩波)。

1.4　统计学方法

采用 SPSS18.0 软件包进行统计分析，计量资料采用($\bar{x}\pm s$)，行 t 检验，计数资料采用百分率，行 χ^2 检验，检验水准 $\alpha=0.05$。

2　结果

2.1　三组患者术后并发症发生率、住院时间和住院费用比较见表 1。

表1　三组患者术后并发症、住院时间和费用比较($n=16$，%)

组别	切口感染	肺部感染	腹腔感染	吻合口瘘	排空障碍	合计	住院时间(d)	费用(元)
EIEN 组	1	1	2	0	2	6(37.50)	7-8	43537
EN 组	1	2	2	0	2	7(43.75)	7-8	41478
PN 组	2	3	2	0	3	8(50.00)	8-11	49869

注：三组并发症发生率比较，$\chi^2=9.37$，$P<0.05$

2.2　三组患者免疫功能及肠黏膜屏障功能指标变化见表 2。

表2　三组患者免疫功能及肠黏膜屏障功能指标变化($\bar{x}\pm s$)

指标	EIEN 组	EN 组	PN 组
IgA(g/L)			
术前	14.91±3.82	15.48±3.98	15.36±3.52
术后 1d	5.25±5.63	4.76±7.85	4.49±7.71
术后 7d	12.61±6.34	9.18±7.68*	7.36±7.52**

续表

指标	EIEN 组	EN 组	PN 组
IgM（g/L）			
术前	0.83 ± 1.13	0.82 ± 1.23	0.81 ± 1.36
术后 1d	4.29 ± 1.34	4.46 ± 1.39	4.36 ± 1.58
术后 7d	3.28 ± 3.16	3.52 ± 3.95	$4.58 \pm 3.96^*$
IgG（g/L）			
术前	4.43 ± 3.63	4.16 ± 3.49	4.84 ± 4.11
术后 1d	5.27 ± 4.92	5.16 ± 4.57	$7.72 \pm 6.23^*$
术后 7d	7.78 ± 5.63	$9.16 \pm 5.49^*$	$12.84 \pm 5.11^{**}$
内毒素（pg/ml）			
术前	10.61 ± 0.76	10.69 ± 0.81	10.57 ± 0.85
术后 1d	22.49 ± 3.56	23.24 ± 4.59	$26.38 \pm 5.76^*$
术后 7d	8.76 ± 5.39	$12.65 \pm 6.96^*$	$14.25 \pm 5.48^{**}$
D-乳酸（ug/ml）			
术前	5.36 ± 1.32	5.65 ± 1.91	5.57 ± 1.45
术后 1d	18.65 ± 5.71	22.42 ± 5.59	$24.38 \pm 5.73^*$
术后 7d	12.16 ± 3.32	$15.65 \pm 4.91^*$	$18.57 \pm 5.48^{**}$
CD3$^+$			
术前	61.36 ± 5.27	62.07 ± 5.32	62.56 ± 5.45
术后 1d	52.69 ± 4.28	52.28 ± 5.32	$50.12 \pm 5.39^*$
术后 7d	62.73 ± 6.43	60.29 ± 7.67	$56.54 \pm 7.91^*$
CD4$^+$			
术前	38.14 ± 4.51	38.61 ± 4.33	38.68 ± 4.62
术后 1d	31.64 ± 5.76	30.39 ± 5.71	$28.65 \pm 5.92^*$
术后 7d	36.69 ± 4.46	$33.76 \pm 4.33^*$	$32.68 \pm 5.36^{**}$
CD8$^+$			
术前	26.95 ± 5.78	27.38 ± 5.39	27.18 ± 5.64
术后 1d	21.36 ± 5.97	20.58 ± 4.92	$18.48 \pm 5.63^*$
术后 7d	25.16 ± 5.72	$22.68 \pm 5.39^*$	$20.58 \pm 6.64^{**}$
CD4$^+$/CD8$^+$			
术前	1.48 ± 0.76	1.45 ± 0.72	1.49 ± 0.75
术后 1d	1.08 ± 1.39	1.02 ± 1.27	$0.83 \pm 1.32^*$
术后 7d	1.32 ± 1.86	1.12 ± 2.37	$1.04 \pm 2.85^*$

注：EIEN 组分别与 EN 组和 PN 组比较，$*P < 0.05$　$**P < 0.01$

3　讨论

　　梗阻性黄疸患者手术过程复杂，术后由于麻醉、胃肠暴露、手术刺激等原因，使胃肠运动和消化吸收功能受抑制，其术后并发症发生率较高。胆道梗阻对于营养物质的消化、吸收和代谢有影响。重度梗阻性黄疸患者术后并发症的发生率和死亡率高达 40%～60% 和 15%～20%。因此，术后早期生态免疫肠内营养能明显改善免疫和刺激肠黏膜细胞的增殖和修复，避免因长时间肠外营养（PN）造成肠黏膜萎缩变薄，有效地提高患者机体免疫功能和增强肠黏膜屏障功能[2]。

3.1　早期生态免疫肠内营养能明显改善老年梗阻性黄疸患者术后免疫状况

　　本研究显示：与术前比较，术后 1d 三组患者体液免疫指标(血 IgA、IgM、IgG 水平)下降；CD3、CD4 阳性细胞数及 CD4/CD8 比值降低，CD8 阳性细胞数升高($P<0.05$)。术后 7d，EIEN 组体液免疫指标(血 IgA、IgM、IgG 水平)和 CD3、CD4 阳性细胞数及 CD4/CD8 比值基本恢复至术前水平，且高于 EN 组和 PN 组($P<0.05$，$P<0.01$)。早期应用生态免疫营养(瑞能)添加安凯舒，含有谷氨酰胺(Gin)和微生态制剂(金双歧)均具有对肠屏障功能的保护作用。谷氨酰胺(Gin)是肠道主要能量来源，Gin 氧化可产生大量 ATP，是一种高效能量物质，尤其是应激状态下肠黏膜快速生长和分化细胞的条件必需氨基酸，对维持和改善肠黏膜的结构与功能具有重要意义。Gin 还有重要的免疫调节作用，阻止肠黏膜分泌 IgA 浆细胞和其他淋巴细胞的减少，增强肠淋巴组织(GALT)功能．改善肠道免疫功能，减少肠道细菌及内毒素的移位，降低危重病人感染的发生率[3]。微生态制剂(金双歧)能改善肠道微生态和肠功能，但增强机体免疫功能的能力有限，常需联合应用免疫营养，使二者形成优势互补，故被称作生态免疫营养。生态免疫营养既能利用益生菌的生物拮抗作用，抑制致病菌过度生长，又能通过其中的免疫营养素提高机体的免疫功能。

3.2　早期生态免疫肠内营养能明显改善老年梗阻性黄疸患者术后肠黏膜屏障功能

　　与术前比较，术后 1d 三组患者血 D-乳酸水平和血内毒素指标升高明显($P<0.05$)；术后 7d，EIEN 组患者血 D-乳酸水平仍较高，血内毒素水平基本恢复正常，与 EN 组和 PN 组比较有差异($P<0.05$)，三组患者术后并发症发生率有差异($P<0.05$)。肠黏膜屏障由机械屏障、化学屏障、免疫屏障与生物屏障组成，正常的肠黏膜屏障功能，可有效防止肠腔内有害物质如内毒素或细菌穿过肠黏膜进入体内其他组织器官和血液循环[4]。梗阻性黄疸可导致肠黏膜机械屏障、免疫屏障与生物屏障均发生损害。胃肠道分泌物，如胃酸、胆汁、溶菌酶、黏多糖和蛋白分解酶等构成了具有一定杀菌作用的化学屏障；而梗阻性黄疸患者因肠道缺乏胆汁，使肠黏膜的化学屏障也受到损害。血 D-乳酸水平是肠黏膜损伤早期诊断的敏感指标，D-乳酸系细菌发酵的代谢产物，正常情况下很少被吸收，人体内没有将其快速降解的酶系统[5]。肠黏膜受损、通透性增高时，肠道菌产生大量的 D-乳酸通过受损黏膜进入血循环，使血浆 D-乳酸水平升高，因此检测血浆中 D-乳酸水平能及时反映肠黏膜损害的程度和通透性变化。

　　内毒素是革兰阴性菌细胞壁的脂多糖(LPS)成分[6]。正常情况下，内毒素少量间歇地由肠道吸收，经门静脉进入肝脏后被枯否细胞清除。当机体受到严重损伤或接受长期的肠外营养时，肠黏膜有可能发生通透性增高，导致细菌和内毒素易位。当门静脉血内毒素浓度增高时，刺激肝脏枯否细胞释放一系列细胞因子，如肿瘤坏死因子(TNF)、IL-1、IL-6、自由基等引起全身多脏器的损害。

　　PN 是临床普遍使用营养治疗方式，但具有较多并发症，如导管性并发症、代谢性并发症、肝损害和胆汁淤积、肠屏障功能损害、免疫抑制和细菌移位等[7]；而且价格较贵。近年来，梗阻性黄疸病人术后施行早期 EN 有诸多优点，能直接为肠道供应能量及营养物质，保持小肠黏膜细胞的结构及功能完整，提高肠道黏膜免疫功能，有效降低机体炎症反应，缩短全身性炎症反应综合征的持续时间，提高机体免疫力，降低手术后的机体蛋白消耗，增加蛋白合成率，提高蛋白水平，改善病人营养状态，且可促进肠蠕动、防止肠内菌群移位，有助于预防肠源性感染和多器官功能障碍[8]。

3.3 早期生态免疫肠内营养能降低老年梗阻性黄疸患者术后并发症发生率

老年梗阻性黄疸患者围术期存在免疫功能障碍，是患者术后并发症发生较高原因之一。EIEN 组并发症发生率 37.50%，EN 组并发症发生率 43.75%，PN 组并发症发生率 50.00%，三组患者并发症发生率有差异（$P < 0.05$）。目前，围术期梗阻性黄疸患者免疫功能障碍发生机制尚不清楚，但梗阻、手术创伤、肠道屏障功能障碍、内毒素血症等起重要作用。EIEN 组和 EN 组术后第 7d 时，血浆免疫指标明显改善，表明梗阻性黄疸老年患者术后应用 EN 安全可行，明显改善免疫状况[9]。本研究还发现，EN 组和 PN 组均能改善患者营养状况，但是 PN 组不能很快纠正患者术后免疫紊乱，表明 EN 对免疫功能改善作用并非营养状况改善所致。近年来，肠黏膜免疫功能受到重视，肠道被认为是机体最大免疫器官，其功能关系到肠黏膜屏障功能，而且与全身免疫功能有关。EN 供给肠黏膜免疫细胞足够营养基质，激活肠道神经内分泌免疫轴，有助于维持肠黏膜免疫和全身免疫功能[10]，但其确切机理有待于深入研究。

参 考 文 献

[1]王庆华，周希环. 自制双腔 T 形管在老年患者胆道术后行肠内营养的研究[J]. 中国老年学杂志，2009，29（2）：212-214.

[2]黎介寿.临床营养支持的发展趋势[J].肠外与肠内营养，2010，17（1）：1-4.

[3]Yermilov I. Utilization of parenteral nutrition following pancreaticoduodenectomy: is routine jejunostomy tube placement warranted? [J]. DigDis Sci，2009，54（7）：1582-1588.

[4]Hermsen JL，Sano Y，Kudsk KA. Food fight! Parenteral nutrition，enteral stimulation and gut-derived mucosal immunity[J]. Langenbecks Arch Surg，2009，394（1）：17-30.

[5]Nagata S，Fukuzawa K. Comparison of enteral nutrition with combined enteral and parenteral nutrition in post pancreaticoduodenectomy patients：a pilot study[J]. Nutr J，2009，8：24-31.

[6]Derikx JP. A pilot study on the noninvasive evaluation of intestinal damage in celiac disease using I-FABP and L-FABP. J Clin Gastroenterol 2009，43：727-733.

[7]Santora R，Kozar RA. Molecular mechanisms of pharmaconutrients. J Surg Res，2010，161（2）：288-294.

[8]Mizock BA，Sriram K. Perioperative immunonutrition. Expert Rev Clin immunol，2011，7（1）：1-3.

[9]Cerantola Y，Hübner M，Grass F，et al. Immunonutrition in gastrointestinal surgery. Br J Surg，2011，98（1）：37-48.

[10]Klek S，Sierzega M，Szybinski P，et al. The immunomodulating enteral nutrition in malnourished surgical patients aprospective，randomized，double-blind clinical trial，Clin Nutr，2011，30（3）：282-288.

十四、本科实习护生在临床实习早期遭受语言暴力现况研究

1. 研究者及其单位　王庆华　庞黎明　张芬芬　滨州医学院
2. 刊出单位　齐鲁护理杂志，2015，22（12）：2651-2653.

摘　要：目的　探讨本科学历实习护生在临床实习早期遭受语言暴力的现况。**方法**

对 246 名本科实习护生进行问卷调查和访谈。**结果** 本科学历实习护生在临床实习早期主要遭受临床护士冷嘲热讽选择率占 22.77%；带教护士的冷漠蔑视和威胁恐吓占 42.29%；遭受患者家属的各种语言暴力选择率占 54.89%；护生之间的语言暴力占 17.08%；社会人员批评性语言占 16.67%。79.68%实习生处理语言暴力的主要方式是采取忍让、回避；75.21%实习生会宣泄情感；54.88%实习生会产生沮丧失落情绪。**结论** 本科实习护生在临床实习早期遭受语言暴力现象普遍存在，导致护生对护理职业产生沮丧失落情感，动摇其专业态度，采取针对性干预措施，提高临床实习生应对语言暴力的能力。

关键词：本科护生 临床实习早期 遭受 语言暴力

Study on the verbal violence in internship earlier period of the undergraduate nursing students

Abstract：Objective To investigate the verbal violence on the impact of undergraduate nursing students，in order to provide evidences on the formulation of nursing intervention measures. **Methods** To conduct a questionnaire survey on 246 student in the internship earlier period who suffer from verbal violence. **Results** 22.77% and 42.29% of the participants had suffered from verbal violence of nurses and teaching nurses respectively，79.68% student nurses had mainly cope with violence with patient and avoidance，75.21% students nurses would let off steam，54.88% student nurses had produced depressed and in a blue mood. **Conclusion** Verbal violence would cause career disappointment and under the weather on students nurses，shaking their professional attitude，and suggesting that nursing administrators that should take measures，for improving the ability of cope with verbal violence in the clinical internship period.

Key words：undergraduate nursing students；in the internship earlier period；suffer from；verbal violence

语言暴力(verbal violence)，是指使用谩骂、诋毁、蔑视、嘲笑等不文明的语言，致使他人在精神和心理上感受到痛苦或伤害。语言暴力的构成应具备三个基本要素，即采用口头或书面的语言形式；存在语言暴力的施体和受体；无论语言施体有意或无意实施语言暴力，只要其语言形式破坏了受体的正常逻辑，使受体感觉痛苦就构成语言暴力[1]。语言暴力是工作场所暴力表现形式之一，由于种种原因，语言已成为导致不同程度精神伤害的工具。目前，本科护生在临床实习中遭受语言暴力现象研究尚不够系统完善，还没引起护理教育者和医院各级护理人员的重视。本研究旨在调查某三甲医院本科护生在临床实习早期遭受语言暴力的现状，分析其对实习护生身心产生的影响。现报道如下。

1 对象与方法

1.1 研究对象

2014 年 7-12 月，采用便利抽样方法，选取滨州市某三级甲等医院护理本科实习生 246 人作为研究对象，其中男生 24 人、女生 222 人，年龄 21～25(22.0±4.5)岁。实习护生来自内科 79 人，外科 67 人，妇科 45 人，儿科 29 人，急诊科 26 人，均为 5 年制护理本科生。临床实习早期是指进入医院实习时间在 3 个月左右，研究对象知情同意，并且自愿参加本研究。

1.2 研究方法

1.2.1 问卷法

自编问卷包含两部分：(1)一般资料：包含护生性别、年龄、临床实习时间、实习科室、带教老师职称、填报志愿时是否自愿选择护理专业、是否热爱护理专业、毕业后是否愿意从事护理工作等。(2)语言暴力内容包括：语言暴力概念、种类、语言暴力经历、产生原因、造成影响、应对措施和开放式问题包括要求被调查者描述其遭受语言暴力的细节和反应，具体时间、地点，行为人的年龄、性别，职业、是否向医院有关部门报告，报告后是否得到有效处理等共 30 个问题。

1.2.2 小组焦点访谈法

根据研究目的自制访谈提纲，针对三甲医院护理工作现状和护理本科生实习初期的主要问题列出访谈框架，通过半结构式访谈法收集本科实习护生在临床实习早期遭遇语言暴力现象、产生原因和对实习护生身心影响以及处理措施，访谈对象的纳入标准：在临床实习三个月的护理本科生，以科室为一个小组，访谈心内科病区、普外科病区、妇产科病区、儿科病区、急诊科和老年科病区共 6 个病区。采用小组焦点访谈法对符合纳入标准的研究对象进行访谈，每次 1h，共 3 次，间隔 1 个月，记录主要访谈内容和分析结果。

1.3 资料收集方法

通过问卷法和访谈法收集资料，研究者在取得护理管理部门的知情同意后，集中在本科护生实习初期到各个病区现场发放问卷,告知研究对象本次研究主要目的及注意事项，现场发放问卷 260 份，收回有效问卷 246 份，有效回收率 94.62%。

1.4 统计学方法

所有数据采用 Excel2010 软件进行录入，建立数据库，采用 SPSS19.0 统计软件对资料进行统计描述和推断,计量资料采用$(\bar{x} \pm s)$和 t 检验；计数资料采用率、构成比、频数和卡方检验，检验水准 $\alpha = 0.05$。

2 结果

2.1 本科实习护生遭受语言暴力现况，见表 1。

表1 本科实习护生遭受语言暴力现况$(n, \%)$

项目	频数	构成比(%)	选择率(%)
临床护士冷嘲热讽	56	14.81	22.77
带教护士冷漠蔑视	53	14.02	21.55
带教护士威胁恐吓	51	13.50	20.74
患者家属侮辱责骂	47	12.43	19.11
患者家属无理取闹	45	11.91	18.30
患者家属挑衅调戏	43	11.38	17.48
护生之间讽刺挖苦	42	11.11	17.08
社会人员批评语言	41	10.84	16.67

三甲医院多数本科实习护生在实习早期主要遭受临床护士冷嘲热讽选择率占22.77%；带教护士的冷漠蔑视和威胁恐吓占 42.29%；遭受患者家属的各种语言暴力选择率占54.89%；护生之间的语言暴力占17.08%；社会人员批评性语言占16.67%。

2.2 本科实习护生遭受语言暴力的原因，见表2。

表2 本科实习护生遭受语言暴力的原因(n，%)

项目	频 数	构成比(%)	选择率(%)
沟通交流技巧	77	14.96	31.30
灵活应变能力	59	11.46	23.99
察言观色能力	48	9.32	19.52
专业操作技能	67	13.01	27.24
教育培训欠缺	76	14.76	30.90
学习机会被阻	65	12.63	26.43
科室工作繁忙	72	13.98	29.27
缺少理解支持	51	9.91	20.74

三甲医院本科实习护生在实习早期主要遭受语言暴力的原因是多方面的：沟通交流技巧方面选择率占 31.30%；专业操作技能方面选择率占 27.24%；教育培训欠缺方面选择率占 30.90%。

2.3 本科实习护生遭受语言暴力后的应对措施 见表3。

表3 本科实习护生遭受语言暴力后的应对措施(n，%)

项目	频 数	构成比(%)	选择率(%)
忍让回避	196	18.94	79.68
沮丧失落	135	13.05	54.88
以暴制暴	62	5.99	25.21
寻求帮助	177	17.11	71.96
宣泄情感	185	17.88	75.21
教育培训	103	9.96	41.87
职业失望	98	9.47	39.84
离职意向	79	7.64	32.12

三甲医院本科实习护生在实习早期遭受语言暴力的应对措施中，79.68%实习生采取忍让、回避；75.21%实习生会宣泄情感；54.88%实习生会产生沮丧失落情绪。

3 讨论

西方心理学家、教育家将"语言暴力"称为"看不见的灾难"，这种暴力造成的伤害，虽然看不见，但是却"字字见血，句句伤心"[2]。语言暴力给受害者心理上带来的痛苦，甚至大于躯体暴力。正是由于语言暴力对人的伤害具有内隐性，有可能伴随受害者终生，影响受害者身心健康。工作场所的语言暴力是全球现象，已经成为影响各行各业的普遍问题[3]。

3.1 本科实习护生遭受语言暴力现况

表 1 显示：本科实习护生在实习早期主要遭受临床护士冷嘲热讽选择率占 22.77%；带教护士的冷漠蔑视和威胁恐吓占 42.29%；遭受患者家属的各种语言暴力选择率占 54.89%；护生之间的语言暴力占 17.08%；社会人员批评性语言占 16.67%。

3.1.1 来自临床护士和带教护士的语言暴力

临床护理工作繁琐，病区患者多，护理人力不足，每位护士和带教护士承担护理工作量较大，所以对于护理教学就会力不从心[3]，会忽略学生的感受，对其指指点点，冷漠蔑视和威胁恐吓；有时为了督促学生完成临床实习任务，便会威胁学生。如"下次如果你再做不好操作，下班后练一个小时操作再走"、"连这个都做不好，你出科考试肯定不及格"。"没事不要坐在这里，去转转病房"等蔑视、不文明的语言。

3.1.2 患者或其家属的各种语言暴力

在护患关系敏感紧张的当下，患者维权意识日益增强，当患者的利益与预期目标不一致时，就会产生冲突[4]，护生就会受到患者或其家属的侮辱责骂(19.11%)、无理取闹(18.30%)和挑衅调戏(17.48%)。如"等你老师过来打好了，你们实习生不行"、"哎呀，都出血了，你怎么回事，会不会做呀"、"你这么笨以后还是不要做护士的好"等。患者得知自己得了重病后，在否认期容易漠视护士对其的关心，采取不配合治疗，用沉默的方式不听取护士的任何劝解。当患者对护士感到不满时，当面不会对其指责，而对实习护生产生语言暴力。

3.1.3 护生之间的讽刺挖苦

教师是学生学习和模仿的对象，教师对某一学生的看法和态度会直接影响到其他同学相互之间的看法和态度[4]。如"你连这个都不会啊"、"怪不得老师说你笨，名副其实啊"、"听说你出科考试又不及格啦"。

3.1.4 社会人员批评性语言

占 16.67%，当前舆论媒体的误导和盲目，导致社会人员不了解临床护理实际情况，停留于护士的机械性劳动层面，本科护生的理论知识扎实，尽管初到临床，遇到一些问题，随着本科实习生的自我反思和接受教育培训，抵御语言暴力的能力和情商不断提高。

3.2 本科实习护生遭受语言暴力原因

表 2 显示：本科实习护生在实习早期主要遭受语言暴力的原因是多方面：沟通交流技巧方面选择率占 31.30%；专业操作技能方面选择率占 27.24%；教育培训欠缺方面选择率占 30.90%。部分本科实习护生沟通能力和专业操作技能欠缺；护士与实习生之间的沟通是否融洽，对临床护际关系影响较大[5]。临床护理工作比较繁忙，容易忽略与患者及家属、管理者的沟通，很多问题出现后没有采取积极有效的措施去化解，问题容易越积越大，且容易引起他人的不谅解，以致产生语言暴力。相对于医生等其他医疗工作者，实习护生的地位比较低，患者及家属、管理者等容易迁怒于实习护生，往往采取语言暴力的形式，漠视实习护生的存在或对其工作不予以肯定。在医院接触到的是不同层次的患者，护理实习生不能与患者主动沟通、交流，或者沟通时态度生硬，易导致患者及家

属的不信任,使她们产生焦虑,对实习生失去信心[5]。临床护理带教是非常重要的工作,护理实习生实习效果的好坏直接影响临床护理质量。护理本科实习生刚进入临床初期,对周围环境陌生,患者不愿接受护理实习生的护理操作,导致护理本科实习生自信心减弱,产生各种问题[6]。

3.3　本科实习护生遭受语言暴力后的应对措施

本科实习护生在实习早期遭受语言暴力的应对措施中,79.68%实习生采取忍让、回避;75.21%实习生会宣泄情感;54.88%实习生会产生沮丧失落情绪。分析病区护理状况,如果观察到存在语言暴力问题,积极采取措施,创造良好的工作氛围,减少语言暴力的发生。建立语言暴力的应对机制:①奖励能够和同事相互支持的护士或护生,批评语言暴力实施者和唆使者;②护理管理部门建立适当的报告和处理机制,鼓励遭受语言暴力的护生报告情况;③提倡"零忍受",当护生受到语言暴力时不应畏惧,学会保护自己。

4　建议与对策

4.1　本科实习护生自身努力

遇到问题要积极主动与老师沟通,而不是背后抱怨与责骂。当做错事情受到批评时,不能消极应对,而应主动承认错误并承担责任,付诸行动进行改正。调整好自己的心态,做好每一项工作。护生之间应相互关心并努力改善与护士或带教护士之间的关系。当其他护生遭受到语言暴力时,要勇于表明看法,并进行有效的干预调节。抵抗挫折,从容应对。挫折是每个人成长过程中所必须经历的,摆正心态,告诉自己遭遇挫折是正常的,有了这种认知,就能够把坎坷"正常化",坦然面对、接纳它们。同时,通过自我调节,如把压抑、委屈说出来进行合理的、适度的宣泄,或者向家人和朋友倾诉,寻求心理安慰和支持,学会对其他人的不同观点持包容态度,同时增加自己的心理宽度等,想方设法地去处理问题,调整心态。

4.2　关心帮助患者

本科实习护生在护理工作中要有评判性思维能力和临床护理决策能力,不应机械的执行操作,应以饱满的精神状态和精心的护理专业服务照顾好患者。关爱患者,理解家属,当与患者之间存在误解和矛盾时,及时合理的沟通,耐心解决问题,站在患者的角度考虑,少抱怨、多关心,用真心、诚心、耐心和细心做好护理工作。

4.3　临床实习教育和培训

实习前2周进行岗前培训和教育,分类培训,针对临床护理中普遍存在的语言暴力现象,提高护生的人际沟通能力和随机应变能力。教会护生正确处理好与临床护士、带教护士间以及和领导,患者及其家属之间的关系。培训护生了解语言暴力的来源、原因和处理方法,护理专业学生能了解并防止语言暴力的问题。

本科实习护生遭受工作场所语言暴力的经历,不仅直接影响其身心健康,还可以影响其专业态度和职业安全，甚至产生离职意向,并给予充分重视[7]，制定相应政策和措施，加强教育培训，提高本科实习护生应对语言暴力能力。工作场所暴力已成为全球性问题，作为护理管理者和临床护士应认识语言暴力形成因素的复杂性和产生影响。

本论文是 2014 年学校大学生科技创新立项项目(编号：BY2014DKCX055)

参 考 文 献

[1]廖耀玲，刘田宇，万桂莲.工作场所暴力对实习护生的影响及应对策略[J].华夏医学，2010，23(4)：434-436.

[2]杨晓红，曹颖俐. 护士之间横向暴力的研究进展[J]. 护理管理杂志，2010，10(10)：716-718.

[3]田凌云，李映兰. 护士工作场所暴力现状与对策研究进展[J]. 护理学杂志，2012，27(6)：89-91.

[4]杨金东.大学生校园语言暴力研究——以云南省昆明市五所高校为例[J].现代教育科学，2013：29-35.

[5]凌楠.护士在工作场所遭受冷暴力的原因与研究现状[J]. 当代护士，2014：8-10.

[6]王文欢.护理实习生临床带教中存在的问题及对策[J]. 中国现代药物应用，2014，8(1)：242-243.

[7]田艳，杨静，白建坤. 儿科护士工作场所暴力现状及对策研究进展[J].中华现代护理杂志，2014，20(25)：3281-3283.

十五、主题辩论法在《护理伦理学》教学中的应用效果分析

王庆华

(滨州医学院护理学人文教研室，山东 烟台 264003)

摘要：目的 探讨主题辩论法在《护理伦理学》教学中的应用效果，为护理教育改革提供参考依据。**方法** 整群选取某护理学院 2011 级 280 名护理本科生为实验组，在护理伦理教学中应用主题辩论法；选取 2010 级 285 名护理本科生为对照组，采用常规讲授和案例教学法；比较两组效果。**结果** 94.29%(264/280)的实验组学生肯定主题辩论法在护理伦理教学中的目的和作用；肯定巩固伦理学知识选择率达 91.79(257/280)；主题辩论法增加学习伦理学兴趣和合作能力，肯定选择率达 87.86(246/280) 和 91.07%(255/280)；89.64%(251/280)和 84.64%(237/280)护生认为主题辩论法增加伦理评价和道德思维能力；肯定提高伦理决策能力选择率达 78.21%(219/280)和提高解决问题能力选择率达 75.36%(211/280)，提高语言表达能力选择率达 78.93%(221/280)和灵活应变能力选择率达 74.64%(209/280)。两种教学法在护理伦理学中的应用，实验组与对照组比较差异有统计学意义(χ^2=24.216，$P<0.05$)。**结论** 主题辩论法在《护理伦理学》中的应用，有利于学生伦理决策能力和思辨能力的形成和整体素质提高。

关键词： 主题辩论法 护理伦理学 案例教学

Application of the theme debate method in teaching of nursing ethics
WANG Qing hua

Department of Nursing Humanity of Binzhou Medical University, Yantai city, Shan dong province, 264003

Abstract： objective To study the effectiveness of the theme debate method in nursing ethics teaching on improving the students ethical ability. **Methods** 280 junior undergraduates of nursing as experimental group, using the theme debate teaching method in teaching nursing ethics practice, 285 senior undergraduates of nursing as control group, using case teaching method. The scores of the item were analyzed. Results 94.29%(264/280) students in experimental group think the theme debate teaching method was affirmed and 91.79(257/280) students in experimental group think the theme debate teaching method would consolidate the nursing ethical knowledge and theory;

87.86(246/280) and 91.07%(255/280) students in experimental group think the theme debate teaching method would motivate studying interests of nursing ethics and would fortify the teamwork; 89.64%(251/280) and 84.64%(237/280) students in experimental group think the theme debate teaching method would increase the ability of ethical evaluation and moral critical thinking and 78.21%(219/280) students think the theme debate teaching method would enhance the ability of ethical decision making; 75.36%(211/280) students learn to answer question in a easy and comprehensible way. 78.93%(221/280) and 74.64%(209/280) students in experimental group think the theme debate teaching method would increase the ability of language expression and communication skills and flexible capacity. The application of the theme debate teaching method could identify the problems which were difficult for the teachers to find out, help students practice nursing ethical theory and principles, and enhance students ability of ethical thinking and ethical decision-making ability. The experimental group compared with the control group was significant(χ^2=24.216, P<0.05).Conclusions The application of the theme debate teaching method in nursing ethics teaching practice is necessary and could enhance the students ethical thinking and ethical decision-making ability.

Key words: the theme debate teaching method; nursing ethics; case teaching;

《护理伦理学》是研究护理道德的学科，是培养护生人文素质的核心课程之一，通过学习护理伦理学的基本理论及技能，掌握分析伦理问题的原则和方法，增进护生处理伦理问题的思辨和分析决策能力。[1]本课程以课堂讲授加案例教学的模式较多见，但存在护生没有临床经验，对临床案例缺乏感性认识，护生参与讨论的积极性不高；课堂讨论学时短，学生多，教师无法了解每个学生对问题的思辨过程等问题。本研究尝试将"主题辩论法"应用于《护理伦理学》的教学过程中，实行学习小组讨论主题案例，准备主题辩论材料，组织主题辩论赛等，为护理伦理学教学提供新思路和新方法，教学效果明显。现报道如下。

1　对象与方法

1.1　对象

2014 年 3-7 月，整群选取我校护理学专业 2011 级五年制本科生 280 人作为实验组研究对象，其中男生 27 名、女生 253 名，年龄 18～23(21.0±4.5)岁，采用主题辩论法在《护理伦理学》的授课过程中。整群选取 2010 级五年制护理本科生 285 人作为对照组，其中男生 22 名、女生 263 名，年龄 19～24(22.0±5.5)岁，采用常规课堂讲授和案例教学法。《护理伦理学》在我校护理学专业三年级上学期开课，24 学时，理论 18 学时，实践 6 学时；教材采用姜小鹰主编《护理伦理学》第 1 版，人民卫生出版社。两组研究对象在授课教师、学时、课堂讲授、案例教学及课外辅导等方面比较无差异(P>0.05)。

1.2　方法

1.2.1　常规案例教学法

对照组采用课堂讲授和案例教学法，《护理伦理学》的主要内容如：护理伦理学的理论基础、护理伦理学的规范体系、护理人际关系的伦理道德、临床护理实践的伦理道德、生殖与性的伦理道德和安乐死与临终护理伦理道德等部分章节，对照组采用案例教学法，每班按学习小组分为6组，每组8-10人，组长负责讨论案例，形成小组结论，实践课上每组推选1名学生代表汇报小组结论发言，结合学生讨论的情况，老师做案例总结发言，引导学生应用伦理道德思维方法分析和解决护理工作中的伦理问题，逐渐提高学生的伦理评价和决策能力。

1.2.2 主题辩论法

实验组在常规教学基础上对授课内容实施主题辩论法。课堂授课时公布辩论题目如：海因茨偷药、试管婴儿、婚前性行为、器官移植、安乐死、玛丽发错药、看病难、看病贵、伤医伤护事件等主题，结合课本内容准备主题辩论赛，准备时间为2周，课下鼓励学生阅读与护理伦理课程相关的书籍、期刊、杂志和理解《护理伦理学》课程目标，教师指导学生把自己认为最有兴趣的问题、解决问题的思路、程序和结果写出体会。学生通过读书学会思考问题，进行伦理思维、道德思维和解决问题能力的锻炼，加深对《护理伦理学》课程的理解和应用。本课程有3次实践课，进行主题辩论赛3次；辩论赛程序为：每个学习小组推选3名辩手，3次实践课每个学习小组共有9名同学参加辩论赛，每次辩论赛分第一辩手(主辩手)、第二辩手(自由辩手)和第三辩手(总结陈述辩手)，每位辩手辩论时间3分钟，2个学习小组组成正方和反方，辩论一个主题，每个主题都有一名主持人，每个学习小组推选1名学生做评委，2个班共有12名学生组成评委团，现场评分，评选出最佳辩手、最佳辩论团队、最佳组织奖和最佳主持人奖等，颁发学院授予的荣誉证书和纪念品，与教师合影，有专门录制视频和摄像人员，辩论赛受到学生和教师的一致好评和积极参与。

1.3 效果评价

结合护理学专业特点，就护生对主题辩论法的理解和效果评价编写自编问卷，问卷由三部分内容组成：①对《护理伦理学》课程的认识、教学过程和教学方法、考核方式的评价；②对护理学专业学生伦理道德思维和能力的评价；③对《护理伦理学》课程的建议和期望。每一部分由数目不等的题目组成，每一题目设不同备选答案供护生选择。《护理伦理学》课程结束后以班级为单位集中发放问卷，为保证调查结果的真实性，以无记名方式由护生独立填写，发放问卷280份，回收有效问卷280份，回收有效率为100%。

1.4 统计学方法

采用SPSS 18.0统计软件进行统计描述和统计推断，计量资料采用均数加减标准差和u检验；计数资料采用率、构成比和卡方检验，$P<0.05$有统计学意义。

2 结果

表1 实验组护生对主题辩论法教学效果评价($n=280$，%)

项目	肯定	一般	否定
主题辩论目的作用	264(94.29)	11(3.93)	5(1.79)
巩固伦理理论知识	257(91.79)	16(5.71)	7(2.50)

项目	肯定	一般	否定
激发学习伦理兴趣	246(87.86)	21(7.5)	13(4.64)
增加团队合作能力	251(89.64)	15(5.36)	10(3.57)
增加伦理评价能力	255(91.07)	18(6.43)	11(3.93)
促进道德思维能力	237(84.64)	24(8.57)	19(6.79)
提高伦理决策能力	219(78.21)	37(13.21)	24(8.57)
提高解决问题能力	211(75.36)	43(15.36)	26(9.29)
提高语言表达能力	221(78.93)	42(15.00)	17(6.07)
提高灵活应变能力	209(74.64)	46(16.43)	25(8.93)

2.2 《护理伦理学》教学效果评价

两组护生分别对《护理伦理学》的教学效果进行评价，其中实验组中94.29%(264/280)持肯定态度，仅有4人(1.43%)持否定态度，其余为一般；而对照组中持肯定态度的有239人，占85.39%，否定的有7人，占2.50%，其余为一般。

2.3 《护理伦理学》考试成绩分布

两组护生《护理伦理学》成绩均呈正态分布(具体见表 2)，两年级成绩分布相比有统计学意义($P<0.05$)。

表2　两组护生《护理伦理学》考试成绩分布比较(%)

组别	平均分	标准差(SD)	优秀(%)	良好(%)	中等(%)	及格(%)	不及格(%)
对照组	82.79	5.25	4.56	41.43	46.25	6.97	0.79
实验组	86.65	3.62	9.77	49.36	38.93	1.94	0.00

3 讨论

护理伦理学是以伦理学基本原理和原则为指导，以护理道德为研究对象，探究护理实践与护理科学发展中护士之间、护士与他人之间、护士与社会之间关系的行为规范和道德准则，是护理学和伦理学相融合的交叉学科。目前护理教育中"以学生为主体，教师为主导"的双主理念，已成为当今教育教学的主流意识[2]。这种"主体主导论"的出发点，既充分发挥学生的主观能动性和创造性，培养学生自主学习与创新能力，同时又发挥教师的启发引导作用。"主题辩论法"应用于护理伦理学教学过程中，根据教学大纲要求，确立重点伦理内容的主题案例；要求学生在准备主题辩论过程中进行自主学习、合作探究、展示交流、总结反思等环节，激发学习动机，由被动学习变为主动学习和积极参与辩论赛，由教师管理变为学生自主管理；同时主题辩论教学要求师生既是学习情境的组织者，又是学习情境中的共同探讨者，强化对伦理知识的理解和运用[3]。

3.1 主题辩论法增加学习伦理学兴趣和决策能力

表 1 示：实验组多数护生肯定主题辩论法的目的和作用，选择率达 94.29%(264/280)；

肯定巩固伦理学知识选择率达 91.79(257/280)；主题辩论法增加学习伦理学兴趣和合作能力予以肯定，选择率达 87.86(246/280) 和 91.07%(255/280)；89.64%(251/280) 和 84.64%(237/280)护生认为主题辩论法增加伦理评价和道德思维能力以及提高伦理决策能力选择率达 78.21%(219/280)，肯定解决问题能力选择率达 75.36%(211/280)和提高语言表达能力选择率达 78.93%(221/280)以及提高灵活应变能力选择率达 74.64%(209/280)。近年来高等医学教育招生规模的扩大与教学资源不足的矛盾越来越突出，班数多、授课班每班人数偏多等因素，要求教师进行教学方法改革；大量扩招的另一后果是学生平均智力水平逐年降低，造成学生的平均能力水平逐年下降[4]。主题辩论法形式新颖，针对护理实践中伦理困境和伦理问题提出主题案例，主题明确，学习小组成员合作，师生共同讨论主题和解决伦理问题的策略，探索适合《护理伦理学》教学的新模式，以此提高学生的自主学习能力、伦理道德思维能力、伦理决策能力、解决问题能力、合作能力和语言表达能力等，促进学生整体素质提高[5]。

3.2 创新《护理伦理学》授课组织形式

实验组多数护生肯定主题辩论法，选择率达 94.29%(264/280)；对照组肯定常规案例教学法选择率达 85.36%(239/280)；两组比较有显著性差异($P<0.05$)。目前课程授课多数采用课堂授课、学生听讲的组织形式，既不利于培养学生自主学习和探索、创新能力，也不利于学生的个性化发展。本团队教师一直采用讲授和案例教学相结合的教学形式，鼓励学生积极参与课堂，目前由于在校学生人数多，师资力量不足，难以达到满意教学效果。本研究尝试主题辩论法于护理伦理学教学过程中，教师按照教学大纲准备和推荐伦理主题的建议，学习小组成员集体讨论，选定辩论主题，教师引导学生学习伦理学相关资料和与学生交流、讨论伦理主题，学生则要阅读大量伦理学资料和相关法律法规，思考主题的伦理困境，提出问题，小组成员交流讨论，形成正方、反方问题和对策，制定辩论赛的流程和赛后总结反思和需要完善的方面。

3.3 促进学生个性发展和总体素质提高

表 2 示：两级护生《护理伦理学》成绩均呈正态分布，优秀、良好、中等、及格和不及格以及两年级成绩比较有差异性($P<0.05$)。主题辩论法不仅可以使学生明确如何学和学什么，而且可以使教师明确怎样教和教什么，促进师生完成教学目标和学生个性发展[6]。教师在教学过程中实施主题辩论法和学习小组合作学习和课下学生讨论活动，明确学习主题和重点，能使学生变被动、强迫性学习为主动的、有兴趣的学习，变死记硬背式学习为轻松愉快学习和体验式学习。使学生在学习护理伦理学过程中学会思考，培养学生的伦理决策、道德评价能力和个性发展。

主题辩论法应用在护理伦理学教学过程中，强调学生对伦理主题的思辨性、主动性、参与性和决策性，强化自主学习和团队合作精神；在辩论过程中，锻炼学生的语言表达能力和灵活应变能力，[1]学生深刻理解伦理困境的历史现状和解决依据；根据伦理主题辩论活动准备过程，教师启发学生思考现实伦理问题，引导学生去认知、去思考和发现伦理学领域的新问题、新动向，最大限度地调动学习的积极性和自主性，并在主题辩论活动中培养学生的伦理道德思维和伦理决策能力。

参 考 文 献

[1]姜小鹰，吴炜炜，张旋.《护理伦理学》案例式教学效果分析[J]护理研究，2008，22(10)：2166-2167.

[2]张俊娥，颜君，高玲玲，等. 护理伦理学教学中应用案例讨论法对培养护生职业情感的作用[J]. 护理学杂志，2009，24(1)：24 -26.

[3]王华生，赵玉鹏，黄萼华. 医学人文教育中理论讲授与实践教学的整合[J]. 中国医学伦理学，2011，24 (6) ：813 -814.

[4]伍永慧，段霞，施雁. 临床护士护理伦理认知及教育情况调查分析[J]. 中国护理管理，2011，11(3) ：71-73.

[5]李桃，罗艳华，周英. 电影教学法和档案学习法在护理伦理学教学中的应用[J]. 护理研究，2011，25(12)：3287-3288.

[6]王建华. 护理伦理学课程注重临床伦理实践教学的探析[J]. 中国医学伦理学，2012，25(3) ：310-312.

[7]杜萍. 基于军医大学护生视角的护理伦理学课程现状与改革[J]. 中国医学伦理学，2013，26(1) ：47-49.

十六、学生标准化病人在护理管理学案例教学中的应用

王庆华

摘 要：目的 探讨学生标准化病人(SSP)在《护理管理学》案例教学中的应用效果。**方法** 整群选取某护理学院 2011 级 282 名护理本科生为实验组，在案例教学中应用学生标准化病人；选取 2010 级护理本科生 285 人采用常规案例教学法进行对照，比较两组教学效果。**结果** 实验组 97.16%(274/282)的护生肯定 SSP 的作用；94.68%(267/282)的护生肯定 SSP 教学法巩固护理管理理论知识；95.39%(269/282)的护生认为 SSP 教学法激发学习护理管理学兴趣。90.41%(255/282)的实验组护生认为 SSP 教学法增加团队合作能力；82.27%(232/282)的实验组护生认为 SSP 教学法增加评判性思维能力；75.53%(213/282)的护生认为 SSP 教学法使他们明确个人职业定位；78.37 %(221/282)的护生学会解决问题能力。实验组护生考试成绩(85.38±4.26)与对照组护生成绩(81.74±6.39)比较有显著性差异(χ^2=12.357，P<0.05)。**结论** SSP 应用在《护理管理学》案例教学中，可以提高护生管理能力和整体素质。

关键词： 学生标准化病人　护理管理学　案例教学

Application of student as standardized patient in the case teaching of nursing management

WANG Qing hua

Department of Nursing Humanity of Binzhou Medical University, Yantai city, Shan dong province, 264003

Abstract：objective To study the effectiveness of students as standardized patient(SSP) on improving the students ability in nursing management. Methods SSPs were selected after training and evaluation of student volunteers and then employed in the case teaching practice of nursing management. 282 junior undergraduates of nursing as experimental group, using SSP in case teaching practice, 288 senior undergraduates of nursing as control group, using case teaching practice. The scores of the item were analyzed. Results 97.16%(274/282)students in experimental group think SSP role was affirmed and 94.68%(267/282)students in experimental group think SSP teaching method would consolidate the knowledge management theory; 95.39%(269/282)students in experimental group think SSP teaching method would motivate studying interests of nursing management; 90.41%(255/282)students in experimental group think SSP teaching method would fortify the teamwork; and 82.27%(232/282)students in experimental group think SSP teaching method would increase critical thinking and

75.53%（213/282）students think SSP teaching method would made themselves clear personal career orientation; 78.37 %（221/282）students learn to solve problems in a easy and comprehensible way. The application of SSP could identify the problems which were difficult for the teachers to find out，help students practice nursing management theory and principles，and enhance students ability with timely feedback. Help develop students communication skills. The test scores of the nursing management in experimental group is（85.38±4.26），and the control group is（81.74±6.39），there is a significant difference in the two group（χ^2=12.357，$P<0.05$）.Conclusions The application of SSP in case teaching practice of nursing management is an objective，rational and effective teaching method，would motivate studying interests of nursing management and fortify the teamwork; and the ability of solve problems.

Key words：Student as standardized patient；nursing management；case teaching

　　《护理管理学》是护理学专业本科必修课和人文素质类核心课程之一，是自我管理、目标管理和管理人、财、物、时间、技术、信息和空间资源的基础，是管理理论、方法和技巧在护理工作中应用的学科。目前我院在护理学专业本科学生中（五年制）及专升本（两年制）中开设《护理管理学》，课本内容理论性强、抽象，学生难易理解和应用，教师在授课过程中常规采用案例教学法和学习小组讨论式学习。1968 年，美国神经病学教授巴罗斯（Barrows）首次提出标准化病人（Standardized Patients，SP）概念，即 SP 作为正常人，经过培训，发挥扮演病人、充当评估者和教师的三种功能[1]。1991 年，SP 引入我国，SP在临床技能考核中充分发挥模拟病人和评估者的双重作用。本项目在案例教学基础上引入学生标准化病人（Student as Standardized Patient，SSP），招募本学院见习护理本科生（简称护生）20 名作为 SSP，经过系统培训，尝试用于《护理管理学》案例教学中。现报道如下。

1　对象与方法

1.1　对象

　　2014 年 3 月至 7 月，选取我校护理学专业 2011 级 5 年制护生 282 名为实验组，其中男生 27 名，女生 255 名，年龄 19～23（20.0±4.5）岁，采用 SSP 教学法在《护理管理学》案例授课过程中。选取我校护理学专业 2010 级 5 年制护生 288 名为对照组，其中男生 22 名，女生 266 名，年龄 18～24（21.0±5.5）岁，采用常规案例教学法。《护理管理学》在我校护理学专业 3 年级上学期开课，36 学时，理论 24 学时，实践 12 学时，采用李继平主编《护理管理学》第 3 版教材。两组护生在授课教师、学时、课堂讲授、案例教学、实践辅导等方面具有可比性。

1.2　方法

1.2.1　常规案例教学法

　　《护理管理学》主要内容包括管理理论与原理、计划、组织、领导、激励、控制、人力资源管理和护理质量管理等部分章节，实验组和对照组均按学习小组分为 6 组，每组 8-10 人，课下讨论案例，形成小组结论，实践课上分享每个小组讨论结果。如在讲述护理人力资源管理章节中的护理人员编配时，教学目标是让护生将人力资源编配原则灵活运用于实践中，学会在考虑各种影响因素的前提下进行人员编配和排班原则，选择新颖、护生熟悉又感兴趣的案例，与护理实践紧密结合，引导学生用所学管理学解决问题。如在讲述护理质量管理时，穿插媒体曝光的与护理管理工作有关的典型案例，实践讨论课上分组进行案例讨论后推选护生代表上讲台发言，结合护生讨论的结果，教师做总结点评，引导护生应用管理思维和管理方法解决实际工作中的问题。

1.2.2　SSP 教学法

实验组护生在常规案例教学基础上对部分内容实施 SSP 教学法。①根据教学要求确立 SSP 在案例教学中的应用章节和 SSP 培训，提前 1 周布置给护生讨论案例。②SSP 入选条件和培训：选取 2010 级本科见习且已学过《护理管理学》课程的部分品学兼优的护生 20 人为 SP；具有饰演病人或护理管理者角色的能力。承诺愿意被化妆为病人或护理管理者、愿意接受同学的体格检查及配合案例教学中情境表演并签订书面协议。培训时间 2 周。首先教师将编制案例及剧本发给 SP 学生，护生预习案例，然后安排其去临床医院相应科室见习，熟悉所扮演病人的临床症状、典型表现以及处理措施或者护理管理者的工作职责。经过预演，教师指导、反复排练、项目组考核，符合条件学生作为 SSP 参与本次研究。③SSP 在案例教学过程：课堂教学前教师与 SSP 准备：授课前，所有参与实验教师与 SSP 一起进行集体备课。授课教师与 SSP 演示要学习的护理管理学案例内容，项目组教师指出教学过程中存在问题及完善措施。课堂案例教学前护生准备：授课前 1 周，将教学案例及剧本分发给实验组学生，要求学生熟悉案例和实施过程中的注意事项等。要求学生思考剧本中涉及病人提出各种问题，考虑给予适合病人的通俗易懂的应答语言。教学过程：如在讲授护理管理的社会属性特征时，选择在护理工作中随时可能发生情景，例如：一位青年女性白血病患者（SSP 扮演）午间在病区走廊一角哭泣，让护生思考自己作为中午班护士采用哪些方法处理并说出理由，引发护生思考。实践讨论课将实验组护生每班分为 6 组，每位教师负责 2 个学习小组和 2 个 SSP。SSP 演示案例教学流程，学习小组成员就案例中的问题进行体格检查、询问 SSP 和小组成员讨论分析，小组代表陈述小组结论，教师总结点评。

1.3　评价

研究者自行设计调查评价表：包括 SSP 的作用、SSP 教学法是否巩固护理管理理论知识、激发学习护理管理学兴趣、提高团队合作能力、沟通交流能力、评判性思维能力、临床决策能力、解决问题能力、有利于明确个人职业定位、明确专业发展趋势等 10 个方面是非问题。课程结束后比较两组护生考试成绩，由研究者以班级为单位集中向实验组学生发放评价表 282 份，说明研究目的和填写的注意事项，做到知情同意，回收评价表 282 份，有效回收率 100%。

1.4　统计学方法

采用 SPSS 18.0 统计软件包进行统计描述，计数资料采用百分比进行描述，组间比较采用 χ^2 检验，$P<0.05$ 具有统计学意义。

2 结果

2.1 护生对 SSP 教学评价见表 1。

表1 护生对SSP教学评价(n=282，%)

项目	肯定	否定
学生标准化病人作用	274(97.16)	8(2.84)
巩固管理理论知识	267(94.68)	15(5.32)
激发学习管理学兴趣	269(95.39)	13(4.61)
增加团队合作能力	255(90.41)	27(9.57)
增加沟通交流能力	246(72.34)	36(12.77)
促进评判性思维能力	232(82.27)	50(17.73)
提高临床决策能力	229(81.21)	53(18.79)
提高解决问题能力	221(78.37)	61(21.63)
明确个人职业定位	213(75.53)	69(24.47)
明确专业发展趋势	211(74.82)	71(25.18)

2.2 两组护生《护理管理学》考试成绩比较见表 2。

表2 两组护生《护理管理学》考试成绩比较(n，%)

项目	组别	得分(分，$\bar{x}\pm s$)	t 值	P 值
实验组	282	85.38±4.26	7.980	0.000
对照组	288	81.74±6.39		

3 讨论

标准化病人(student standardized patients，SP)用于医学教育已近半个世纪，主要应用于各医学类专业学生的临床技能训练与考核中[2]，包括调动学生的学习积极性和主动性，巩固专业知识，提高学生的临床诊断能力、沟通交流能力和各项临床操作能力，培养敏捷、正确的临床思维和决策能力等[3]。SSP 扮演病人或护理管理者角色，可以与学生进行互动交流，激发学习兴趣，巩固护理管理学知识和技能，提高教学质量和学生的整体素质。

3.1 SSP 教学法有利于提高护生管理思维和管理能力

表 1 显示：97.16%(274/282) 的实验组护生肯定 SSP 在案例教学中的作用；94.68%(267/282)的实验组护生认为 SSP 教学法巩固护理管理理论知识；95.39%(269/282)的护生认为 SSP 教学法激发学习护理管理学兴趣；90.41%(255/282)的实验组护生认为 SSP 教学法增加团队合作能力；82.27%(232/282)的实验组护生认为 SSP 教学法增加其评判性思维能力；75.53%(213/282)的护生认为 SSP 教学法使他们明确个人职业定位；78.37 %(221/282)的护生学会解决问题能力。所有 SSP 认为 SSP 的经历深化其对护理管理学知识和技能的认识及因为被别人需要而感到快乐[4]；在每次《护理管理学》案例教学课前，SSP 参与教师集体备课，并提前了解案例过程及相关知识。标准化病人教学方式属于

情境教学范畴，利用有思想、有感情的人充当病人或护理管理者角色，这是 SSP 教学方式与普通的模拟教学最大区别[5]。激发学习兴趣可提高学生学习的积极性、主动性。学生扮演 SSP 经历就像曾经患过病的护士知道如何同情关心病人一样，通过总结护生在交流时缺陷而提高其沟通、交流能力[6]。

3.2 SSP 教学法有利于提高护理教学质量和学生整体素质

SSP 教学法是一种将真实病人引入课堂的教学方式，学生在 SSP 的表演和互动过程中，像管理人员一样进行思考和分析问题，从中获得运用管理知识、技术和技巧分析与解决护理管理问题的真实体验，不仅可以达到理解管理基本原理、掌握护理管理基本理论知识的目的，而且还有助于帮助学生养成创造性的思维习惯，培养学生管理能力、思维能力。表 2 显示：实验组护生《护理管理学》考试成绩（85.38±4.26）与对照组护生成绩（81.74±6.39）比较有显著性差异（χ^2=12.357，$P<0.05$）；SSP 教学法为护生提供锻炼机会，培养了护生的团队合作、沟通交流能力和评估病人能力，符合现代护理教育改革的方向[7]。在教学过程中需要教师博学专长，热爱学生，精心备课和灵活的授课艺术，知学生之所想，做学生的导学者和引路人，启发智慧，巩固专业认同感和职业生涯规划。护生对 SSP 教学法评价较高，考试成绩普遍提高，整体素质提高。学生的学习变枯燥的理论学习为有趣的互动学习和自主学习[8]。本研究为护理教育者培养适应时代需要的实用型护理人才提供教学的新思路、新方法；为护理管理者进行护理人员的人文沟通、评估病人、管理培训等方面提供参考依据。

参 考 文 献

[1]钟玉杰，王敏，李勤. 从 10 年文献回顾分析我国标准化病人教学的发展[J].中华护理杂志，2009，44（3）：259-261.

[2]邵永祥. 标准化病人教学方法在医患沟通实践教学中的探索[J]. 中国医学伦理学，2010，23（3）：90-91.

[3]王卉，尚少梅. 标准化病人对社区护理实践教学的启示[J]. 护理管理杂志，2010，10（3）：202-204.

[4]郭谊楠，许乐，梁冰，等. 应用标准化病人提高护理本科生应急能力的研究[J]. 中华护理教育，2011，8（2）：71-72.

[5]慕小红. 健康评估实践教学中学生标准化病人的培训[J]. 护理管理杂志，2011，11（10）：714-716.

[6]李红. 学生标准化病人护理教学研究进展[J]. 护理管理杂志，2011，11（1）：44-46.

[7]吕雨梅，张秀花，高井全等.在康复护理教学中引入学生标准化病人的探索[J]. 护理研究，2012，26（4）：1041-1043.

[8]谢欣，刘艳瑞，郭斌.采用标准化病人教学法改善肿瘤科医生临床沟通技能的探索[J]. 中国医学伦理学，2014，27（1）：62-63.

十七、任务驱动教学法在《基础护理学》实验操作中的应用

1.研究者及其单位 姜莹洁 王庆华（通讯作者） 滨州医学院
2.刊出单位 齐鲁护理杂志，2015，28（6）：345-346.

摘 要：目的 探讨任务驱动教学法在基础护理学实验操作中的应用效果。方法 2012 级护理学本科专业某班 67 名学生，分为实验组和对照组，实验组采用任务驱动教学法，对照组采用以授课为基础的传统学习方法。结果 实验组学生的平时成绩（15.71±2.59），考试成绩（42.85±5.35）和实验操作成绩（25.56±2.15）均优于对照组（$P<$0.05），实验组学生优良成绩人数分布、实验操作总评成绩均高于对照组（$P<0.05$）。实验组学生平时成绩与考试成绩和实验操作总成绩呈正相关（R=0.587，$P<0.05$）。结论 任务

驱动教学法是一种探究式的教学方法，能够提高学生的参与度和学习积极性，提高学生的动手操作能力和合作能力，有利于提高教学质量。

关键词：任务驱动教学；基础护理学；实践操作；应用

The application of task-driven teaching method in the operation of basic nursing

Abstract：Objective：To investigate the effect of application of task driven teaching method in the experimental operation of basic nursing science. Methods: 2012 nursing undergraduate professional 67 students, Grade 2012 nursing undergraduate professional 67 students, divided into experimental group and control group, the experimental group using task driving teaching method, the control group used the traditional teaching method of lecture-based learning. Results: the course examination showed that the experimental group students usually scores, the examination results and experimental operation scores higher than the control group（$P<0.05$），students in the experimental group the number distribution of the excellent performance is better than the control group（$P<0.05$），the experimental group students experimental operation grades higher than that of the control group（$P<0.05$）. The experimental group students usually scores positively with test scores and total score of the experimental operation related（$R=0.587$，$P<0.05$）. Conclusion: task driven teaching method is a kind of probing into type teaching method, can improve the students'participation and enthusiasm of students, improve teaching quality and the students ability

Key words：Task-driven teaching method；Basic Nursing；Practical operation； application

任务驱动教学法是建立在建构主义基础上的一种现代教育方法，起源于国外，其中做出突出贡献的是英国的语言学家 Jane wiilis 建立的任务驱动教学法实施框架[1]。任务驱动教学在教学过程中，将以往以传授知识为主的教学理念转变为以发现问题，解决问题的互动式教学理念，其过程遵循学生为主体，教师为主导，任务为驱动，引导学生形成自主学习。基础护理学是护理学专业一门很重要的学科，实践教学在教学学时中占有很大的比重，通过实践可以让学生熟练掌握基本的护理实践操作，为今后临床护理工作奠定基础。传统的教学方法以教师为中心，教师按章节讲解，演示操作，学生练习的方法，在临床护理中也带来良好效果[2]。但是随着医学模式的转变，护理模式也随之变化，因此对实践教学提出更高要求，如何提高学生解决问题的能力以及动手操作能力等，成为亟待解决的问题。在我校 2012 级护理专业某班本科生中开展任务驱动教学法，通过课程考试，实验操作和问卷调查的方式进行分析评价，效果良好。现报道如下。

1 研究对象和方法

1.1 对象

采用整群抽样的方法选择某医学院 2012 级护理本科专业某班 67 名同学为研究对象，分为 6 个学习小组，一二三组 33 名学生为对照组采用以授课为基础的传统教学法，四五六组 34 名为实验组采用任务驱动教学法，学生的前期成绩、年龄，性别、兴趣等比较差异无统计学意义（$P>0.05$），两组由同一教师授课，教材、实验课内容和实验总学时相同。

1.2 任务驱动教学法的实施

基础护理学的实验共 15 次 45 学时，包括患者床单位的准备、无菌技术操作、口腔和皮肤护理、生命体征测量、中心供氧装置吸氧法、吸痰法、给药的方法、静脉输液和输血、排尿异常的护理。以口腔护理为例：(1)对照组同学采用传统的教学方法，教师在讲解口腔护理的相关知识和注意事项后，进行技术操作演示，然后组织同学自主练习，老师进行相应辅导。(2)实验组采用任务驱动教学法，老师首先对任务驱动教学法的概念，实施步骤及作用进行讲解，使同学理解，现以口腔护理为例，①课前教师对任务驱动教学法的概念和实施步骤以及意义进行讲解。课前分组将全班学生按学号分组，每组选一名组织能力强的学生担任小组长。②课前一周以案例形式下达任务，如病人张某，女，38 岁，术后未醒，需要进行口腔护理。任务一：了解口腔护理的目的，需要准备的用物及注意事项。任务二：学会对病人进行护理评估。任务三：掌握口腔护理的步骤。学生根据下达的任务，在小组长的带领下利用课余时间收集相关资料。③教师上课时先检查学生的知识准备情况：由每组的学生代表汇报课前的准备状况，教师根据学生的知识准备，对一些重要知识进行补充。④分组讨论，制定完成任务的工作流程。⑤实施：学生根据工作流程，设计与临床一致的情景，分配角色，进行情景模拟，通过操作完成各项工作任务。⑥工作任务展示、总结、评价：学生情景演练成熟后，以小组形式进行成果展示，教师与学生针对每组完成任务的情况给予总结、评价。

1.3 评价方式

对照组和实验组均包括平时成绩(出勤率，课堂表现，课后作业)，理论考试成绩和实验操作成绩(最基本的护理操作任意抽选一项)，总成绩采用百分制，平时成绩占 20%，理论考试成绩占 50%，实验操作成绩占 30%。两组三部分测试内容相同。实验课程结束后，教师自行设计调查问卷，发放 67 份，回收 67 份，回收率 100%。

1.4 统计分析

采用 SPSS17.0 软件分析，计量资料采用 $(x \pm s)$ 表示，用 t 检验，等级资料用 Wilcoxon 检验，计数资料用用卡方检验，对任务驱动教学组平时成绩与实验设计和实验操作总成绩相关性采用一元线性相关分析，检验水准 $\alpha = 0.05$。

2 结果

2.1 对照组和实验组平时成绩、理论考试成绩和实验操作成绩比较

实验组的平时成绩，理论考试成绩和实验操作成绩均高于对照组($P < 0.05$)，说明任务驱动教学法有利于提高学生平时成绩、理论考试成绩和实验操作能力。

表1　对照组和实验组学生成绩比较($\bar{x} \pm s$)

分组	人数	平时成绩	实验操作成绩	理论考试成绩
传统教学组	33	14.27±2.58	23.00±2.57	40.12±4.94
任务驱动组	34	15.71±2.59	25.56±2.15	42.85±5.35
t		2.27	4.23	2.17
P		0.03	0.00	0.03

2.4　对照组和实验组学生总评成绩比较

总评成绩为两组学生最后各部分成绩得分之和。对照组和实验组总评成绩按优秀（≥90）、良好（80-89）、中等（70-79）、及格（60-69）不及格（＜60）进行统计。经 Wilcoxon 检验实验组总评成绩学生优秀人数分布高于对照组（$P<0.01$），说明实验组优秀成绩人数分布明显好于对照组，而传统教学方法组成绩人数主要分布于中等分数段见图1。

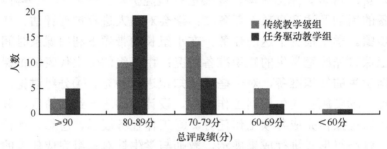

图1　两组总评成绩学生优良人数成绩分布比较

将两组学生总评成绩按从高到低排序统计，实验组学生实验总评成绩明显高于对照组（$P<0.01$），说明任务驱动教学有利于提高护理学生实验总评成绩，见成绩折线图2。

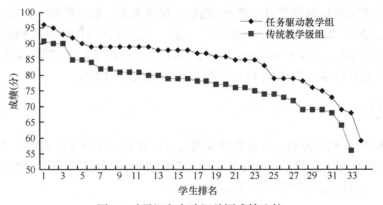

图2　对照组和实验组总评成绩比较

2.3　实验组学生平时成绩与实验操作和理论考试作总成绩的相关分析

将实验组学生的平时成绩与理论考试成绩和实验操作总成绩进行一元线性相关分析，实验组的平时成绩与理论考试成绩和实验操作总成绩呈正相关（$R=0.587$，$P<0.01$）说明在任务驱动教学中强化学生平时学习可以加深学生对理论的掌握和操作的能力提高见图3。

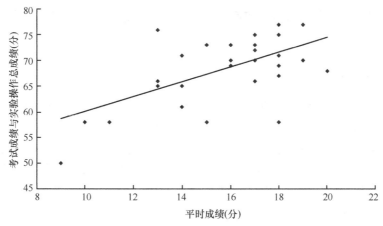

图3　实验组平时成绩与实验操作和考试总成绩的相关性分析

2.4　调查问卷分析

通过调查问卷结果显示实验组学生对任务驱动教学法效果的满意度高于对照组，说明学生接受任务驱动教学模式见表2。

表2　对照组和实验组学生教学评价效果比较

评价项目	传统教学		任务驱动教学		χ^2 值	P 值
	赞同	不赞同	赞同	不赞同		
提高实践学习效率	15	18	27	7	8.26	0.004
提高实践操作兴趣	15	18	28	6	9.92	0.002
所学知识记忆深刻	9	24	30	4	25.58	0.00
利于学习知识理解	18	15	31	3	11.44	0.001
提高课堂参与度	21	12	31	3	7.31	0.007
利于自学能力提高	17	16	20	14	0.36	0.547
锻炼沟通合作能力	16	17	19	15	0.37	0.544

3　讨论

随着知识时代的到来，教育越来越重视学生的创新精神和实践能力，为了满足时代的需要，尝试任务驱动教学的研究和探索，通过以学生为主体，让学生参与课堂教学，从而使课堂重新焕发活力。针对基础护理学实验操作中过分依赖教师，而忽视学生的主动探索与创新的问题，采用任务驱动教学的方法，旨在改变重讲轻练，重知识的传授而忽视操作能力的培养问题，力求让学生可以主动思考与创新[3]。

3.1　任务驱动教学法提高护理专业学生的综合素质

表1和图2显示，采用任务驱动教学法的学生平时成绩和实验操作，考试成绩均要优于传统教学方法，显示出实验组学生的综合素质均有提高，而且基础护理学是以基本技能操作为主要内容的课程，其操作内容多，教学时数有限，教师辅导任务繁重，在操作中教师无法对学生进行单位时间的逐一辅导，任务驱动教学法可以充分开发学生智慧，对于学

生的参与度和教学效果均有提高。实施任务驱动教学法达到了普遍提高学生护理综合素质的预期效果。

3.2 有利于提高教学效果。

图1显示,任务驱动教学组的总评成绩均高于传统教学组,说明相比传统的教学方法,任务驱动教学法可以使学生的成绩得到质的飞越,原因可能是通过任务驱动教学法,学生为了完成各项学习任务,必须建构自己的知识体系,要进行独立思考、查阅资料、课堂讲授、示教、讨论、教师评价等过程,在轻松的学习氛围中提高了学生的主观能动性,提高了学习兴趣,把对知识的探求作为一种愉快的经历,乐于学习,将被动学习变为主动学习,有利于教学效果的提高。

3.3 提高学生的护理操作技能。

图3显示,任务驱动教学组的平时成绩和实验操作与考试总成绩呈正相关,说明强化学生的平时成绩有利于加深学生对知识的掌握以及提高操作的能力。任务驱动通过分配任务,使每个学生都可以参与到其中,通过平时的参与,可以使学生对操作有系统的理解,而且在探讨中不断学习,使学生可以锻炼自己的动手能力,使操作技能在锻炼中提高。

3.4 有利于学生的独立思考、创新和自主学习能力

表2显示,任务驱动教学法不论在提高学生的自主创新,动手能力,主动学习等方面均得到同学的肯定。现代教学不仅注重知识的提高,更注重合作和沟通能力的培养[4]。相比于传统教育中教师的主导地位,任务驱动教学法更加注重学生与学生,学生和教师的沟通,其以小组为单位,通过学生的相互合作来完成任务,并需要老师来进行指导与评价,提高学生的沟通与合作能力,而且任务驱动教学法中教师仅仅提供任务所需要的材料,而对任务的内容和形式不加以限制,从而使学生可以充分自由发挥,最后呈现形式多种多样,采用任务驱动教学法,学生不仅掌握了知识,而且在操作实践中能举一反三,使创新思维在学习中得以激发[5]。

3.5 有利于教师专业素养和自身能力提高

任务驱动教学法中教师的作用至关重要,无论是任务的选取还是任务的过程,都决定了学生的学习质量,尤其在任务的选取上,任务的大小、难易程度,教师都应按照任务驱动教学法的固有规律来设计教学任务,使学生能够将课堂理论知识和操作实践相结合,因此对教师的专业知识,专业技能以及对相关学科的把握都提出更高的要求,需要老师不断地学习,从而提高其自身能力和专业素质。

任务驱动教学法通过任务完成的方式来进行知识的学习和能力的培养,不仅使学生的学习质量得到提高,而且促使护理专业教师全面细致的了解课程,教学方法以及评估方法的经验,取得传统教学方法达不到效果[6]。它使学生将学习当作一种乐趣和享受,培养出社会所需要的新型护理学专业人才。

参 考 文 献

[1]周西云,闫益,孙鹏飞.任务驱动教学法实验过程与方法探究[J].课程教育研究,2014,5(7):168-170.

[2]王克芳,高庆岭.护理学基础实验教学的思考与改革[J].护理进修杂志,2003, 18(12):1088-1089.

[3]贺利平.任务驱动教学法在《基础护理学》教学中的应用[J].教育论坛,2010,7(7):103-104.

[4]宓伟,曲巍,练武,等.TBL教学法在营养与食品卫生学中的应用研究[J].中国卫生事业管理,2013,(11):855-858.

[5]张珣,金正理."任务驱动"在提高大学生主体地位教学中的优势和实施[J].杭州电子工业学院学报,2001,21(2):55-58.

[6]王庆华.形成性评价在护理管理学教学中的应用[J].护理学杂志,2011,26(14):77-78.

十八、头脑风暴法在《护理伦理学》小组案例教学中的应用

1. 研究者及其单位　张昌领　王庆华(通讯作者)　滨州医学院

2. 刊出单位　齐鲁护理杂志拟发表

摘　要：目的　探讨头脑风暴法在《护理伦理学》小组案例教学中的应用效果。**方法**方便选取2012级护理本科1班为实验组,本科2班为对照组,实验组采用头脑风暴法进行小组案例教学,对照组采用传统的授课方法。**结果**　调查结果显示实验组学生认为该方法有利于培养伦理兴趣、道德意识和提高学习的积极性,认可头脑风暴法在护理伦理学小组案例教学中的应用(P<0.05)。**结论**　头脑风暴法有利于提高护理伦理学教学质量,培养学生道德能力和伦理评判能力。

关键词：头脑风暴法；护理伦理学；小组案例教学；应用

Effect of the brain-storming method on group teaching of nursing ethics

Abstract：Objective　To explore the application effects of Brain-storming method on the group case teaching of Nursing ethics. Methods Class one from grade 2012 majoring in nursing were taken as the experimental group, with class two from grade 2012 as the control group. The experimental group used the Brain-storming teaching method, while the control group used the traditional teaching method. Results The results of survey indicate that the experimental students acknowledge the application of Brain-storming method on group case teaching of nursing ethics(P<0.05). Conclusions Brain-storming teaching method can help to improve the quality of group case teaching and cultivate moral abilities and ethical capabilities of nursing students.

Keywords Brain-storming method; nursing ethics; group case teaching; application

　　头脑风暴法(Brain-Storming),又称智力激励法,1939年美国创造学家阿历克斯·奥斯本(Alex Osborn)首次提议,并于1953年正式提出头脑风暴法[1]。其原理是通过强化信息刺激,促进思维者展开想象,引发其全新的理念,开发集体的创造性思维,能从多方位、多角度、多层面提出独具特色的想法等优势[2]。护理伦理学是护理学本科教育的必修课,是促进护理学科发展的重要途径,为此,尝试将头脑风暴法运用到《护理伦理学》小组案例教学中。现报道如下。

1　研究对象与方法

1.1　研究对象

　　方便选取某医学院2012级护理本科生,本科1班为实验组,本科2班为对照组,其中本科1班66人,女生60人,男生6人,本科2班65人,女生60人,男生5人,年龄18～23岁,平均年龄(21±3.5)岁,均为2012年入学五年制本科,培养方案相同,课程同步,相同教师授课,在大三下学期(第6个学期)开设《护理伦理学》,共40学时,其中理

论 32 学时，实践 8 学时。基础成绩无明显差异（$P>0.05$），具有可比性。

1.2 方法

本研究采用现况研究，自制问卷主要内容包括：有利于激发学习兴趣、利于激发创新能力、提高道德分析能力、提高伦理评判能力、提高解决问题能力、利于培养伦理兴趣、利于增强道德意识 7 个条目。课程结束后采用自行设计的问卷进行不记名调查，发放 131 份，回收 131 份，回收率 100%。

1.2.1 对照组

采用传统教学方法，老师上课讲授完理论知识以后，课下同学自己完成护理伦理学案例讨论，实践讨论课上进行小组代表汇报。

1.2.2 实验组

采用头脑风暴法，老师首先对头脑风暴法的概念、实施步骤、原则及注意事项进行详细讲解，使同学们理解头脑风暴法，便于实行。现以手机控对大学生课堂学习效果的影响为例：(1)头脑风暴对象的准备。老师课前讲解头脑风暴法的概念、实施步骤、原则及注意事项。以班级学习小组作为头脑风暴小组，共 6 个小组，每组 11 人，每组分别选择一名记录员和一名组长。(2)头脑风暴点的准备。教师提前一周下达任务，如通过对"手机控对大学生课堂学习效果的影响"这一主题的辩论，完成以下 3 个任务：①了解小组讨论案例的步骤，②熟悉如何利用头脑风暴法并且能正确陈述出来，③掌握头脑风暴法的原则。学生根据下达的任务，课下查阅相关资料。(3)头脑风暴场地的准备。为了避免各组之间的干扰，提前确定每个小组的场地，即选择 6 个教室。(4)实施教学。在实施头脑风暴法之前教师再次强调头脑风暴法原则、实施步骤，然后由组长负责到指定教室进行，组长严格按照头脑风暴法的原则协调各组成员，记录者和组长都要参与其中，并且 2 人相互提醒，以防只顾记录而忘记讨论。老师轮流巡视，及时发现问题并处理。时间为 45 分钟，适当延长 5-10 分钟，以防止时间过长产生疲劳感。第一循环：大家先静静思考 5 分钟，把自己的观点写在纸上，以便于充分表达自己的观点，防止从众心理。然后大家轮流表达自己的观点，在讲解者表达自己观点的同时大家把受到的启发及时记录下来。第二循环：轮流将自己受到的启发而产生的新观点表达出来，如果没有新观点可以不发表。第三循环：依次发表观点，大家畅所欲言，诱发创造性思维和连锁反应，发挥集体智慧。记录者及时记录，没有漏记，最后和组长一起把资料进行整理、综合。(5)头脑风暴后评价。最后由组长依次上台发表本组最后整合后的观点，每位组长陈述完毕，其余同学可自由举手提问，进行再一次的思想碰撞，最后由老师作评价。

1.3 统计学处理方法

采用 SPSS 18.0 统计软件进行统计描述，计数资料采用率、百分比表示，并用卡方检验进行统计推断，$P<0.05$ 有统计学意义。

2 结果

通过调查问卷显示，实验组学生对头脑风暴法教学评价的赞同度明显高于对照组（$P<0.05$），说明实施头脑风暴法教学后，教学效果有了显著提高，学生认同头脑风暴法教学的

实施。其结果见表1。

表1　护理本科生对两种教学方法评价(n=131)

项目	传统教学法		头脑风暴法		χ^2值	P值
	赞同	不赞同	赞同	不赞同		
利于激发学习兴趣	30	35	52	14	14.90	0.000
利于激发创新能力	25	40	37	29	4.07	0.033
提高道德分析能力	24	41	49	17	18.49	0.000
提高伦理评判能力	32	33	39	27	1.28	0.169
提高解决问题能力	31	34	47	19	7.52	0.005
利于培养伦理兴趣	21	44	58	8	42.25	0.000
利于增强道德意识	36	29	54	12	10.64	0.001

3　讨论

3.1　头脑风暴法有利于激发学习积极性和伦理思维能力

表1显示：实验组学生认可和赞同头脑风暴法，大多数学生认为该方法有利于培养伦理兴趣、道德意识和提高学习的积极性[3]，在小组讨论过程中每个同学都参与其中并且充分表达了自己的观点，学生一直以主人翁的姿态进行积极地思考，改变了以往被动的学习状态，极大地调动了学生学习护理伦理学的积极性，这种风暴的氛围使得学生无拘无束，提出了大量独创性的观点[4]。遵循头脑风暴法的原则是保证结果可靠性的前提。第一，不评论原则，要给与鼓励。如果同学的观点被别人评论，该同学必定会维护自己的观点，将会忽略新观点的产生。给与鼓励可以让同学们更加大胆设想，从多方位、多角度畅想观点，为护生提供一个自由安全、教学民主的学习环境，有利于鼓励学生解放思想，提高其创造性[3]。第二，量中求质的原则。大家畅所欲言，在大量的观点中或者观点进行整合、评价必定会产生高质量观点。第三，综合改善原则。参与者不仅可以提出自己的见解，也可以改进他人的观点，把别人的想法综合起来，形成一个新观念[5]。

将课堂还给学生，让教师以平等的姿态参与到学生交流的模式中，就此演变成各种亲切热烈的互动交流的方式，而不再是传统教学方式中单一的提问和解答。在此过程中，将充分激发每个学生"敢想敢做"勇于创新的思维，收到意想不到的教学成效[6]。遵循头脑风暴法不评论的原则，开阔了同学的思维，在听取别人观点的同时，锻炼了综合分析问题的能力，从而培养了伦理思维能力。

3.2　头脑风暴法有利于提高学生伦理评判能力和解决问题能力

头脑风暴法在《护理伦理学》小组案例教学中的应用，加深了学生对课程内容的记忆和理解，激发学生对护理伦理的兴趣，通过实施头脑风暴法，促进了学生积极主动学习护理伦理相关知识[7]，结合临床护理实际，大家对伦理案例各抒己见，主动查阅相关资料，小组学生共同讨论，取长补短，寻找最佳的解决方案，一定程度上培养了学生的团队合作精神、沟通交流能力、伦理评判能力和解决问题能力。

头脑风暴法是一种非常有效的群体创造力方法，它可以在短期内通过团队成员集体讨论，毫无顾忌地根据案例查阅文献和实际情况，提出自己的各种想法，让各种思想火花自由碰撞，好像掀起一场头脑风暴，引起思维共振，让问题考虑更详细，解决问题更具体、明确。头脑风暴法尝试在护理伦理学小组教学过程中，调动学生对学习的积极性和对伦理学的兴趣，具有强烈的道德意识和伦理评判思维，短时间内掌握了护理伦理学小组案例教学的程序和头脑风暴法的原则和注意事项，头脑风暴法受到学生的认可和赞同，值得在护理伦理学教学改革中推广使用。

参 考 文 献

[1]谷宝华. 头脑风暴法在管理信息系统课程教学中的应用[J]. 辽宁工业大学学报，2013,15(2)：121-124.

[2]潘爱芬. 头脑风暴法对护理质量控制的影响[J]. 广西医学，2014,36(2)：267-268.

[3]叶晓青，周丽珍. 探讨"头脑风暴法"在临床护理教学查房中的应用[J]. 中国高等医学教育，2014，28(1)：92-93.

[4]魏春艳，刘治国.浅谈"头脑风暴法"在新课程教学中的运用[J]. 中国校外教育，2014，12(20)56-58.

[5]过瑛瑛，邵芳. 头脑风暴法在急危重症护理学实验课中的应用[J].药物与人，2014,27(12)：241-242.

[6]王爱卿，刘瑞云，陶左荷. 头脑风暴法在护理质量控制活动中的应用[J]. 护理伦理学，2014,28(5C)：1898-1899.

第九章　肾脏病营养教育通知

一、肾友学习大讲堂

　　烟台山医院血液净化室以"透析质量是我们的生命"为宗旨，把延长肾友生命、提高肾友的生活质量为己任，引进一次性高通量透析，大功率国际名牌水处理机，中心供给透析液系统，多种血液净化模式联合进行，丰富多彩的患者健康教育，优秀的医护团队，海景宽敞明亮的房间，每床一台电视机和设施齐全，这些足以保证了我们的高质量、高品质。为了造福于烟台市肾友，提高肾友的家庭照护水平和生活质量，我们对外开放"肾友学习大讲堂"。

　　地址：烟台市烟台山医院血液净化室候诊区

　　时间：每月第一周的周三上午 9：00～10：0

　　授课题目：见下表

2014年健康教育主题

1 月	节假日"肾友"的饮食技巧
2 月	肾友在透析过程中的饮食方略
3 月	蛋白质吃的越多越好吗
4 月	保护好您的"生命线"——内瘘
5 月	"地雷"如何排除？——透析高血压的防治
6 月	血液透析患者低血压的危害及预防
7 月	肾友如何达到身体的"干"与"净"
8 月	中心静脉置管的保养与维护
9 月	"高磷、高钾"的预防
10 月	甲状旁腺功能亢进的防治
11 月	纠正贫血的"绝招"
12 月	营养不良的危害

二、通　　知

尊敬的各位肾友：

　　为了让大家进一步认识肾性贫血的发病机制、危害、治疗和饮食营养教育，本月 19 日(周三)中午 11：30 开始我科于患者候诊区进行科室讲座，希望各位肾友及家属积极参加，同时也可邀请在其他单位透析的肾友一并参加。

　　时间：2014.11.19 11：30～12：30

　　地点：血液净化室患者候诊区

　　讲课内容：肾性贫血

授课人：×××主任医师

血液净化室
2014 年 11 月 11 日

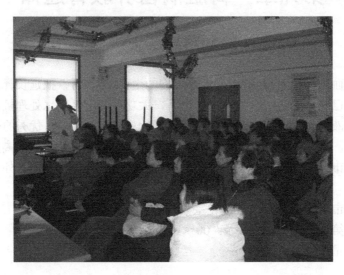

三、通　知

尊敬的肾友：

按照我们既定计划，于 10 月 30 号中午安排血液透析患者营养教育讲座，敬请大家相互转告和积极参与。

时间：2014.10.30. 11：30～12：30

地点：血液净化室患者候诊区

讲课内容：肾性贫血

授课人：×××主任医师

血液净化室
2014 年 10 月 24 日

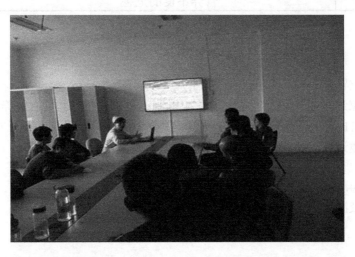

四、通　　知

尊敬的肾友：

按照我们既定计划，于 11 月 19 日(周三)中午安排高钾血症的健康教育讲座，敬请大家相互转告和积极参与。

时间：2014-11-19. 11：30～12：30

地点：血液净化室患者候诊区

授课内容：高钾血症的防治

授课人：××副主任医师

血液净化室
2014 年 11 月 16 日

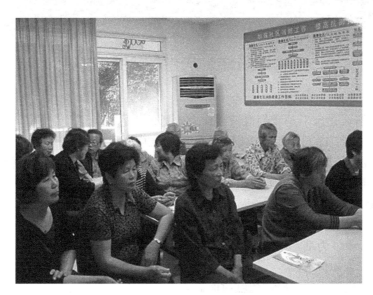

五、通　　知

亲爱的肾友：

为了让各位朋友能够了解血液净化知识，更好地管理好肾友的身体，争取高质量快乐的生活，在本周继续进行组合型人工肾的健康教育知识讲座，敬请大家相互转告和积极参与。

时间：2014.12.25 11：30～12：30

地点：血液净化室患者候诊区

授课内容：组合型人工肾的临床应用

授课人：×××主任医师

血液净化室
2014 年 12 月 15 日

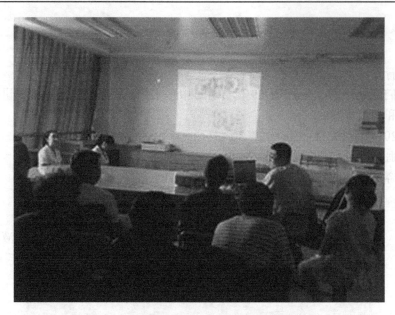

六、"送蛋糕、庆生日"活动通知

亲爱的广大肾友：

你们好！"肾友之家"是我们血液净化室永远的主题，为了让各位真正感受到家的温暖，自 2014 年 11 月 17 日开始，我们与巧媳妇蛋糕店联手举行为肾友"送蛋糕，庆生日"活动，每位在我院长期透析患者可于生日当天免费获赠"巧媳妇"生日蛋糕一个，希望大家生日前带着身份证找血液净化室护士长报名。

祝福我们的肾友健康幸福每一天！

温馨提示：

1. 生日以身份证为准。
2. 提前 1 周告知护士长。
3. 周日生日由护士长安排送蛋糕时间。
4. 本活动由"巧媳妇蛋糕店"联合赞助。
5. 本活动最终解释权归医院血液净化室。

医院血液净化室

2014 年 11 月 14 日

附　　录

附录 1　英汉缩写词

A

AMDR，acceptable macronutrient distribution ranges 宏量营养素可接受范围
AI，adequate intake 适宜摄入量
ALB，albumin 血清白蛋白
ARF，acute renal failure 急性肾衰竭
ATN，acute tubular necrosis 急性肾小管坏死

B

BCA, body composition assessment 身体组成评价
BIA，bioelectrical impedance analysis 生物阻抗分析法
BM，basal metabolism 基础代谢
BUN，blood urea nitrogen 尿素氮

C

CHI，creatinine height index 肌酐-身高指数
CKD，chronic kidney disease 慢性肾脏病
CR，creatinine 肌酐
CRF，chronic renal failure 慢性肾衰竭
CRP，C-reactive protein C-反应蛋白
CSPEN，China society for parenteral and enteral nutrition 中华医学会肠外与肠内营养分会

D

DF，diet fiber 膳食纤维
DG，dietary guidelines 膳食指南
DMS，dialysis malnutrition Score 透析营养不良评分
DN，diabetic nephropathy 糖尿病肾病
DPI，daily protein intake 每日蛋白入量
DRIs，dietary reference intakes 膳食营养素参考摄入量

E

EAR，estimated average requirement 平均需要量
ECW，extracellular water 细胞外液
ECW/TBW 水肿指数
EER，estimated energy requirement 能量需要量
EIEN，ecological immunity enteral nutrition 生态免疫肠内营养

EN，enteral nutrition 肠内营养
EPO，erythropoietin 促红细胞生成素
ESPEN，European society of parenteral and enteral nutrition 欧洲肠外与肠内营养学会
ESRD，end-stage renal disease 终末期肾病

F

F，fat 体脂肪
FN，fibronectin 纤维接蛋白

G

GFR，glomerular filtration rate 肾小球滤过率
GI，glycemic index 血糖生成指数

H

HB，hemoglobin 血红蛋白
HD，hemodialysis 血液透析
HS-CRP，high-sensifivily C-reactive protein 血清超敏 C-反应蛋白

I

ICW，intracellular water 细胞内液
IDPN，intradialytic parenteral nutrition 透析中肠外营养干预
IGF-1，insulin-like growth factor 生长激素/胰岛素样生长因子-1

K

KAP，knowledge, attitude, practice 知识、态度、行为
KABP，knowledge，attitude，belief and practice 知信行理论

L

LBM，lean body mass 去脂体重
LPD，low protein diet 低蛋白饮食
LY，lymphocyte count 淋巴细胞计数

M

MFBIA，multi-frequency bioelectrical impedance analysis 多频生物电阻抗分析
MHD，maintenance hemodialysis patients 维持性血液透析患者
MIAS，malnutrition inflammation athrosclerosis syndrome 营养不良-炎症-动脉粥样硬化综合征
MICS，malnutrition inflammation complex syndrome 营养不良-炎症复合体综合征
MIS，malnutrition-inflammation score 营养不良-炎症评分法
MNA，mini nutritional assessment 微型营养评价法
MNA-SF，short-form mini-nutritional assessment 微型营养评估简表
MSTC，malnutrition screening tools for cancer 营养不良筛查工具

N

NCD，non-communicable chronic diseases 非传染性慢性病
NCJ，needle catheter jejunostomy 空肠穿刺造口
NPRQ，non-protein respiratory quotient 非蛋白呼吸商
NRI，nutrition risk index 营养风险指数
NRS-2002，nutritional risk screen-2002 营养风险筛查-2002

NS，nephrotic syndrome　肾病综合征

NS，nutritional support　营养支持

P

PA，prealbumin　血清前白蛋白

PCR，Proteineatabolierate　蛋白分解代谢率

PD，peritoneal dialysis　腹膜透析

PEM，protein energy malnutrition　蛋白质-能量营养不良

PEJ，percutaneous endoscopy jejunostomy　经皮内镜空肠造口

PG，prostaglandin　前列腺素

PI-NCD，proposed intake for preventing non-communicable chronic diseases　预防非传染性慢性病的建议摄入量

PINI，prognosis infection nutrition index　预后炎症营养指数

PN，parenteral nutrition　肠外营养

PN+EN，combined parenteral-enteral nutrition　肠外肠内联合营养

PNI，prognosis nutrition index　预后营养指数

Pro，protein　蛋白质

PSP，phenol secretion percentage　酚红（酚磺肽）排泄试验

R

RBP，retinol binding protein　视黄醇结合蛋白

RDA，recommended dietary allowance　膳食营养素供给量

REE，resting energy expenditure　静息能量消耗

RLS，restless legs syndrome　不宁腿综合征

RNI，recommended nutrient intake　推荐摄入量

RQ，respiratory quotient　呼吸商

RTA，renal tubular acidosis　肾小管酸中毒

S

SDH，skim delayed hyersensitivity　皮肤迟发型过敏反应

SG，specific gravity　尿比重

SGA，subjective global assessment　主观全面评估法

SIF，soy isoflavones　大豆异黄酮

SNAQ，short nutrition assessment questionnaire　简短营养评估问卷

SPL，specific proposed level　特定建议值

T

TBW，totalbody water　身体总水量

TEF，thermic effect of food　食物特殊动力作用

TLC，total lymphocyte count　总淋巴细胞计数

TRF，transferrin　血清转铁蛋白

TUN，total urine nitrogen　总尿氮

U

UA，uricacid　尿酸

UL，tolerable upper intake level　可耐受最高摄入量

附录 2　中国居民膳食营养参考摄入量(完整版)

前言

　　人体每天都需要从膳食中获取各种营养物质,来维持其生存、健康和社会生活。如果长期摄取某种营养素不足或过多就可能发生相应的营养缺乏或过剩的危害。为了帮助人们合理的摄入各种营养素,从 20 世纪早期营养学家就开始建议营养素的参考摄入量,从 40 年代到 80 年代,许多国家都制定了各自的推荐的营养素供给量。我国自 1955 年开始制定"每日膳食中营养素供给量(RDA)"作为设计和评价膳食的质量标准,并作为制订食物发展计划和指导食品加工的参考依据。

　　随着科学研究和社会实践的发展,特别是强化食品及营养补充剂的发展,国际上自 20 世纪 90 年代初期就逐渐开展了关于 RDA 的性质和适用范围的讨论。欧美各国先后提出了一些新的概念或术语,逐步形成了比较系统的新概念——膳食营养素参考摄入量(Dietary reference intakes)简称 DRIs。

　　中国营养学会研究了这一领域的新进展,认为,制定中国居民 DRIs 的时机已经成熟。遂于 1998 年成立了制定中国居民膳食营养素参考摄入量专家委员会(简称 Chinese DRIs 委员会)及秘书组.并在 DRIs 委员会的领导下组成 5 个工作组,分别负责 5 个部分的营养素和其他膳食成分的工作。经过两年多的努力,于 2000 年 10 月出版了《中国居民膳食营养素参考摄入量 Chinese DRIs》。在该书的编著过程中得到了中国达能营养中心的大力协助,罗氏(中国)有限公司提供了很有价值的参考资料。

　　《中国居民膳食营养素参考摄入量 Chinese DRIs》是一部营养学科的专著。它分别对各种营养素的理化性质、生理功能、营养评价及主要食物来源等方面,都进行了系统的论述,尤其对于各营养素的参考值都提供了丰富的科学研究依据,是营养学研究、教学和专业提高的重要参考书.为了适应广大的基层及相关学科的专业人员的需要,DRIs 委员会根据原书进行了简编,从中选择对广大读者可能是最有用的内容,适当简化,编写了这个简要本。

　　《中国居民膳食营养素参考摄入量(简要本)》是针对基层营养卫生工作者及医药、食品、农业、教育等相关学科读者的需要编写的。它简明扼要,便于使用。但欲对有关问题进行深入的了解或研究,还应以原书为依据。

中国营养学会理事长

葛可佑

2001 年 1 月

概要

一、膳食营养素参考摄入量(DRIs,Dietary Reference Intakes)

　　DRIs 是在 RDAs 基础上发展起来的一组每日平均膳食营养素摄入量的参考值,包括 4 项内容:平均需要量(EAR)、推荐摄入量(RNI)、适宜摄入量(AI)和可耐受最高摄入量(UL)。

•**平均需要量**(EAR，Estimated Average Requirement)

EAR 是根据个体需要量的研究资料制订的；是根据某些指标判断可以满足某一特定性别，年龄及生理状况群体中 50% 个体需要量的摄入水平.这一摄入水平不能满足群体中另外 50% 个体对该营养素的需要。EAR 是制定 RDA 的基础。

•**推荐摄入量**(RNI,Recommended Nutrient Intake)

RNI 相当于传统使用的 RDA，是可以满足某一特定性别，年龄及生理状况群体中绝大多数(97%～98%)个体需要量的摄入水平。长期摄入 RNI 水平，可以满足身体对该营养素的需要，保持健康和维持组织中有适当的储备。RNI 的主要用途是作为个体每日摄入该营养素的目标值。RNI 是以 EAR 为基础制订的。 如果已知 EAR 的标准差，则 RNI 定为 EAR 加两个标准差，即 RNI = EAR+2SD。如果关于需要量变异的资料不够充分,不能计算 SD 时，一般设 EAR 的变异系数为 10%，这样 RNI = 1.2×EAR。

•**适宜摄入量**(AI，Adequate Intakes)

在个体需要量的研究资料不足不能计算 EAR，因而不能求得 RNI 时，可设定适宜摄入量(AI)来代替 RNI。AI 是通过观察或实验获得的健康人群某种营养素的摄入量。例如纯母乳喂养的足月产健康婴儿，从出生到 4～6 个月，他们的营养素全部来自母乳。母乳中供给的营养素量就是他们的 AI 值，AI 的主要用途是作为个体营养素摄入量的目标。

AI 与 RNI 相似之处是二者都用作个体摄入的目标，能满足目标人群中几乎所有个体的需要。AI 和 RNI 的区别在于 AI 的准确性远不如 RNI，可能显著高于 RNI。因此使用 AI 时要比使用 RNI 更加小心。

•**可耐受最高摄入量**(UL，Tolerable Upper Intake Level)

UL 是平均每日可以摄入某营养素的最高量。这个量对一般人群中的几乎所有个体都不至于损害健康。如果某营养素的毒副作用与摄入总量有关，则该营养素的 UL 是依据食物,饮水及补充剂提供的总量而定.如毒副作用仅与强化食物和补充剂有关，则 UL 依据这些来源来制定。

二、营养素摄入不足或过多的危险性

人体每天都需要从膳食中获得一定量的各种必须营养成分。当一个人群的平均摄入量达到 EAR 水平时，人群中有半数个体的需要量可以得到满足：当摄入量达到 RNI 水平时，几乎所有个体都没有发生缺乏症的危险。摄入量在 RNI 和 UL 之间是一个安全摄入范围，一般不会发生缺乏也不会中毒。摄入量超过 UL 水平再继续增加，则产生毒副作用的可能性随之增加(见图 1-1)。

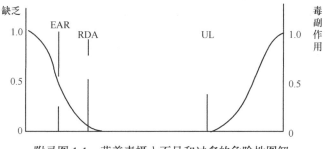

附录图 1-1   营养素摄入不足和过多的危险性图解

三、膳食营养素参考摄入量(DRIs)的应用

1. 平均需要量(EAR) EAR 是 RNI 的基础,如果个体摄入量呈常态分布,一个人群的 RNI= EAR+ 2SD。对于人群,EAR 可以用于评估群体中摄入不足的发生率。对于个体,可以检查其摄入不足的可能性。

2. 推荐摄入量(RNI) RNI 是健康个体膳食营养素摄入量目标,但当某个体的营养素摄入量低于其 RNI 时并不一定表明该个体未达到适宜的营养状态。如果某个体的平均摄入量达到或超过了 RNI,可以认为该个体没有摄入不足的危险。摄入量经常低于 RNI 可能提示需要进一步用生化试验或临床检查来评价其营养状况。

3. 宜摄入量(AI) AI 主要用作个体的营养素摄入目标,同时用作限制过多摄入的标准。当健康个体摄入量达到 AI 时,出现营养缺乏的危险性很小.如长期摄入超过 AI 值,则有可能产生毒副作用。

4. 可耐受最高摄入量(UL) UL 主要用途是检查个体摄入量过高的可能,避免发生中毒。当摄入量超过 UL 时,发生毒副作用的危险性增加。在大多数情况下,UL 包括膳食、强化食物和添加剂等各种来源的营养素之和。

四、营养素分类

在营养学著作中,国内外的作者使用的分类方法和名词不尽相同。本书采用以下分类和术语:

能量;

宏量营养素:蛋白质、脂类、碳水化合物(糖类);

微量营养素:矿物质(包括常量元素和微量元素);

维生素(包括脂溶性维生素和水溶性维生素);

其他膳食成分:膳食纤维、水等。

五、各年龄组人群的体重代表值

性别、年龄和体重不同的个体或群体一般对营养素的需要量是不同的。由一个群体的 DRIs 推导另一群体的 DRIs 时,往往主要依据体重的差别。计算中国居民 DRIs 使用的体重值是根据有全国代表性的测定值经加权平均计算得出"计算值",再经简化修正为代表值(表 1-1 和表 1-2)。

表1-1　中国居民体重代表值(一)

年龄/岁	体重(kg)	
	男	女
0～	6.0	6.0
0.5～	9.0	9.0
1～	13.5	12.5
4～	19.0	18.5
7～	28.5	25.5
11～	42.0	41.0
14～	56.5	50.0

续表

年龄/岁	体重(kg)	
	男	女
18～	63.0	56.0
50～	65.0	58.0
60～	65.0	58.0
70～	62.0	54.0
80～	57.0	50.0

表1-2　中国居民体重代表值(二)

年龄/岁	体重/kg		年龄/岁	体重/kg	
	男	女		男	女
0～	6.0	6.0	11～	37.0	36.5
0.5～	9.0	9.0	12～	41.5	41.5
1～	11.0	10.5	13～	48.0	45.5
2～	13.0	12.5	14～	52.5	47.5
3～	15.0	14.5	15～	55.5	50.0
4～	17.0	16.5	16～	58.5	51.0
5～	19.0	18.5	17～	60.0	52.0
6～	21.0	20.5	18～	63.0	56.0
7～	24.0	23.0	50～	65.0	58.0
8～	26.5	25.0	60～	65.0	58.0
9～	29.5	29.0	70～	62.0	54.0
10～	33.0	31.5	80～	57.0	50.0

六、DRIs 表

从 20 世纪 40 年代起营养学家就开始根据相关知识建议营养素的参考摄入量,以预防营养素摄入不足或过多的危险。我国自 1955 年开始制订了"每日膳食中营养素供给量(RDA)",开始建议中国居民的膳食营养素摄入水平,作为计划食物供应和评价膳食质量的依据。随着科学研究和社会实践的发展,特别是营养素补充剂的发展,国际上自 90 年代初期,逐渐开展了关于 RDA 的性质和适用范围的讨论。很多学者认为 RDA 这样一套参考数值已经不能满足当前需要;并在欧、美各国先后提出了一些新的术语的基础上,逐步形成了膳食营素参考摄入量(DRIs)的新概念。

中国营养学会研究了这一领域新进展,认为制定中国居民 DRIs 的时机已经成熟。遂于 1998 年成立了"中国居民膳食营养素参考摄入量专家委员会"及秘书组,着手制定工作。委员会下设 5 个工作组,即:①能量及宏量营养素工作组,②常量元素工作组,③微量元素工作组,④维生素工作组,⑤其他膳食成分工作组,分别负责 5 个部分的工作。经两年多的努力,于 2000 年 10 月出版了《中国居民膳食营养素参考摄入量-Chinese DRIs》。在该书的编著过程中得到了中国达能营养中心的大力协助。

该书是一部系统论述营养素参考摄入量的专著。它共分十章,分别对各种营养素的理化性质、代谢、功能、营养状况评价及主要食物来源等进行了讨论。但是由于各营养素的推荐值都分布在有关章节中，不便日常随时查阅。故"中国居民膳食营养素参考摄入量专家委员会"根据读者的要求，将一些主要数据集中和简化成《中国居民膳食营养素参考摄入量表》并附上各项推荐值的定义和应用原则，以便读者放在手边，随时参考。本表包括：

表1 能量和蛋白质的RNIs及脂肪供能比 RNIs of energy and protein and percentage of energy from fat

年龄 Age/岁 Year	能量 Energy[#]				蛋白质 Protein				脂肪 Fat
	RNI/MJ		RNI/kcal			RNI/g			占能量百分比 energy/%
	男 M	女 F	男 M	女 F		男 M	女 F		
0～	0.4MJ/kg		95kcal/kg[*]			1.5-3g/(kg·d)			45-50
0.5～									35-40
1～	4.60	4.40	1100	1050		35	35		
2～	5.02	4.81	1200	1150		40	40		30-35
3～	5.64	5.43	1350	1300		45	45		
4～	6.06	5.83	1450	1400		50	50		
5～	6.70	6.67	1700	1600		55	55		
6～	7.10	6.67	1700	1600		55	55		
7～	7.53	7.10	1800	1700		60	60		25-30
8～	7.94	7.53	1900	1800		65	65		
9～	8.36	7.94	2000	1900		65	65		
10～	8.80	8.36	2100	2000		70	65		
11～	10.04	9.20	2400	2200		75	75		
14～	12.00	9.62	2900	2400		85	80		
18～									20-30
体力活动 PAL▲									
轻 Light	10.03	8.80	2400	2100		75	65		
中 Moderate	11.29	9.62	2700	2300		80	70		
重 Heavy	13.38	11.30	3200	2700		90	80		
孕妇 Preganant women		+0.84		+200			+5, +15, +20		
乳母 Lactating mothers				+500			+20		
50～		+2.09							25-30
体力活动 PAL▲									
轻 Light	9.62	8.00	2300	1900					
中 Moderate	10.87	8.36	2600	2000					
重 Heavy	13.00	9.20	3100	2200					
60～						75	65		20-30
体力活动 PAL▲									
轻 Light	7.94	7.53	1900	1800					
中 Moderate	9.20	8.36	2200	2000					
70～						75	65		20-30
体力活动 PAL▲									
轻 Light	7.94	7.10	1900	1700					
中 Moderate	8.80	8.00	2100	1900					
80～	7.74	7.10	1900	1700		75	65		20-30

20-30 [#] 各年龄组的能量的 RNI 值与其 EAR 值相同。The RNIs of energy are the same as the EARs. * 为 AI 值，非母乳喂养应增加 20%。* AI value, add 20% to non-breastfeeding infants. PAL▲，体力活动水平。physical activity level（凡表中数字缺如之处表示未制定该参考值）

表 2　常量和微量元素的 RNIs 或 AIs RNIs or AIs of some elements

年龄 Age/岁 Year	钙 Ca AI/mg	磷 P AI/mg	钾 K AI/mg	钠 Na AI/mg	镁 Mg AI/mg	铁 Fe AI/mg 男 M	女 F	碘 I RNI/mg	锌 Zn RNI/mg 男 M	女 F	硒 Se RNI/mg	铜 Cu AI/mg	氟 F AI/mg	铬 Cr AI/mg	锰 Mn AI/mg	钼 Mo AI/mg
0~	300	150	500	200	30	0.3		50	1.5		15 (AI)	0.4	0.1	10		
0.5~	400	300	700	500	70	10		50	8.0		20 (AI)	0.6	0.4	15		
1~	600	450	1000	650	100	12		50	9.0		20	0.8	0.6	20		15
4~	800	500	1500	900	150	12		90	12.0		25	1.0	0.8	30		20
7~	800	700	1500	1000	250	12		90	13.5		35	1.2	1.0	30		30
11~	1000	1000	1500	1200	350	16	18	120	18.0	15.0	45	1.8	1.2	40		50
14~	1000	1000	2000	1800	350	20	25	150	19.0	15.5	50	2.0	1.4	40		50
18~	800	700	2000	2200	350	15	20	150	15.0	11.5	50	2.0	1.5	50	3.5	60
50~	1000	700	2000	2200	350	15		150	11.5		50	2.0	1.5	50	3.5	60
孕妇 Pregnant women																
早期 1st trimester	800	700	2500	2200	400	15		200	11.5		50					
中期 2nd trimester	1000	700	2500	2200	400	25		200	16.5		50					
晚期 3rd trimester	1200	700	2500	2200	400	35		200	16.5		50					
乳母 Lactating mothers	1200	700	2500	2200	400	25		200	21.5		65					

（凡表中数字缺如之处表示未制定该参考值）

表3 脂溶性和水溶性维生素的 RNIs 或 AIs RNIs or AIs of some vitamins

年龄 Age/岁 Year	维生素 A VA RNI/mg RE	维生素 D VD RNI/mg	维生素 E VE AI/ mgα-TE*	维生素 B₁ VB₁ RNI/mg	维生素 B₂ VB₂ RNI/mg	维生素 B₆ VB₆ AI/mg	维生素 B₁₂ VB₁₂ AI/mg	维生素 C VC RNI/mg	泛酸 Pantothenic acid AI/mg	叶酸 Folic acid RNI/mgDFE	烟酸 Niacin RNI/mgNE	胆碱 Choline AI/mg	生物素 Biotin AI/mg
0~	400 (AI)	10	3	0.2(AI)	0.4(AI)	0.1	0.4	40	1.7	65(AI)	2 (AI)	100	5
0.5~	400 (AI)	10	3	0.3(AI)	0.5(AI)	0.3	0.5	50	1.8	80(AI)	3 (AI)	150	6
1~	500	10	4	0.6	0.6	0.5	0.9	60	2.0	150	6	200	8
4~	600	10	5	0.7	0.7	0.6	1.2	70	3.0	200	7	250	12
7~	700	10	7	0.9	1.0	0.7	1.2	80	4.0	200	9	300	16
11~	700	5	10	1.2	1.2	0.9	1.8	90	5.0	300	12	350	20
	男 M / 女 F			男 M / 女 F	男 M / 女 F						男 M / 女 F		
14~	800 / 700	5	14	1.5 / 1.2	1.5 / 1.2	1.1	2.4	100	5.0	400	15 / 12	450	25
18~	800 / 700	5	14	1.4 / 1.3	1.4 / 1.2	1.2	2.4	100	5.0	400	14 / 13	450	30
50~	800 / 700	10	14	1.3	1.4	1.5	2.4	100	5.0	400	13	450	30
孕妇 Pregnant women													
早期 1st trimester	800	5	14	1.5	1.7	1.9	2.6	100	6.0	600	15	500	30
中期 2nd trimester	900	10	14	1.5	1.7	1.9	2.6	130	6.0	600	15	500	30
晚期 3rd trimester	900	10	14	1.5	1.7	1.9	2.6	130	6.0	600	15	500	30
乳母 Lactating mothers	1200	10	14	1.8	1.7	1.9	2.8	130	7.0	500	18	500	35

*α-TE=α-生育酚当量。α-TE is tocopherol equivalent. (凡表中数字缺如之处未表示未制定该参考值)

表 4 某些微量营养素的 ULs　ULs of some micronutrients

年龄 Age/岁 Year	钙 Ca/mg	磷 P/mg	镁 Mg/mg	铁 Fe/mg	碘 I/mg	锌 Zn/mg 男M/女F	硒 Se/mg	铜 Cu/mg	氟 F/mg	铬 Cr/mg	锰 Mn/mg	钼 Mo/mg	维生素A VA/mgRE	维生素D VD/mg	维生素B₁ VB₁/mg	维生素C VC/mg	叶酸 Folic acid/mg DFE#	烟酸 Niacin/mgNE*	胆碱 Choline/mg
0~				10			55		0.4							400			600
0.5~				30		13	80		0.8							500			800
1~	2000	3000	200	30		23	120	1.5	1.2	200		80			50	600	300	10	1000
4~	2000	3000	300	30		23	180	2.0	1.6	300		110	2000	20	50	700	400	15	1500
7~	2000	3000	500	30		28	240	3.5	2.0	300		160	2000	20	50	800	400	20	2000
11~	2000	3500	700	50	800	37/34	300	5.0	2.4	400		280	2000	20	50	900	600	30	2500
14~	2000	3500	700	50	800	42/35	360	7.0	2.8	400		280	2000	20	50	1000	800	30	3000
18~	2000	3500▲	700	50	800	45/37	400	8.0	3.0	500	10	350	3000	20	50	1000	1000	35	3500
50~	2000	3500	700	50	1000	37/37	400	8.0	3.0	500	10	350	3000	20	50	1000	1000	35	3500
孕妇 Pregnant women	2000	3500	700	60	1000	35	400						2400	20		1000	1000		3500
乳母 Lactating mothers	2000	3500	700	50	1000	35	400							20		1000	1000		3500

注：* NE=烟酸当量。NE is niacin equivalent　# DFE=膳食叶酸当量。DFE is dietary foalte equivalent　▲ 60 岁以上磷的 UL 为 3000mg。UL of phosphorus is 300mg for people 60 years over. (凡表中数字缺如之处表示未制定该参考值)

表 5　蛋白质及某些微量营养素的 EARs　EARs of protein and some micronutrients

年龄 Age/岁 Year	蛋白质 Protein/(g/kg)	锌 Zn/mg 男M	女F	硒 Se/mg	维生素A VA/mgRE#	维生素D VD/mg	维生素B1 VB1/mg 男M	女F	维生素B2 VB2/mg 男M	女F	维生素C VC/mg	叶酸 Folic acid/mgDFE
0~	2.25~1.25	1.5			375	8.88*						
0.5~	1.25~1.15	6.7			400	13.8*						
1~		7.4		17	300		0.4		0.5		13	320
4~		8.7		20			0.5		0.6		22	320
6~7~		9.7		26	700		0.5		0.8		39	320
8~9~10~												
11~		13.1	10.8	36	700			0.7		1.0	13	320
14~		13.9	11.2	40			1.0	0.9	1.3	1.0		320
18~	0.92	13.2	8.3	41			1.4	1.3	1.2	1.0	75	320
孕妇 Pregnant women								1.3		1.45	66	520
早期 1st trimester		8.3		50								
中期 2nd trimester		+5		50								
晚期 3rd trimester		+5		50								
乳母 lactating mothers	+0.18	+10		65				1.3		1.4	96	450
50~	0.92										75	320

注：＊0~2.9 岁南方 8.88μg，北方地区为 13.8μg。0~2.9years,8.88μg for north,13.8μg for south china.　#RE 为视黄醇当量。RE is retinol equivalent.（凡表中数字缺如之处表示未制定该参考值）

附录3　每日膳食中营养素供给量

类别	能量(kJ)	蛋白质(g)	钙(mg)	铁(mg)	维生素A(μg视黄醇当量)	硫胺素(mg)	核黄素(mg)	烟酸(mg)	抗坏血酸(mg)	维生素D(μg)
婴儿(不分性别)　初生~6个月　6~12个月	504/kg体重　420/kg体重	2.0~4.0kg体重	400	10	200	0.4	0.4	4	30	10
儿童(不分性别)　1岁以上	4620	40	600	10	200	0.4	0.7	4	30	10
2岁以上	5040	40	600	10	300	0.7	0.7	7	30	10
3岁以上	5880	45	800	10	400	0.7	0.7	7	35	10
5岁以上	6720	50	800	10	500	0.8	0.8	8	40	10
7岁以上	8400	60	800	10	1000	1.0	1.0	10	45	10
10岁以上	9240	70	1000	12	1000	1.2	1.2	12	45	10
少年男子(体重47kg)(体重53kg)　13岁以上	10080	80	1200	15	1000	1.4	1.4	14	50	10
16岁以上	11760	90	1000	15	1000	1.6	1.6	18	60	10
少年女子(体重45kg)(体重53kg)　13岁以上	9660	80	1200	18	1000	1.8	1.8	15	60	10
16岁以上	10080	90	1000	18	1000	1.5	1.5	16	60	10
成年男子(体重60kg)　18~40岁　极轻体力劳动	10080	70	600	12	1000	1.6	1.6	12	60	10
轻体力劳动	10920	75	600	12	1000	1.2	1.2	13	60	10
中等体力劳动	12600	80	600	12	1000	1.3	1.3	15	60	10
重体力劳动	14280	90	600	12	1000	1.5	1.5	17	60	10
极重体力劳动	16800	105	600	12	1000	1.7	1.7	20	60	10
成年女子(53kg)　18~40岁　极轻体力劳动	9240	65	600	15	1000	2.0	2.0	11	60	10
轻体力劳动	10080	70	600	15	1000	1.1	1.1	12	60	10
中等体力劳动	11760	75	600	15	1000	1.2	1.2	14	80	10
重体力劳动	13440	85	600	15	1000	1.4	1.4	16	80	10
孕妇(第4~6个月)	+1260	+15	800	18	1200	1.6	1.6	18	100	10
孕妇(第7~9个月)	+1260	+25	1500	18		1.8	1.8	18	80	
乳母	+1260	+25	2000	18		1.8	1.8	18	100	

*1μg视黄醇当量=1μg视黄醇或6μgβ-胡萝卜素，1IU维生素A=0.3μg视黄醇。

后 记

　　历时数年,《肾脏病营养教育理论与实践》这本专著经过炎热夏天的孕育,终于在初秋时节完成,窗外蝉鸣声声,窗内写作挥汗如雨,坐在桌前,汗水顺着脸颊淌下来,皮肤上冒着细密的汗珠,却浑然不知,体验过程,经历是一笔财富。这本书的诞生如同婴儿的孕育和成长过程,期间寄托着许多人的期望,也许是怀着对肾脏病营养教育理论先驱者的崇敬和仰慕;也许是国内营养学界的百花齐放、百家争鸣的现况,作为肾脏病营养教育领域的一名晚辈,在写作过程中让我感受到巨大的压力,唯恐辜负了大家的期盼。本书是一家之谈,瑕疵在所难免,希望得到专家、学者、同道和读者的赐教。

　　这本专著是我们近二十余年临床肾脏病理论、实践和管理工作的经验总结和科研体会,其中有众人无数的希望:希望读者在读懂肾脏病营养教育理论的同时,学会应用科学营养知识和营养技能,落实到生活和工作实践中,转变观念,改变生活方式,科学饮食,适当运动,心理平衡,提高生活质量。本书的实践篇汇集了作者已经发表的有关临床营养方面的学术论文,涉及营养评价方法、营养干预效果和临床营养支持等十三篇营养应用的文章,希望能抛砖引玉;希望读者能用评判性思维对待肾脏病营养教育理论,在分析和理解营养教育理论的基础上,进一步完善、发展专科疾病的营养教育理念和方法,有理论指导的肾脏病营养教育具有强大的生命力和深远的意义。

王庆华、张惠芳于烟台

2015 年 9 月 6 日